U0251568

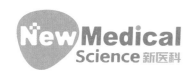

数字孪生导论

INTRODUCTION TO
DIGITAL TWIN

刘齐宏　主编

王　辛　王　峰　黄晓琦　王云兵　包　骥　副主编

四川大学出版社
SICHUAN UNIVERSITY PRESS

图书在版编目（CIP）数据

数字孪生导论 / 刘齐宏主编 . — 成都 ： 四川大学
出版社， 2023.8
（新医科丛书）
ISBN 978-7-5690-6279-3

Ⅰ. ①数… Ⅱ. ①刘… Ⅲ. ①数字技术－应用－肿瘤
－诊疗 Ⅳ. ① R73-39

中国国家版本馆 CIP 数据核字（2023）第 149176 号

书 　 名：数字孪生导论
　　　　　Shuzi Luansheng Daolun
主 　 编：刘齐宏
丛 书 名：新医科丛书
总 主 编：张 　伟

丛书策划：侯宏虹 　张宏辉
选题策划：胡晓燕
责任编辑：胡晓燕 　倪德君
责任校对：王 　睿
装帧设计：叶 　茂
责任印制：王 　炜

出版发行：四川大学出版社有限责任公司
　　　　　地址：成都市一环路南一段 24 号（610065）
　　　　　电话：（028）85408311（发行部）、85400276（总编室）
　　　　　电子邮箱：scupress@vip.163.com
　　　　　网址：https://press.scu.edu.cn
印前制作：四川胜翔数码印务设计有限公司
印刷装订：四川盛图彩色印刷有限公司

成品尺寸：185 mm×260 mm
印 　　 张：14.625
插 　　 页：12
字 　　 数：395 千字

版 　　 次：2023 年 8 月 第 1 版
印 　　 次：2023 年 8 月 第 1 次印刷
定 　　 价：58.00 元

扫码获取数字资源

四川大学出版社
微信公众号

编　委

杨学刚　李燕雏　王威亚　雷开键　文庆莲
晏　军　缪继东　钟仁明　李　燕　曾凡新
汤梦月

参编人员

孟乾乾　刘　青　盛雷鸣　唐瑗玲　彭慧娟
施江媛　邓　杨　李　丽　宋思杨　王誉萱
于雪姣　陈晓梅　徐媛媛　秦　钇　张艳琴
李　丹　张振华　吴　静　张　利　李　懿
郭跃倩　钱恒君　尹　莹　陈　婷　曹　咪
周　雪　高　媛　申小棠　兰　敏　张天围
罗　勇　黄莉涵　张　莉　王世超　官文强
周晓波　周吉祥　王　静　刘　谊　韩鹏举
李越山

感谢单位

四川大学医疗器械监管科学研究院
四川大学华西医院肿瘤中心
四川大学华西医院临床磁共振研究中心
四川大学华西医院放射物理技术中心
四川大学华西医院临床病理研究所
四川大学华西医院病理科
四川大学生物医学工程学院
四川大学国家生物医学材料工程技术研究中心
四川省肿瘤医院
西南医科大学附属医院
宜宾市第二人民医院
自贡市第一人民医院
自贡市第四人民医院
达州市中心医院

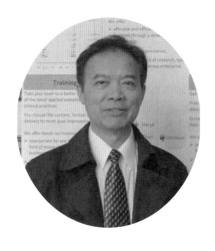

刘齐宏 高级工程师，计算机应用技术博士及人工智能博士后，硕士研究生导师。

就职于四川大学医疗器械监管科学研究院，长期从事人工智能与大数据科学、数字孪生与精准医学等教学科研工作，主持和参与教育部高校博士点基金、国家自然科学基金、工信部及省市科技支撑计划及重点项目20多项。获得国家发明专利1项，实用新型专利1项，软件著作权多项，省教育厅科技进步奖和省科技成果多项。

主持和参与"'脑瘤清'脑肿瘤AI分割及生存期预测精准医疗系统"、"'医工融合'基于人工智能的行为与影像数据全程管理解决方案"、工信部揭榜项目"人工智能医疗器械真实世界数据应用平台"等科研项目。潜心研究基于人工智能构建肿瘤数字孪生技术，创新性提出高维多模态肿瘤数字孪生AI混合大模型的智能化临床研究的重要方法，对于准确地定量描述肿瘤组织和细胞的内部分子结构、基因突变机制、生物学行为与生长趋势的量化关系，以及肿瘤病理分子分型诊断的客观性及精准性，具有重要的临床意义。

主要研究方向：人工智能与大数据科学、数字孪生与精准医学。

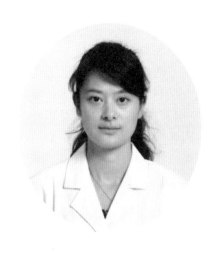

王 辛 主任医师，教授，肿瘤学博士，博士研究生导师，毕业于四川大学华西临床医学院，就职于四川大学华西医院肿瘤中心。

主要从事肿瘤放化疗和肿瘤生物治疗。长期致力于胃癌、肠癌、妇科肿瘤、泌尿生殖系统肿瘤、肝胆胰肿瘤的基础及临床研究，以及图像引导放疗技术（IGRT）、适型调强放疗（3D-CRT/IMRT）、动态调强放疗（VMAT）、立体定向放疗（SBRT）、自适应性放疗（ART）和主动呼吸控制技术（ABC）的研究和临床应用。

近年来致力于人工智能与大数据在肿瘤学领域的研究与探索。在包括采用深度学习等方法探索直肠癌新辅助治疗效果预测建模、基于人工智能方法进行腹部肿瘤放疗靶区自动勾画、放射肿瘤学在线模拟实践教学考试云平台研发等方面开展了深入研究并取得了一定成果。负责国家自然科学基金项目2项、省市级科研项目4项；负责多项横向课题和GCP项目。发表论文共60余篇。被评为四川省学术和技术带头人。获四川省科技进步奖三等奖。

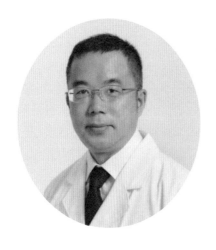

王　峰　教授，主任医师，博士研究生导师，日本东北大学医学博士毕业，任职于四川大学华西医院头颈肿瘤科。

参研国家自然科学基金项目2项、军委国家重点项目1项、省市级科研项目2项；负责多项横向课题和GCP项目。发表论文共50余篇。长期致力于头颈部肿瘤、中枢系统肿瘤、淋巴瘤、乳腺癌的基础及临床研究，以及图像引导放疗技术（IGRT）、适型调强放疗（3D-CRT/IMRT）、动态调强放疗（VMAT）、立体定向放疗（SBRT）、自适应性放疗（ART）和主动呼吸控制技术（ABC）的研究和临床应用。近年来致力于人工智能与大数据在肿瘤学领域的研究与探索。近3年发表胶质瘤相关论文10篇；2022年在*Molecular Cancer*发表研究论文，具有显著国际影响力；2022年第十七次全国放射肿瘤治疗学学术会议神经肿瘤专题发言；2022年美国神经肿瘤学会年会（SNO）专题发言。

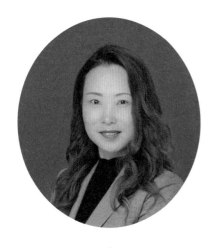

黄晓琦　医学博士，研究员，博士研究生导师。四川大学华西医院磁共振研究中心常务副主任，功能与分子四川省重点实验室副主任，四川省突出贡献优秀专家以及学术和技术带头人，中国精神影像联盟副会长，中国认知科学学会神经与精神影像专委会常委兼秘书长，*Psychoaradiology*杂志执行主编，国际医学磁共振学会（ISMRM）大会学术委员会（AMPC）委员，MR in Psychiatry学组主席。

主要从事精神影像交叉学科研究。致力于采用磁共振成像新技术探索疾病分子病理机制，构建生物学影像表征，并整合计算机科学与人工智能技术促进影像表征的临床转化应用。

主持多个国家自然科学基金、科技部重点研发计划课题以及省部级重点项目。发表SCI论文200余篇。申请国内外发明专利10余项。先后荣获国家自然科学奖二等奖、四川省科技进步奖一等奖（2项）、中华医学奖一等奖以及华夏医学科技奖一等奖。

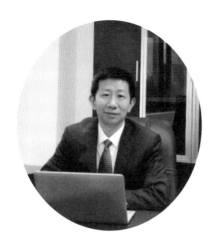

王云兵 教授，博士研究生导师，国家生物医学材料工程技术研究中心主任，四川大学生物医学工程学院院长，四川大学生物材料工程研究中心主任，中国生物材料学会副理事长，科技部生物材料国际交流合作基地主任，教育部组织再生性生物材料科学与工程创新引智基地主任，国家有突出贡献中青年专家，中国心脑血管联盟副理事长，中国生物医学工程学会医疗器械咨询工作委员会副主任委员，国际生物材料科学与工程学会联合会Fellow。

主要从事用于心脑血管疾病、糖尿病、眼科疾病等治疗的新型生物医用材料和微创植入/介入医疗器械的基础研究与产品应用开发。主持开发了一系列国内、国际领先的医疗器械产品并实现大规模临床应用。已申报国内、国际专利500多项，国际期刊发表论文200多篇。获教育部技术发明奖一等奖（2020）、四川省科技进步奖一等奖（2022）和中国侨界贡献奖一等奖（2020）等奖项。

主要方向：心脑血管疾病、糖尿病、眼科疾病等治疗的新型生物医用材料及器械的基础研究与产品应用开发，基于纳米材料和人工智能的各类疾病快速筛查的液体活检技术研究。

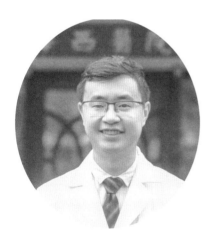

包　骥 研究员、医学博士，博士生导师。四川大学华西医院临床病理研究所，四川省发改委病理临床应用工程实验室类器官与基因编辑研究室主任，四川省学术和技术带头人后备人选，四川省卫健委学术技术带头人后备人选。

现任中华医学会病理学分会数字病理与人工智能工作委员会委员兼工作秘书，中国医师协会病理科医师分会数字与人工智能病理专委会副组长，国家老年疾病临床医学研究中心（四川大学华西医院）专家库专家，四川省肿瘤学会人工智能及大数据专委会委员，成都高新区生物产业专家联合会会员，美国器官移植协会（AST）会员和欧洲肝病协会（EASL）会员。从事数字病理、生物人工肝、异种移植和肿瘤类器官等研究。2项专利转让给美国梅奥诊所（Mayo Clinic），另有10项许可国内企业使用。作为项目负责人主持包括国家自然科学基金面上项目3项、在内课题18项。发表论文80篇，出版英文论著2部，参编研究生国家级规划教材1部。2021年获第一届全国博士后创新创业大赛金奖。2020年获第三届中国医疗器械创新创业大赛一等奖。获得2022年度四川省科学技术进步奖一等奖。获省教学成果奖2项。近期主导研发的一项产品已经投入临床使用。

序

    数字孪生，英文名叫 Digital Twin（数字双胞胎），也称为数字映射、数字镜像，是充分利用物理模型、传感器、运行历史等大数据，集成多学科、多物理量、多尺度、多概率的仿真过程，数字化地反映相对应的物理实体及其全生命周期过程。简单来说，数字孪生就是创造一个数字版的"克隆体"。

    数字孪生体是真实世界在虚拟空间的四维投射，是一种虚拟空间的实体表达。借助数字孪生体了解物理实体的状态，实现现实世界与虚拟世界的映射，从而在虚拟环境中对物体、系统等进行精确模拟、优化和预测。数字孪生技术为实体世界和数字世界的融合提供了新的可能性，也带来新的变革和机遇。数字孪生技术在工业制造、医疗等领域得到了广泛应用。

    本书立足智慧医疗领域，介绍数字孪生技术如何帮助医生更好地诊断和治疗疾病。研究基于人工智能技术构建的肿瘤数字孪生体，创新提出建立基于数字孪生的高维混合多模态肿瘤人工智能（AI）大模型研究的重要方法。对于定量描述肿瘤组织和细胞的内部分子结构、基因突变机制、生长方向与趋势的量化关系，具有重要的临床意义。实现肿瘤精准医学全程数字化治疗，关键就是为每位肿瘤患者建立肿瘤数字孪生 AI 大模型，患者的实体肿瘤怎么长，数字空间的肿瘤孪生模型就怎么长，而且孪生模型能提前预测患者实体肿瘤的生长方向、生长速度和预后生存期等临床指标。

    本书集中了四川大学生物医学工程学院、医疗器械监管科学研究院、国家生物医学材料工程技术研究中心，四川大学华西医院临床磁共振研究中心和肿瘤中心、临床病理研究所、病理科、放射物理技术中心，以及其他三甲医院等相关专业老师多年的研究成果。第一、第二章介绍数字孪生技术相关概念、理论、方法及应用以及肿瘤数字孪生的基本理念等内容，第三至第八章介绍数字孪生技术在肿瘤孪生医学的研究进展和临床应用实践成果，旨在开拓视野，为培养交叉性、创新性"医工融合"相关学科的专业人才提供指导。

美国国家工程院外籍院士
中国工程院院士

2023 年 7 月

前　言

　　近年来随着物联网、人工智能、大数据等技术的不断发展，同时在全球机械制造、航空航天、智慧城市和智慧医疗等领域发展的带动下，数字孪生技术迅速发展。数字孪生在工业制造、医疗等领域得到广泛应用。医生在手术前，利用数字孪生对肿瘤进行精准预测和规划，从而降低手术风险和提高治疗成功率。本书以数字孪生解决医疗数字化转型所面临的数据基础、孪生建模和应用场景等难题，促进数字孪生共性技术、关键技术的研发应用，引导各方参与提出数字孪生的精准医疗解决方案。

　　本书介绍了肿瘤数字孪生，包括肿瘤孪生体的数据采集、孪生建模、仿真分析，以及临床应用前景等。肿瘤孪生建模是将现实世界中的肿瘤实体转换成数字形式，通过数据采集和分析，建立肿瘤的孪生混合模型。肿瘤孪生混合模型是利用统计建模、大数据分析及人工智能技术对现实世界的实体肿瘤进行仿真与模拟。借助肿瘤孪生混合模型，医生可以了解实体肿瘤的状态，甚至可以对实体肿瘤的生长趋势、生长方向进行预测，从而帮助医生实现肿瘤全流程的数字化精准治疗。利用孪生混合模型将现实世界中的肿瘤映射到虚拟空间，是满足临床需求、实现肿瘤全流程精准治疗的关键。

　　在人工智能及大数据科学高速发展的今天，肿瘤精准医学的发展已经从二维平面的定性描述进入三维空间的定量研究，乃至进入超微结构的高维肿瘤孪生混合大模型的智能化研究。我们相信本书的出版将促进这一新兴领域技术的发展，最终促进人工智能与肿瘤精准医学的融合发展，提高肿瘤孪生医学临床实践的服务能力。

加拿大皇家科学院院士　陈家骅

2023 年 8 月

目 录

第一章　概　论

第一节　数字孪生概念

一、定义和基本概念

全球 IT 研究与顾问咨询公司高德纳连续三年（2017—2019）将数字孪生（digital twin）列为十大战略科技发展趋势之一。中国工程院发布的《全球工程前沿 2020》将数字孪生驱动的智能制造列为机械与运载工程领域研究前沿之首。2020 年 4 月，在国家发展改革委印发的《关于推进"上云用数赋智"行动培育新经济发展实施方案》中，数字孪生技术被多次提及，受关注程度和云计算、人工智能（AI）、5G 等一样，上升到国家层面高度。方案提出，围绕解决企业数字化转型所面临的数字基础设施、通用软件和应用场景等难题，支持数字孪生等数字化转型共性技术、关键技术研发应用，引导各方参与提出数字孪生的解决方案。

数字孪生，也称为数字映射、数字镜像，指的是在信息化平台内模拟物理实体、流程或者系统，类似实体系统在信息化平台中的双胞胎。其充分利用物理模型、传感器更新、运行历史等数据，集成多学科、多物理量、多尺度、多概率的仿真过程，在虚拟空间中完成映射，从而反映相对应的实体装备的全生命周期过程。简单来说，数字孪生就是在一个设备或系统的基础上，创造一个数字版的"克隆体"。借助数字孪生，可以在信息化平台上了解物理实体的状态，甚至可以对物理实体里预定义的接口组件进行控制，从而帮助组织监控运营、执行预测性维护和改进流程。

数字孪生是一种超越现实的概念，可以被视为一个或多个重要的、彼此依赖的装备系统的数字映射系统。从最简单的定义来看，数字孪生是物理实体的 3D 模型，3D 模型的动画由真实实体的实时数据驱动。

数字孪生有两层意思：一是指物理实体与其数字虚体之间的精确映射的孪生关系，二是将具有孪生关系的物理实体、数字虚体分别称作物理孪生体、数字孪生体。默认情况下，数字孪生亦称数字孪生体。数字孪生是客观世界中的物化事物及其发展规律被软件定义后的一种结果。丰富的工业软件内涵以及强大的软件定义效果，让数字孪生的研究在国内外呈现出百花齐放的态势。

（一）数字孪生术语

数字孪生是由迈克尔·格里夫斯教授在美国密歇根大学任教时首先提出的；2014年，他在撰写的《数字孪生：通过虚拟的工厂复现实现卓越制造》（*Digital Twins：Manufacturing Excellence Through Virtual Factory Replication*）中对数字孪生进行了更为详细的阐述，奠定了数字孪生的基本框架。航空界和工业界较早地开始使用数字孪生这个术语。2009年，美国空军实验室提出"机身数字孪生"（airframe digital twins）的概念，希望实现战斗机维护工作的数字化，而数字孪生是他们想出来的创新方法。2011年，美国航空航天局（NASA）开始在技术路线中使用数字孪生术语。约从2014年开始，西门子、达索、通用电气等公司都在市场宣传中使用数字孪生这个术语，并陆续在技术构建、概念内涵上做更多的深入研究和拓展。

（二）数字孪生，非双胞胎

"digital twin"在翻译和理解上颇有不同，这种不同发生在数字孪生应用场景中人们对"twin"的理解上。

1. 只有"相像"而无"相等"

在相像程度上，从"生物场景/物理场景"的"twin"，引申到"数字化场景"的"digital twin"，其本意是强调在数字空间构建的数字虚体与物理空间中的物理实体非常相像。但是，无论二者多么相像，也不是"是""等于"或"相等"的关系，因为本非同源或同生，一个数字虚体无论多么像一个物理实体，但也不是物理实体。

"digital twin"描述的"相像"，通常都仅仅是指数字虚体和物理实体在外观和宏观结构上的"相像"，而从形、态、质地、行为和发展规律等多方面的评价指标来看，其实差异极大，本质本源不同。"数字双胞胎"一词，较容易引导人们把二者完全等同起来，把"貌似一模一样"误认为"就是一模一样"甚至"相等"，从而形成认知错觉。

2. 数字孪生关系并不止于"双"

即使从"相像"来看，在所指上也并非限于"双"，因为"双"字会把更多的潜在应用场景限制住——彼此相像的虚实映射事物未必只有貌似常见的"一对一"关系，其实还有以下虚实映射对应关系：

"一对多"，即一个物理实体对应多个数字虚体（如一台汽车发动机可有D/N/S等不同的驾驶挡位，启动/高速/低速/磨合/磨损等不同工作状态，对此，在车载软件中用不同的参数和软件模型来描述和调控）；

"多对一"，即多个物理实体对应一个数字虚体（如同型号不同尺寸的螺栓或铆钉对应同一个三维CAD模型）；

"多对多"，即更为一般化的设备工作场景（如设计阶段因数字化"构型/配置"不同而产生了系列化物理设备及其数字孪生体，这些设备及其数字孪生体又置身于多种实物工作场景和数字场景）。

3. 需要考虑的特殊对应模式

在一些特殊场景中，数字孪生还存在"一对少""少对一""一对零""零对一"的特殊对应模式：

"一对少"，即一个物理实体对应一个高度抽象的数字虚体（如一辆高铁在调度上对应一个高度简化的数字化线框模型）；

"少对一"，即以一部分物理实体对应一个完整数字虚体（如一个齿轮副对应一个减速箱的"三维 CAD 模型＋力学载荷模型"）；

"一对零"，即因为不知其规律、缺乏机理模型导致某些已知物理实体没有对应的数字虚体（如暗物质、气候变化规律等）；

"零对一"，即人类凭想象和创意在数字空间创造的"数字虚体"，现实中没有与其对应的"物理实体"（如数字创意中的各种形象）。

一架战斗机由数万个结构件、几十万个标准件、大量的电子元器件和机载设备构成。在从飞机的方案设计，到初步设计、详细设计、试制、试验，再到批生产、交付、运行、维护、维修，最后到报废的全生命周期中，一个标准件数字模型会对应成千上万个实物零件，一个实物零件也会对应产品设计模型、多个仿真模型、工艺模型、工艺仿真模型、生产模型、装配模型、维护维修模型等，由此形成了物理实体和数字虚体的多元化对应关系，即"一对一""一对多""多对一""多对多""一对少""少对一""一对零""零对一"。因此只谈"一对一"就显得在理解上过于简单了。

综上所述，"digital twin"一词在翻译和理解时，既不应限定为"双"，也不宜理解为"胎"。该词借用"twin"之意，所表达的是一种数字虚体与物理实体非常相像的多元化虚实映射关系。应用场景和对应模式是多种多样的。

（三）虚体测试，实体创新

数字虚体与物理实体之间的孪生关系，其实早就有之，只不过此前没有使用严格定义的术语来表达。我们所说的"比特（bit）与原子（atom）""赛博与物理""虚拟与现实""数字样机与物理样机""数字孪生体与物理孪生体""数字端（C）与物理端（P）""数字世界与物理世界""数字空间与物理空间"等不同的虚实对应词汇，实际上都是在以不同的专业术语，或近似或准确地描述两种"体"之间的虚实映射关系。

从映射关系上看，一虚、一实，两种"体"相互对应，数量不限。数字虚体是物理实体的"数字孪生体"；反之，物理实体也是数字虚体的"物理孪生体"。这是二者的基本关系和事实。从诞生顺序上看，先有物理实体，后有数字虚体。以工业视角来看，实体是第一次工业革命和第二次工业革命的产物，虚体是第三次工业革命的产物。而虚体对实体的描述、定义、放大与控制，以及二者的逐渐融合，正在促成新工业革命。

从重要性上看，没有物理实体，就无法执行工业必需的物理过程，无法保障国计民生；没有数字虚体，就无法实现对物理实体的赋值、赋能和赋智，就失去了工业转型升级的技术途径。虚实必须融合，二者均不可缺。但是最终体现的，是转型升级之后的"新工业实体"，是有了数字虚体作为大脑、神经特别是灵魂的全新机器和设备。从创新性上看，虚实融合，相互放大价值。而且，在产品研制上，先做物理实体还是先做数字虚体，人们有了更多的选择，无论是谁先谁后，或是同时生成，都可产生诸多创新，智能制造中的很多新技术、新模式、新业态也就此产生。

（四）数字孪生网络

对于数字孪生网络，业界尚无统一定义，本书将其定义为：一个具有物理网络实体及虚拟孪生体，且二者可进行实时交互映射的网络系统。在该网络系统中，各种网络管理和应用可利用数字孪生技术构建的虚拟孪生体，基于数据和模型对物理实体进行高效分析、诊断、仿真和控制。基于此定义，数字孪生网络应当具备四个核心要素，即数据、映射、模型和交互，如图1-1所示。

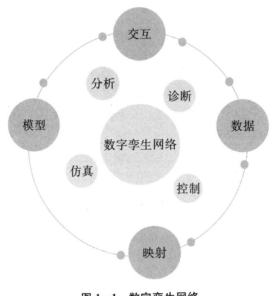

图1-1　数字孪生网络

1. 数据

数据是构建数字孪生可视化的基石，通过构建统一的数据共享仓库作为数字孪生网络的单一事实源，高效存储物理网络的配置、拓扑、状态、日志、用户业务等历史和实时数据，为数字孪生提供数据支撑。

2. 映射

在数字虚体空间中创建的虚拟事物，与物理实体空间中的现实事物形成了在形、态、质地、行为和发展规律上都极为相似的虚实精确映射关系，让物理孪生体与数字孪生体具有多元化映射关系，并具备不同的保真度（逼真、抽象等）特征。

3. 模型

数字孪生网络中的模型既包含了对应已知物理对象的机理模型，也包含了大量的数据驱动模型。其中，"动态"是模型的关键，动态意味着这些模型需要具备自我学习、自主调整的能力。

4. 交互

交互连接是达成虚实同步的关键，数字孪生通过标准化的接口连接网络服务应用和物理实体系统，完成对于物理网络的实时信息采集和控制，并提供及时诊断和分析。

基于以上四要素构建的数字孪生网络，可借助优化算法、管理方法、专家知识等对物理网络进行全生命周期的分析、诊断、仿真和控制，以实现物理网络与孪生网络的实时交互映射，帮助数字孪生网络以更低成本、更高效率、更小的影响部署各种网络应用，助力数字孪生网络实现简化和智慧化运维。

二、模型框架的关键要素

当前，越来越多的学者和企业开始关注数字孪生并开展研究与应用。他们从不同角度出发，对数字孪生的理解和认识存在差异。本部分从不同维度出发，对数字孪生的当前认识进行了总结与分析，尝试对数字孪生的理想特征进行探讨。

以数字孪生技术构建一个物理实体的数字孪生体需要四个关键要素：模型、数据、映射和唯一性。有学者提出了数字孪生的五维模型〔PE,VE,Ss,DD,CN〕，其中，PE 表示物理实体，VE 表示虚拟实体，Ss 表示服务，DD 表示孪生数据，CN 表示各部分之间的连接。国际标准化组织（International Organization for Standardization, ISO）发布了面向制造的数字孪生系统框架标准草案，提出包含数据采集域、设备控制域、数字孪生域和用户域的参考框架。该草案成为数字孪生领域第一个国际标准。

数字孪生从物理系统收集数据，对结果进行记录与操作，目标就是建立起与真实系统高度契合的数字化副本。有了数字孪生，我们才能深度研究对象、机器、原型设计或流程的功能表现。在实践层面，数字孪生就是根据实物资产建立的数学模型，由相关资产的历史与实时数据组合而成。借助数字孪生技术，我们能够摆脱现实的束缚，在虚拟环境下开展一系列纯数字形式的研究。管理者与分析师可以借此评估潜在情境，模拟设备、生产线与流程可能面临的种种状况。

数字孪生使用的是目标设备或流程实时收集的真实数据，因此，其会在整个生命周期内持续跟踪对象，而不局限于其中某个特定阶段。这就保证了更新数据能够与现实世界随时交互、同步变化。以此为基础，我们才能测试并剖析哪些变更切实有效，结合流程运营产生的实际数据尝试提高模型的准确性，并随时间推移跟踪各类不符合预期的异常情况。总体而言，数字孪生能帮助企业提升透明度与可见性，强化管理者的控制能力。在掌握了设备的运行条件与产品的潜能空间之后，管理者也能更好地在生产环境中维持稳定的生产力水平。也正因如此，数字孪生才被普遍视为工业 4.0 的关键技术。

（一）模型维度

有观点认为，数字孪生是三维模型，是物理实体的"拷贝"，或是虚拟样机。这些认识从模型需求与功能的角度，重点关注数字孪生的模型维度。综合现有文献分析，理想的数字孪生模型涉及几何、物理、行为、规则等多维多时空多尺度模型，且期望具有高保真、高可靠、高精度的特征，进而能真实刻画物理世界。此外，有别于传统模型，数字孪生模型还强调虚实之间的交互，能进行实时更新与动态演化，从而实现对物理世界的动态真实映射。

（二）数据维度

格里夫斯教授曾在美国密歇根大学产品全生命周期管理（PLM）课程中提出了数字孪生相关概念，因而有一种观点认为，数字孪生就是 PLM。与此类似，还有观点认为数字孪生是数据/大数据，是"digital shadow"，或是"digital thread"。这些认识侧重于数字孪生在产品全生命周期数据管理、数据分析与挖掘、数据集成与融合等方面的价值。数据是数字孪生的核心驱动力，数字孪生数据不仅包括贯穿产品全生命周期的全要素/全流程/全业务的相关数据，还强调数据的融合，如信息物理虚实融合、多源异构融合等。此外，数字孪生在数据维度还应具备实时动态更新、实时交互、及时响应等特征。

（三）连接维度

有观点认为，数字孪生是物联网平台或工业互联网平台。这类观点侧重于从物理世界到虚拟世界的感知接入、可靠传输、智能服务。从满足信息物理全面连接映射与实时交互的角度和需求出发，理想的数字孪生不仅要支持跨接口、跨协议、跨平台的互联互通，还强调不同维度（物理实体、虚拟实体、孪生数据、服务/应用）间的双向连接、双向交互、双向驱动，且强调实时性，从而形成信息物理闭环系统。

（四）服务/功能维度

有观点认为，数字孪生是仿真，是虚拟验证，是可视化。这类认识主要从功能需求的角度，对数字孪生可支持的部分功能/服务进行解读。目前，数字孪生已在不同行业不同领域得到应用。基于模型和数据双驱动，其不仅在仿真、虚拟验证和可视化等方面体现了应用价值，还针对不同的对象和需求，在产品设计、运行监测、能耗优化、智能管控、故障预测与诊断、设备健康管理、循环与再利用等方面提供了相应的功能与服务。由此可见，数字孪生的服务/功能呈现多元化。

（五）物理维度

另外还有观点认为，数字孪生仅是物理实体的数字化表达或虚体，其概念范畴不包括物理实体。实践与应用表明，物理实体对象是数字孪生的重要组成部分，数字孪生的模型、数据、功能/服务与物理实体对象是密不可分的，数字孪生模型因物理实体对象而异，数据因物理实体特征而异，功能/服务因物理实体需求而异。此外，信息物理交互是数字孪生区别于其他概念的重要特征之一，若数字孪生概念范畴不包括物理实体，则交互缺乏对象。

综上所述，当前对数字孪生存在多种不同认识和理解，尚未达成共识，但物理实体、虚拟模型、数据、连接、服务是数字孪生的核心要素。不同阶段（如产品的不同阶段）的数字孪生呈现出不同的特点，对数字孪生的认识与实践离不开具体对象、具体应用与具体需求。从应用和解决实际需求的角度出发，实际应用过程中不一定要求所建立的数字孪生具备所有理想特征，能满足用户的具体需要即可。

三、数字孪生概念模型

为使数字孪生进一步在更多领域落地应用，依据多年来数字孪生技术在肿瘤精准医学领域的应用实践，笔者团队对已有的五维模型进行了扩展，提出了数字孪生六维模型的概念：

$$MDT=(PE,VE,Ss,MDD,JN,MM) \tag{1-1}$$

式中，PE 表示物理实体，VE 表示虚拟实体，Ss 表示服务，MDD 表示多模态孪生数据，JN 表示各组成部分间的交互连接，MM 表示物理实体 PE 与虚拟实体 VE 之间一对多的中间件映射关系（$1:N$）。根据式（1-1），建立数字孪生六维概念模型，如图 1-2 所示。

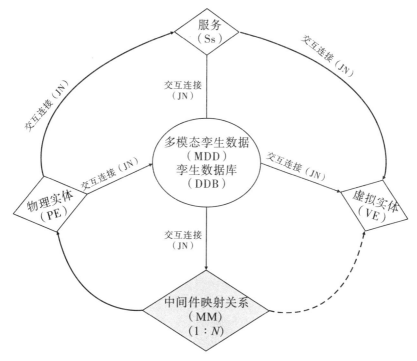

图 1-2　数字孪生六维模型

数字孪生六维模型能满足上述数字孪生应用的新需求。首先，MDT 是一个通用的参考架构，能适用不同领域的不同应用对象。其次，它的五维结构能与物联网、大数据、人工智能等新 IT 技术集成与融合，满足信息物理系统集成、信息物理数据融合、虚实双向连接与交互等需求。再次，多模态孪生数据（MDD）集成融合了信息数据与物理数据，满足信息空间与物理空间的一致性与同步性需求，能提供更加准确、全面的全要素/全流程/全业务数据支持。服务（Ss）对数字孪生应用过程中面向不同领域、不同层次用户、不同业务所需的各类数据、模型、算法、仿真、结果等进行服务化封装，并以应用软件或移动端 APP 的形式提供给用户，实现对服务的便捷与按需使用。交互连接（JN）实现物理实体、虚拟实体、服务及数据之间的普适工业互联，从而支持虚实实时互联与融合。虚拟实体（VE）从多维度、多空间尺度及多时间尺度对物理实体进行刻画和描述。MM 表示物理实体（PE）与虚拟实体（VE）之间一对多的中间件映射关系（$1:N$）。

1. 物理实体（PE）

PE 是数字孪生六维模型的构成基础，对 PE 的准确分析与有效维护是建立 MDT 的前提。PE 具有层次性，按照功能及结构，一般包括单元级（unit）PE、系统级（system）PE 和复杂系统级（system of systems）PE 三个层级。以数字孪生车间为例，车间内各设备可视为单元级 PE，是功能实现的最小单元；根据产品的工艺及工序，由设备组合配置构成的生产线可视为系统级 PE，可以完成特定零部件的加工任务；由生产线组成的车间可视为复杂系统级 PE，是一个包括了物料流、能量流与信息流的综合复杂系统，能够实现各子系统间的组织、协调及管理等。根据不同应用需求和管控粒度对 PE 进行分层，是分层构建 MDT 的基础。例如，针对单个设备构建单元级 MDT，从而实现对单个设备的监测、故障预测和维护等；针对生产线构建系统级 MDT，从而对生产线的调度、进度控制和产品质量控制等进行分析及优化；而针对整个车间，可构建复杂系统级 MDT，对各子系统及子系统间的交互与耦合关系进行描述，从而对整个系统的演化进行分析与预测。

2. 虚拟实体（VE）

VE 如式（1-2）所示，包括几何模型（Gv）、物理模型（Pv）、行为模型（Bv）和规则模型（Rv），这些模型能从多时间尺度、多空间尺度对 PE 进行描述与刻画：

$$VE = (Gv, Pv, Bv, Rv) \tag{1-2}$$

式中，Gv 为描述 PE 几何参数（如形状、尺寸、位置等）与关系（如装配关系）的三维模型，与 PE 具备良好的时空一致性；对细节层次的渲染可使 Gv 从视觉上更加接近 PE；Gv 可利用三维建模软件（如 SolidWorks、3D MAX、ProE、AutoCAD 等）或仪器设备（如三维扫描仪）来创建。Pv 在 Gv 的基础上增加了 PE 的物理属性、约束及特征等信息，通常可用 ANSYS、ABAQUS、Hypermesh 等工具从宏观及微观尺度进行动态的数学近似模拟与刻画，如结构、流体、电场、磁场建模仿真分析等。Bv 描述了不同粒度不同空间尺度下的 PE 在不同时间尺度下的外部环境与干扰，以及内部运行机制共同作用下产生的实时响应及行为，如随时间推进的演化行为、动态功能行为、性能退化行为等。创建 PE 的行为模型是一个复杂的过程，涉及问题模型、评估模型、决策模型等多种模型的构建，可利用有限状态机、马尔可夫链、神经网络、复杂网络、基于本体的建模方法来创建 Bv。Rv 包括基于历史关联数据的规律规则、基于隐性知识总结的经验，以及相关领域标准与准则等。这些规则随着时间的推移自增长、自学习、自演化，使 VE 具备实时判断、评估、优化及预测的能力，不仅能对 PE 进行控制与运行指导，还能对 VE 进行校正与一致性分析。Rv 可通过集成已有的知识获得，也可利用机器学习算法不断挖掘产生新规则。

通过对上述四类模型进行组装、集成与融合，从而创建对应 PE 的完整 VE。同时通过模型校核、验证和确认（VV&A），验证 VE 的一致性、准确度、灵敏度等，保证 VE 能真实映射 PE。此外，还可使用虚拟现实（VR）与增强现实（AR）技术实现 VE 与 PE 的虚实叠加及融合显示，增强 VE 的沉浸性、真实性及交互性。

3. 服务（Ss）

Ss 是指对数字孪生应用过程中所需的各类数据、模型、算法、仿真、结果进行服务化封装，以工具组件、中间件、模块引擎等形式支持数字孪生内部功能运行与实现的功能性服务（FService），以及以应用软件、移动端 APP 等形式满足不同领域不同用户不同业务需求的业务性服务（BService），其中 FService 为 BService 的实现和运行提供支撑。

FService 主要包括：①面向 VE 提供的模型管理服务，如建模仿真服务、模型组装与融合服务、模型 VV&A 服务、模型一致性分析服务等；②面向孪生数据（DD）提供的数据管理与处理服务，如数据存储、封装、清洗、关联、挖掘、融合等服务；③面向 CN 提供的综合连接服务，如数据采集服务、感知接入服务、数据传输服务、协议服务、接口服务等。

BService 主要包括：①面向终端现场操作人员的操作指导服务，如虚拟装配服务、设备维修维护服务、工艺培训服务；②面向专业技术人员的专业化技术服务，如能耗多层次多阶段仿真评估服务、设备控制策略自适应服务、动态优化调度服务、动态过程仿真服务等；③面向管理决策人员的智能决策服务，如需求分析服务、风险评估服务、趋势预测服务等；④面向终端用户的产品服务，如用户功能体验服务、虚拟培训服务、远程维修服务等。这些服务对于用户而言是一个屏蔽了数字孪生内部异构性与复杂性的黑箱，通过应用软件、移动端 APP 等形式向用户提供标准的输入输出，从而降低数字孪生应用实践中对用户专业能力与知识的要求，实现便捷的按需使用。

4. 多模态孪生数据（MDD）

MDD 是多模态数字孪生数据。如式（1-3）所示，MDD 主要包括 PE 数据（Dp）、VE 数据（Dv）、Ss 数据（Ds）、知识数据（Dk）、融合衍生数据（Df）：

$$MDD=(Dp,Dv,Ds,Dk,Df) \tag{1-3}$$

式中，Dp 主要包括体现 PE 规格、功能、性能、关系等的物理要素属性数据与反映 PE 运行状况、实时性能、环境参数、突发扰动等的动态过程数据，可通过传感器、嵌入式系统、数据采集卡等进行采集；Dv 主要包括 VE 相关数据，如几何尺寸、装配关系、位置等几何模型相关数据，材料属性、载荷、特征等物理模型相关数据，驱动因素、环境扰动、运行机制等行为模型相关数据，约束、规则、关联关系等规则模型相关数据，以及基于上述模型开展的过程仿真、行为仿真、过程验证、评估、分析、预测等仿真数据；Ds 主要包括 FService 相关数据（如算法、模型、数据处理方法等）与 BService 相关数据（如企业管理数据、生产管理数据、产品管理数据、市场分析数据等）；Dk 包括专家知识、行业标准、规则约束、推理推论、常用算法库与模型库等；Df 是对 Dp、Dv、Ds、Dk 进行数据转换、预处理、分类、关联、集成、融合等相关处理后得到的衍生数据，通过融合物理实况数据与多时空关联数据、历史统计数据、专家知识等信息数据得到信息物理融合数据，从而反映更加全面与准确的信息，并实现信息的共享与增值。

5. 交互连接（JN）

JN 实现 MDT 各组成部分的交互式互联互通。如式（1-4）所示，JN 包括 PE 和 MDD 的连接（JN_PD）、PE 和 Ss 的连接（JN_PS）、VE 和 MDD 的连接（JN_VD）、VE 和 Ss 的连接（JN_VS）、Ss 和 MDD 的连接（JN_SD）：

$$JN=(JN\_PD,JN\_PS,JN\_VD,JN\_VS,JN\_SD) \tag{1-4}$$

式中，JN_PD 实现 PE 和 MDD 的交互，可利用各种传感器、嵌入式系统、数据采集卡等对 PE 数据进行实时采集，通过 MTConnect、OPC-UA、MQTT 等协议规范传输至 MDD；相应地，MDD 中经过处理后的数据或指令可通过 OPC-UA、MQTT、CoAP 等协议规范传输并反馈给 PE，实现 PE 的运行优化。JN_PS 实现 PE 和 Ss 的交互，其与 JN_PD 的实现方法及协议类似，将采集的 PE 实时数据传输至 Ss，实现对 Ss 的更新与优化；Ss 产生的操作指导、专业分析、决策优化等结果以应用软件或移动端 APP 的形式提供给用户，通过人工操作实现对 PE 的调控。JN_VD 实现 VE 和 MDD 的交互，通过 JDBC、ODBC 等数据库接口，一方面将 VE 产生的仿真及相关数据实时存储到 DD 中，另一方面实时读取 MDD 的融合数据、关联数据、生命周期数据等驱动动态仿真。JN_VS

实现 VE 和 Ss 的交互，可通过 Socket、RPC、MQSeries 等软件接口实现 VE 与 Ss 的双向通信，完成直接的指令传递、数据收发、消息同步等。JN_SD 实现 Ss 和 MDD 的交互，其与 JN_VD 类似，通过 JDBC、ODBC 等数据库接口，一方面将 Ss 数据实时存储到 MDD，另一方面实时读取 DD 中的历史数据、规则数据、常用算法及模型等来支持 Ss 的运行与优化。

6. 中间件映射关系（MM）

MM 表示 PE 与 VE 之间一对多的中间件映射关系（1∶N）：

$$MM=(1:1,1:N) \tag{1-5}$$

式中，1∶1 表示 PE 与 VE 之间一对一的映射关系，1∶N 表示 PE 与 VE 之间一对多的映射关系。

数字孪生的应用就是根据以上数字孪生六维概念模型，利用 IT 技术在信息化平台上构建一个现实场景的仿真模拟场景。配合现实场景中的各类传感器，这个模拟场景可以收集现实场景中各个零散的数据并进行集中处理。此外，操作人员还可以通过模拟场景上的按钮、开关等直接远程控制真实场景中的各类设备。通过数字孪生技术，数据维度得到了提升，可实现更加直观、更加精细化的管理，全面提升管理水平。目前，数字孪生已经广泛应用于工业、交通、农业、能源、教育、医疗等领域。通过数字孪生技术，这些领域内零散的数据信息能被集中起来进行可视化处理，帮助管理者更加直观地了解数据，极大地提高工作效率。

四、数字孪生的特性和本质

（一）特性

1. 互操作性

数字孪生中的物理实体和虚拟实体能够双向映射、动态交互和实时连接，因此数字孪生具备以多样的数字模型映射物理实体的能力，能够在不同数字模型之间转换、合并和建立"表达"。

2. 可扩展性

数字孪生技术具备集成、添加和替换数字模型的能力，能够针对多尺度、多物理、多层级的模型内容进行扩展。

3. 实时性

数字孪生技术要求数字化，即以一种计算机可识别和处理的方式管理数据以对随时间轴变化的物理实体进行表征。表征的对象包括外观、状态、属性、内在机理，以形成物理实体实时状态的数字虚体映射。

4. 高保真性

数字孪生的保真性指描述数字虚体模型和物理实体的接近性。要求数字虚体和物理实体不仅要保持几何结构的高度仿真，在状态、相态和时态上也要仿真。值得一提的是，在不同的数字孪生场景下，同一数字虚体的仿真程度可能不同。例如，工况场景中可能只要求描述虚体的物理性质，并不需要关注化学结构等细节。

5. 闭环性

数字孪生中的数字虚体，用于描述物理实体的可视化模型和内在机理，以便于对物理实体的状态数据进行监视、分析推理，以及优化工艺参数和运行参数，实现决策功能，即赋予数字虚体和物理实体一个"大脑"。因此，数字孪生应具有闭环性。

（二）本质

数字孪生的本质是信息建模，旨在为现实世界中的实体对象在数字虚拟世界中构建完全一致的数字模型，但数字孪生涉及的信息建模已不再是基于传统的底层信息传输格式的建模，而是对实体对象外部形态、内部机理和运行关系等方面的整体抽象描述，其难度和应用效果相较于传统建模呈指数级增长。其主要表现在数字孪生可以有多个变身，即根据不同用途和场景构建形态各异的数字模型。

虚实映射：数字孪生技术要求在数字空间构建物理实体的数字化表示，现实世界中的物理实体和数字空间中的孪生体能够实现双向映射、数据连接和状态交互。

实时同步：基于实时传感等多元数据的获取，孪生体可全面、精准、动态反映物理实体的状态变化，包括外观、性能、位置、异常等。

共生演进：在理想状态下，数字孪生所实现的映射和同步状态应覆盖孪生对象从设计、生产、运营到报废的全生命周期，孪生体应随孪生对象生命周期的进程而不断演进更新。

闭环优化：建立孪生体的最终目的，是通过描述物理实体的内在机理，分析规律、洞察趋势，基于分析与仿真对物理世界形成优化指令或策略，实现对物理实体决策优化功能的闭环控制。

第二节　数字孪生发展的表现形态及研究意义

数字孪生伴随元宇宙走入大众视野，从技术名词的角度上来讲，元宇宙是包含数字孪生的，这个也是历史发展的必然，整个世界是数字化的程度达到了一定程度，云（云计算）、大（大数据）、物（物联网）、智（人工智能）、移（移动互联网）等多种形式的产业技术革命不断被深度应用到各行各业，数字世界的交互、体验进入越来越真实的阶段，更可操作的体验产生了一种类似于物理世界的感知交互，能让更多的人更加容易地进入数字空间做越来越多的事情。

一、数字孪生发展的表现形态

数字孪生技术贯穿产品全生命周期的各个环节，它同 PLM 的理念是不谋而合的。可以说，数字孪生技术的发展将 PLM 的功能和理念从设计阶段拓展到全生命周期。数字孪生以产品为主线，并在全生命周期的不同环节引进不同要素，形成了不同环节的表现形态。

（一）设计环节的数字孪生

在产品的设计环节，运用数字孪生可以提升设计的准确性，并检验产品在真实环境中的性能。这个环节的数字孪生主要涉及以下功能。

（1）数字模型设计：运用CAD工具开发出符合技术规格的产品虚拟原型，精确地记录产品的各类物理参数，以可视化的形式呈现出来，并通过一系列检验方式来检验设计的精确程度。

（2）仿真模拟和检验：通过一系列可重复、可变参数、可加快的仿真实验，来检验产品在不同外部环境因素下的性能和表现，以在设计环节就能检验判断产品的适应能力。

（二）制造环节的数字孪生

在产品的制造环节，运用数字孪生可以加快产品导入的时间，提升产品设计的品质，降低产品的生产成本，提升产品的交付速度。制造环节的数字孪生是一个高度协同的过程，通过数字化方式搭建起来的虚拟生产线，将产品自身的数字孪生同生产设备、生产流程等其他形态的数字孪生高度集成起来，实现以下功能。

（1）生产流程仿真：在产品生产之前，通过虚拟生产的形式来仿真模拟不同产品、不同参数、不同外部条件下的生产流程，实现对产能、效率及可能出现的生产瓶颈等问题的提前预测，加快新产品导入的过程。

（2）数字化产线：将生产环节的各类要素（如原材料、设备、工艺配方和工序要求）通过数字化的方式集成在一个紧密协作的生产流程中，并根据既定的规则，自动完成不同条件组合下的操作，实现自动化的生产流程；同时记录生产流程中的各类数据，为之后的分析和优化提供重要依据。

（三）服务环节的数字孪生

伴随着物联网技术的完善和传感器成本的下降，许多从大型装备到消费级的工业产品运用了大量传感器来收集产品运行环节的环境和工作状态，并通过数据分析和优化来规避产品的故障，改善用户对产品的运用体验。服务环节的数字孪生可以实现以下功能。

（1）优化客户的生产指标：对于许多依赖工业装备来实现生产的工业客户，工业装备参数设置的合理性及其在不同生产条件下的适应能力，通常决定了客户产品的品质和交付周期。而工业装备厂商可以通过大量收集数据搭建起针对不同应用场景、不同生产流程的经验模型，协助客户优化参数配置，以改善客户的产品质量和生产效率。

（2）产品使用反馈：通过收集智能化工业产品的实时运作数据，工业产品制造商可以洞察用户对产品的真实需求，不仅可以协助用户缩短新产品的导入周期、发现产品错误使用造成的故障、提升产品参数配置的精确性，更可以准确地把握用户需求，纠正研发决策失误。

二、数字孪生研究的意义

（一）更便捷，更适合创新

数字孪生通过设计工具、仿真工具、物联网、虚拟现实等各种数字化的技术手段，将物理设备的各种属性映射到虚拟空间，生成可拆解、可复制、可转移、可修改、可删除、可重复操作的数字镜像，可极大地加快操作人员对物理实体的掌握，让许多原先基于物理条件限制、必须依赖真实的物理实体且难以完成的操作（如模拟仿真、批量复制、虚拟装配等）成为触手可及的工具，更能激发人们去探寻新的途径来优化设计、制造和服务。

（二）更全面的分析和预测能力

目前的产品全生命周期管理，极少可以实现精确预测，因此通常难以对隐藏在表象下的问题提前进行预判。而数字孪生可以结合物联网的数据收集、大数据的处理和人工智能的建模分析，实现对当下状态的评估、对以往发生问题的诊断，以及对未来发展趋势的预测，并给予分析结果，模拟各种可能性，提供更全面的决策支持。

（三）经验的数字化

在传统的工业设计、制造和服务领域，经验通常是一种模糊而难以把握的状态，难以作为精确判决的依据。而数字孪生的一大关键性进步，是可以通过数字化的技术手段将原先无法保存的专家经验数字化，并提供保存、复制、修改和转移的能力。比如，针对大型设备运作过程中出现的各种故障特征，可以将传感器的历史数据通过机器学习训练出针对不同故障现象的数字化特征模型，并结合专家处理记录，将其生成未来对设备故障状态进行精确判决的依据，并可针对不同形态故障进行特征库的丰富和更新，最终生成自治化的智能化诊断和判决。

第三节　数字孪生的发展趋势

数字孪生的研究与应用实践已经走过了几十年，但其仍是一个发展中的概念，需要持续深入探索和研究。在新一代信息技术的推动下，数字孪生将得到快速发展，对传统制造业管理和制造产生深远影响。首先，数字孪生将成为工业领域智能化的重要手段。新一代信息技术的发展以及人工智能、大数据、云计算、物联网等技术的应用将为数字孪生技术提供良好的数据基础和技术支撑。其次，数字孪生将实现多维度、多场景的智能模型构建。最后，数字孪生技术在研发设计、生产制造和运营维护等工业领域的应用将不断深化。随着相关理论研究和应用实践的不断深入，数字孪生技术及其在各行业的广泛应用必将推动工业制造业加速转型升级。

一、数字孪生重点发展趋势

（一）连接现实与数字世界

随着具有更复杂的仿真和建模能力、更好的互操作性、智能传感器（IoT）和电力系统可视化的数字仿真平台及工具的广泛使用，企业可以建立更加精细、动态的数字仿真模型，在供应链优化、预测区域维护变更、有效缓解交通拥堵等领域发挥重要作用。

数字孪生技术在越来越多的企业中得到广泛应用，特别是从产品销售转向产品服务捆绑销售的企业，或者作为服务销售的企业。随着企业能力和成熟度的提高，今后将有更多企业使用数字孪生技术优化流程，决定数据驱动，修订新产品、新服务和业务模式。从长远来看，要释放数字孪生技术的所有潜力，必须将数据与整个生态系统相结合。

（二）体系结构觉醒

成熟企业需要不断改善其结构，以在技术创新混乱的市场中维持竞争力，这个过程可以从改变技术设计修订者在企业中的作用开始。更多的企业希望将修订者从传统的象牙塔转移到新阵地，通过承担服务和系统的作用，参加系统运营。此变革的目的是将最有经验的修订者放在最需要的地方，如参与修订复杂技术的软件开发团队。同时，增加对修订者的人才培养，提高他们的战略价值，有助于使企业 IT 部门的功能发展为数字经济的竞争优势。

（三）技术道德与信任

在技术发展变化的趋势中，先驱企业越来越认识到企业内所有受技术影响的方面都可能是获得或失去信任的关键。对这些企业来说，信任不仅是法规遵从性和公共关系方面的问题，也是重要的企业目标。目前，信任作为更加先进企业的全面承诺，应确保企业内部技术、流程和人员等各个方面的合作，维持众多相关人员期待的高信任度。企业领导者应重新评估在产品、服务、数据管理、伙伴关系、员工培训等相关领域如何建立信任。管理者应强调"技术道德"，开发一套工具，在企业需要导入和使用卓越技术时正确把握其道德困境。同时，贯彻企业价值观和技术道德的企业领导者应向社会展示"和善"的承诺，有助于与相关人员建立长期的相互信任关系。

（四）人感体验平台

越来越多的 AI 解决方案被称为"情感补正"或"情感 AI"，重新定义了人们感受技术的方式。未来更多的企业将积极应对 AI 技术的增长和不满意的需求，更好地理解人的感情，与人交流。回顾历史，计算机不能将事件与人的情感或情感元素联系起来，但现在这种情况正因革新者而改变。人感体验平台结合人工智能技术、以人为中心的设计和当前的神经科学研究，能够识别人的情绪状态和背景内容，并做出适当响应。实际上，利用人感体验平台大规模使用认知和情感数据的能力的确是企业未来发展的巨大机遇。数字孪生可以帮助人们进行虚拟协作，快速获取传感器数据，模拟条件，明确理解假设情景，更准确地预测结果，输出操纵现实世界的指令。

二、数字孪生重点技术发展趋势

目前，企业正在以多种方式使用数字孪生技术。在汽车和飞机制造领域，数字孪生技术已成为优化价值链和整个创新产品的重要工具；在能源领域，油田服务运营商通过获取和分析大量井内数据建立数字模型，实时指导挖掘工作；智慧城市作为智能城市管理的一个典型示例，采用详细的虚拟城市模型来进行城市规划、维护和灾害预警项目。

（一）数字孪生需求

数字孪生可以模拟物理对象或过程的各个方面。它们既可以展示新产品的图纸和尺寸，也可以从设置和修订展示消费者整个供应链中所有子部件和对应的环节——既可以"完成"数字孪生，也可以采用"即维护"模式。数字孪生体有多种形式，它们无一例外地捕捉并利用着现实世界的数据。

21世纪初以来，先驱企业开始寻求利用数字模型改善产品和流程的方法。当时，数字孪生的潜力已经出现，但许多企业发现数字孪生的开发涉及大量数据，处理这些数据所需的连接性、修正计算能力、数据存储、带宽成本很高。

后来数字孪生迅速发展，各领域的大中小企业都可以接触到相关技术。

（二）模型数据与洞察力和实际价值

数字孪生最初是工程师工具箱中的选择工具，简化了设置修订过程，并删除了原型测试的许多方面。通过3D仿真和人机界面（增强现实和虚拟现实等），工程师可以根据产品的规格、制造方法和使用材料以及相关政策、标准和法规来决定进行设置修订评估的方法。数字孪生有助于工程师先识别潜在的制造性、质量、耐用性等问题，然后再确定修订的最终部件。因此，传统的原型设置修正速度有了提高，产品生产成本更低，生产效率更高。

除了设计，数字孪生还可以帮助企业改变对产品和机器的预测性维护方式。嵌入机器内的传感器将性能数据实时传输给数字孪生体，不仅可以事先识别和解决故障，而且可以订制服务和维护修订计划，更好地满足客户的个性需求。

数字孪生有助于优化供应链、分销和运营，并优化这些业务相关员工的个人绩效。例如，世界快消产品制造商联合利华启动了数字孪生项目，创造了数十个工厂的虚拟模型。在这些虚拟工厂，物联网传感器被嵌入机器内部，向AI和机器学习应用程序反馈机器性能数据，并进行分析。分析得到的操作信息被重新输入数字孪生，工人可以此预测机械维护的时机，优化生产，提高产品合格率。又如，智能城市修订计划使用数字孪生技术缓解交通堵塞。

（三）引擎因素

在过去的十年中，数字孪生技术的引擎因素有：
（1）模拟。构建数字孪生技术所需工具的能力和成熟度不断提高。目前，可以设置和修改复杂的假设模拟方案，从检测到的实际情况回溯，即使执行数百万次模拟过程，系统也不会过载。另外，随着供应商数量的增加，选择范围也继续扩大。同时，机器学习功能提高了洞察的深度和可用性。

（2）新数据源。实时资产监控技术〔如激光雷达（LIDAR）和前视红外（FLIR）〕生成的数据，可以与数字孪生集成。同样，内置于设备或整个供应链中的物联网传感器将生产数据直接输入模拟系统，以实现持续的实时监控。

（3）互操作性。在过去的十年中，数码技术和现实世界的结合能力显著提高。这种改进主要是由于物联网传感器、操作技术之间的工业通信标准的增强，以及供应商为整合多个平台所做的努力。

（4）可视化。创建数字孪生所需的庞大数据量可能使分析变得复杂，使获得有意义的洞察变得更加困难。高级数据可视化可以通过实时过滤和提取信息来解决这个问题。最新的数据可视化工具包括交互式3D、VR和AR可视化、AI可视化、实时媒体流。

（5）仪器。无论是嵌入式还是外部设备，网络传感器都越来越小、精确、成本低、性能高。随着网络技术和网络安全的提高，传统的控制系统可以用于获得关于真实世界的更精细、更及时和更准确的信息，并与虚拟模型集成。

（6）平台。强大而低成本的处理能力、提高网络和存储的可用性和访问能力是数字孪生技术的重要推动因素。一些软件公司在基于云平台、物联网、分析技术领域进行了大量投资，一些投资被用于简化业界固有的数字孪生应用程序开发。

（四）成本和收益

为数字孪生提供动力的 AI 和机器学习算法需要大量的数据，但是生产现场传感器输入的数据往往是破损、丢失或不完整的。因此，研究初期必须立即开始收集数据，特别是在问题数量最多、停机成本最高的地区。开发所需的基础架构和数据管理方法，可以缩短企业获利的时间。

平衡成本/收益分析很重要。例如，现代飞机引擎配有成千上万个传感器，每秒可产生数兆字节的数据。新流程、系统和设备创建数字孪生并不能完全测试整个流程。在化学生物反应和极端情况下，一些过程本身无法直接测量，一些测量物理对象成本过高或不太实用。因此，企业应该寻找机身上的设备和利用传感器等替代物，或者利用化学反应和生物反应产生的光和热等可检测元素。另外，随着传感器成本的降低，平衡成本/收益分析对于确定使用的传感器数量非常重要。基于数字孪生、机器学习和预测模型，制造商可以提供各种建议，使飞行员能够优化燃油效率，进行预测性维护，帮助机械队管理成本等。但是，大多数应用程序只需在关键位置配备少量传感器，即可检测流程中的关键 I/O 数据和关键阶段。

（五）数字孪生模型

未来几年，数字孪生技术将在各行各业广泛应用。在物流、制造和供应链领域，使用机器学习和先进的网络连接（如 5G 网络）数字双晶技术，更多的跟踪、监控、订购渠道，优化世界各地货物流，可使货物的位置和地点环境（如温度、湿度等）实时可见。无须人为干预，"控制塔"可以指挥库存转移、装配线工序的调整等纠正措施的执行。

从产品销售向产品服务模式或者销售＋服务转型的企业，正在开拓新的数字孪生技术应用。将数字孪生连接到嵌入式传感器用于财务分析和预测，可以改善和优化预测、定价和销售机会。例如，公司可以监控产品的高磨损使用情况，并添加保修和维护选项。随着能力和成熟度的增加，预计将来会有更多企业以数字孪生体为模型。

（六）数字孪生建模技术

随着数字孪生技术的发展趋势，越来越多的企业开始使用数字孪生技术优化流程，实时做出数据库决策，并开始寻找修订新产品、服务和商业模式的机会。制造业、公用事业、能源等资本密集型产业成为数字孪生技术应用的先驱。如果早期的实践者在各个行业领域表现出先发优势，其他企业也会紧随其后。

从长远来看，要挖掘数字孪生技术的所有潜力，可能需要整合整个生态圈的系统和数据。建立完整的客户生命周期或供应链数字模拟，提供有洞察力的宏观运营观点，包括一线供应商及其自身供应商。但仍需要将外部实体集成到内部数字生态系统中。今天，大多数公司仍然不满意点对点连接以外的外部整合。克服这类问题将是一个长期的挑战。将来，企业会利用区块链打破信息孤岛，验证信息并输入数字孪生。这将释放以前无法访问的大量数据，使模拟更加详细、动态化和具有潜在价值。

第四节　数字孪生技术体系及相关技术标准

一、数字孪生的技术体系

站在技术的角度，数字孪生的技术体系非常庞大。它的感知、计算和建模过程，涵盖了感知控制、数据集成、模型构建、模型互操作、业务集成、人机交互等诸多技术领域。数字孪生的技术竞争，实际上是云计算、大数据、3D 建模、工业互联网及 AI 等信息与通信技术（information and communications technology，ICT）综合实力的博弈。若把数字孪生的构建比作"数字人"的创造，则其核心的建模过程相当于骨架的搭建过程；采集数据、开展数据治理和大数据分析，相当于生成人的肌肉组织；数据在物理世界和虚拟空间之间的双向流动正如人体的血液，所提供的动能使数字虚体不断成长，对物理实体的映射更趋精准；模拟仿真使"数字人"具备智慧，从而使通过虚拟空间高效率、低成本优化物理实体成为可能。

这些物理操作的虚拟"克隆体"可以帮助组织监控操作，执行预测性维护，并为资本购买决策提供洞察力。它们还可以帮助组织模拟那些因高耗时或高成本而无法使用实物资产进行测试的场景，创建长期业务计划，识别新发现并改进流程。总的来说，数字孪生提供了五个关键优势。

（1）加快风险评估和生产时间：数字孪生可以帮助公司在产品问世之前对其进行虚拟测试和验证。工程师可以使用它们来识别流程故障。

（2）预测性维护：组织可以使用数字孪生主动监控设备和系统，以便在它们发生故障之前安排维护，从而提高生产效率。

（3）实时远程监控：用户可以进行远程监控和控制系统。

（4）更好的团队协作：流程自动化和对系统信息的全天候访问，让技术人员可以将更多时间集中在协作上。

（5）更好的财务决策：通过集成财务数据，组织可以使用数字孪生做出更好、更快的决策调整。

二、数字孪生标准体系框架

根据数字孪生技术体系的需求分析，综合考虑标准体系的合理性、完整性、系统性、可用性，数字孪生标准体系框架需要从基础共性标准、关键技术标准、工具/平台标准、测评标准、安全标准、行业应用标准六个方面给出标准体系框架。

数字孪生基础共性标准：包括术语标准、参考架构标准、适用准则三部分，关注数字孪生的概念定义、参考框架、适用条件与要求，为整个标准体系提供支撑作用。

数字孪生关键技术标准：包括物理实体标准、虚拟实体标准、孪生数据标准、连接与集成标准、服务标准五部分，用于规范数字孪生关键技术的研究与实施，保证数字孪生实施中关键技术的有效性，破除协作开发和模块互换性的技术壁垒。

数字孪生工具/平台标准：包括工具标准和平台标准两部分，用于规范软硬件工具/平台的功能、性能、开发、集成等技术要求。

数字孪生测评标准：包括测评导则、测评过程标准、测评指标标准、测评用例标准四部分，用于规范数字孪生体系的测试要求与评价方法。

数字孪生安全标准：包括物理系统安全要求、功能安全要求、信息安全要求三部分，用于规范数字孪生体系中人员安全操作、各类信息安全存储、管理与使用等技术要求。

数字孪生行业应用标准：考虑数字孪生在不同行业/领域、不同场景应用的技术差异性，在基础共性标准、关键技术标准、工具/平台标准、测评标准、安全标准的基础上，对数字孪生在机床、车间、卫星、发动机、工程机械装备、城市、船舶、医疗等具体行业应用的落地进行规范。

下面主要介绍一下数字孪生的基础共性标准和关键技术标准。

（一）基础共性标准

数字孪生的基础共性标准主要规范数字孪生的基础性、通用性技术，相关标准如下。

1. 术语标准

定义数字孪生有关概念及相应缩略语，帮助使用者理解数字孪生概念，并为其他各部分标准的制定提供支撑。数字孪生相关术语包括数字孪生主要概念定义、关键技术以及相近概念等，如数字孪生、孪生数据、数字线程、数字孪生模型、数字孪生系统、数字孪生技术、数字孪生平台、多空间尺度模型、多时间尺度模型、多维动态模型、物理实体、虚拟实体、连接、数字孪生服务、服务化封装、数字足迹、数字化资产、虚实交互等。

2. 参考架构标准

数字孪生按照物理实体的功能及结构可分为单元级数字孪生、系统级数字孪生和复杂系统级数字孪生三个层级。参考架构标准对上述三个层级的分层规则、数字孪生体系架构以及各部分参考架构进行规范，帮助使用者明确数字孪生分层方法、体系结构以及各部分之间的关系等。参考架构标准包括数字孪生分层准则、数字孪生总体参考架构、单元级数字孪生参考架构、系统级数字孪生参考架构、复杂系统级数字孪生参考架构、数字孪生五维模型总体架构、数字孪生物理实体、数字孪生虚拟实体、孪生数据、连接与交互、数字孪生应用/服务平台、数字孪生安全参考架构、数字孪生测评参考架构等。

3. 适用准则

规范数字孪生的适用性要求，包括功能要求、性能要求、安全要求、可靠性要求、维护要求、一致性要求（包括可测性要求）等。

（二）关键技术标准

数字孪生关键技术标准用于规范数字孪生实施过程中涉及的关键技术要求，相关标准框架包括物理实体标准、虚拟实体标准、孪生数据标准、连接与集成标准、服务标准五部分。

1. 物理实体标准

物理实体标准主要对物理实体的感知接入、决策执行、边缘端协作方面进行规范，相关标准如下。

感知接入标准：规范数字孪生系统中人、机、物、环境等物理实体的感知接入相关技术要求，保证物理实体信息获取与上传的规范性和兼容性，包括固有属性感知接口、历史属性读取接口等静态属性感知要求，以及实时状态感知接口、感知装置安装部署、感知装置性能、感知接入时间敏感性等动态属性感知要求。

决策执行标准：规范物理实体的运行控制、运行优化、维护策略、故障自恢复的决策执行相关技术要求，包括控制指令格式、指令校验、指令注入权限等控制指令接入要求，响应时间、执行效率、时序同步等时间敏感性要求，执行精度、执行稳定性、执行反馈等执行有效性要求。

边缘端协作标准：规范数字孪生系统物理实体边缘端协作相关技术要求，包括边缘端部署架构、边缘端功能边界划分准则、边缘端计算接口、边缘端计算性能、边缘端网络性能等。

2. 虚拟实体标准

虚拟实体标准主要对模型功能与描述、模型构建与组装、模型验证、模型运行与管理进行规范，相关标准如下。

模型功能与描述标准：规范几何、物理、行为、规则多维多时空尺度模型的功能与描述相关技术要求，包括几何功能、物理功能、行为功能、规则功能、维度功能、尺度功能、时空粒度功能、能力描述、性能描述、建模语言、模型封装、模型输入输出描述等。

模型构建与组装标准：规范几何、物理、行为、规则多维多时空尺度模型的构建与组装相关技术要求，包括考虑模型性能的建模规则、建模环境、建模过程、模型组装规则、模型组装接口、模型组装过程、模型扩展等。

模型验证标准：规范几何、物理、行为、规则单个模型与组装模型的分层级验证相关技术要求，包括单个模型与组装模型的验证规则、验证环境、验证流程、功能验证、性能

（包括粒度、质量、准确性、可用性、易用性等）验证、一致性验证、兼容性验证等。

模型运行与管理标准：规范模型的运行与管理相关技术要求，包括模型运行环境、模型运行配置、模型运行实时监测、模型简化/轻量化原则、模型更新、模型优化、模型增删改查等。

3. 孪生数据标准

数据是驱动数字孪生系统运行的根本。孪生数据标准主要是对数字孪生系统涉及的数据表示、分类、存储、预处理、使用与维护、测试进行规范，相关标准如下。

数据表示标准：规范数字孪生数据表示涉及的相关技术要求，包括孪生数据表示准则、数据索引、数据结构、数据时序关系、数据空间关系等。

数据分类标准：规范数字孪生系统涉及的孪生数据类别，包括分类准则、历史数据和实况数据，其中历史数据和实况数据包含物理实体、虚拟实体、服务产生的状态数据、控制数据、衍化数据、知识数据、仿真数据、管理数据等。

数据存储标准：规范孪生数据存储相关技术要求，包括分布式存储、本地存储、存储介质、数据存取等。

数据预处理标准：获取到物理实体、虚拟实体、服务的原始数据之后，需要对其进行预处理操作，相关技术要求包括数据清洗、数据降阶、数据变换、数据规约、数据关联、数据集成等。

数据使用与维护标准：规范孪生数据使用过程中涉及的相关技术要求，包括使用环境、数据融合、数据可视化、数据优化、数据加载、数据共享、数据维护等。

数据测试标准：规范数据测试相关技术要求，主要包括数据测试流程、数据规范性测试、数据完整性测试、数据准确性测试、数据兼容性测试、数据易用性测试等。

4. 连接与集成标准

连接与集成标准主要对数字孪生连接映射、信息传输、交互与集成、连接测试进行规范，相关标准如下。

连接映射标准：规范数字孪生中物理实体、虚拟实体、服务与数据库之间的连接映射相关技术要求，包含连接方式、映射模型、映射字典等。

信息传输标准：规范物理实体、虚拟实体、服务与数据库之间的数据传输相关技术要求，包括传输协议、传输实时性、传输可靠性、传输安全等。

交互与集成标准：规范物理实体、虚拟实体、孪生数据与服务之间的交互与集成相关技术要求，包括物理实体与虚拟实体交互、物理实体与孪生数据交互、物理实体与服务交互、虚拟实体与孪生数据交互、虚拟实体与服务交互、服务与孪生数据交互、系统集成方法、系统集成运行机制等。

连接测试标准：规范物理实体、虚拟实体、服务与数据库之间的连接测试相关技术要求，包括连接兼容性测试、连接可靠性测试、连接时间敏感性测试、交互功能与性能测试、系统集成测试等。

5. 服务标准

服务标准主要对服务描述模型、服务开发、服务部署与运行、服务管理、服务质量与测评、服务交易进行规范，相关标准如下。

服务描述模型标准：规范数字孪生中的服务描述模型构建相关技术要求，包括建模规则、建模环境、建模语言、建模流程等。

服务开发标准：规范服务开发的相关技术要求，包括功能描述、设计规范、开发环境、开发流程、服务封装、服务模板库等。

服务部署与运行标准：规范数字孪生中服务部署及运行相关技术要求，包括部署要求、运行环境、服务实例化、运行监测、服务协作、服务运行容错等。

服务管理标准：规范服务全生命周期过程管理相关技术要求，包括服务搜索、供需匹配、服务优选、服务调度、服务组合、服务容错、服务协作等。

服务质量与测评标准：规范数字孪生的服务质量与测评相关技术要求，包括时间、成本、信誉、满意度、非功能服务质量（包括可伸缩性、可扩展性、可重用性、鲁棒性、可测试性）等。

服务交易标准：规范数字孪生的服务交易相关技术要求，包括服务交易平台、服务交易方式、服务交易安全、服务定价与计费、服务授权等。

第五节　数字孪生技术的发展

一、数字孪生基础技术与核心技术

数字孪生基础技术包含数据采集层面的测量技术，以及人机交互层面的可视化、虚拟现实技术。数字孪生核心技术包含建模、仿真以及多元数据的融合处理。基础技术的不断创新是数字孪生发展的底层源动力，核心技术是数字孪生发展的关键引擎。

测量决定数字孪生的精度。测量技术包含了标识和数字化两部分。首先对物理实体中的各组成要素进行标识，即对各要素进行"身份信息"登记，要求一物一码，从而实现全局的精准化映射关系。接下来通过对传感器获取的各种信息（包括视频、图片、数值数据等）进行预处理，提取关键信息，进行数字化处理，实现对物理实体的数字化解析。

建模和可视化技术突破了空间领域的限制。人机交互为人参与决策流程提供便捷方式。与传统二维平面视图不同，虚拟现实技术可以实现三维空间的可视化，进一步提升数字孪生的直观性应用效果。三维建模技术的发展为不同的空间丰富了应用场景的可能性，如城市、机械、人体、车间、产线等。通过提取三维信息，以可视化方式呈现，便于实时观测、监察，及做出对未来的预测。

网络和数字孪生仿真技术提供时间维度的输出。数字孪生的核心本质是将物理实体进行数字化映射，对本体进行模型化。建模和仿真是其中的关键环节。传统的仿真技术通过输入信息，调节参数，输出模型测算结果，为静态调配阶段。而数字孪生仿真技术要求实现动态范围的实时输入与输出，通过结合人工智能等技术实现自我控制与调节。网络技术的突破使物理世界产生的信息流及时传输到数字端，从而实现动态观察。

（一）物联网

物联网由大量接入网络的无线传感器组成，这些传感器不断收集并发送数据，借以实现监控。这部分数据可以利用边缘计算技术进行处理，再由云端进行存储和展示。对数字孪生来说，物联网堪称不可或缺的技术支柱。物联网将帮助我们发送用于更新数字副本的真实数据，并立足任意时间点对当前状况实施研究和操作。而在此期间产生及发送的大量数据，也将成为诊断及预测等大数据分析应用的必要素材。

（二）AI 模型

在数字孪生概念中，AI 负责提供处理物联网数据所必需的认知能力。物联网只是通过传感器捕捉并生成大量数据，后续的数据管理、模式识别、数学解码、洞察提炼与问题解决等要依靠 AI 模型来完成。利用这些信息，AI 模型可以执行预测分析，抢在重大问题发生前提出预警与修复方案。有了这样一位得力助手，企业管理层就能加快行动速度、提高效率，进而主动降低运营成本和风险。计算机能够在几毫秒内完成大量重复性任务，因此能以自动化方式实现人类无法企及的处理效率。只有依托 AI，数字孪生生成的数据才能被转化为具备可操作性的实时行动，用于进一步研究数字化资产。

数字孪生是一种复杂的 AI 模型，能够在项目的整个生命周期内搜集数据，为物理实体建立起准确、及时的数字表示。在这项技术的支撑下，众多行业或将迎来更强大的测试、预测、知识积累与高效决策能力。数字孪生想要与各行各业的具体业务场景实现充分融合，发挥突破性的作用，必然面临开发大量智能化、数字化应用系统的过程。而数字孪生开发平台恰好是擅长开发智能化、数字化的软件平台，提供了一个低成本的敏捷开发模式，能为各行业的数字化转型过程提供云平台化开发工具，加速数字孪生的普及与场景渗透。

二、关键技术发展

数字孪生关键技术的发展，按照其所能实现的功能，大致可分为数字化仿真、分析诊断、学习预测、决策自治四个阶段。

（一）数字化仿真阶段

数字化仿真阶段是指数字孪生要对物理空间进行精准的数字化复现，并通过物联网实现物理空间与数字空间之间的虚实互动。在这一阶段，数据的传递并不一定需要完全实时，数据可在较短的周期内进行局部汇集和周期性传递，物理世界对数字世界的数据输入以及数字世界对物理世界的能动改造，基本依赖于物联网的硬件设备。

这一阶段主要涉及数字孪生的物理层、数据层和模型层（尤其是机理模型的构建），最核心的技术是建模技术及物联网感知技术。3D 测绘、几何建模、流程建模等技术可以完成对物理对象的数字化，构建出相应的机理模型。物联网感知技术使物理对象可被计算机感知、识别。

（二）分析诊断阶段

在分析诊断阶段，数据的传递需要达到实时同步的程度。将数据驱动模型融入物理世界的精准仿真数字模型，对物理世界进行全周期的动态监控，根据实际业务需求，逐步建立业务知识图谱，构建各类可复用的功能模块，对所涉数据进行分析、理解，并对已发生或即将发生的问题做出诊断、预警及调整，以实现对物理世界的状态跟踪、分析和问题诊断等。这一阶段的重点在于结合使用机理模型及用于数据分析的数据驱动模型，核心技术除了物联网相关技术，还有统计计算、大数据分析、知识图谱、计算机视觉等技术。

（三）学习预测阶段

在学习预测阶段，实现了学习预测功能的数字孪生能通过将感知数据的分析结果与动态行业词典相结合进行自我学习更新，并根据已知的物理对象运行模式，在数字空间中预测、模拟并调试潜在未发觉的及未来可能出现的物理对象的新运行模式。在建立对未来发展的预测之后，数字孪生将预测内容以人类可以理解、感知的方式呈现于数字空间中。

这一阶段的核心是由多个复杂的数据驱动模型构成的具有主动学习功能的半自主型功能模块，这需要数字孪生做到像人一般灵活地感知并理解物理世界，而后根据理解学习到的知识，推理获取未知知识。涉及的核心技术集中于机器学习、自然语言处理、计算机视觉、人机交互等领域。

（四）决策自治阶段

到达决策自治阶段的数字孪生，基本可以称为一个成熟的数字孪生体系。拥有不同功能及发展方向但遵循共同设计规则的功能模块构成了一个个面向不同层级的业务应用能力，这些能力与一些相对复杂、独立的功能模块在数字空间中实现了交互沟通并共享智能结果。而其中，具有"中枢神经"处理功能的模块则通过对各类智能推理结果的进一步归集、梳理与分析，实现对物理世界复杂状态的预判，并自发地提出决策性建议和预见性改造，根据实际情况不断调整和完善自身体系。

在这一过程中，数据类型越发复杂多样且逐渐接近物理世界的核心，同时必然会产生大量跨系统的异地数据交换，甚至涉及数字交易。因此，这一阶段的核心技术除了大数据、机器学习等人工智能技术外，必然还包括云计算、区块链及高级别隐私保护等技术。

三、数字孪生与各种新IT技术的关系

如图1-3所示，从数字孪生五维模型的角度出发，新IT技术对数字孪生的实现和落地应用起到了重要的支撑作用。

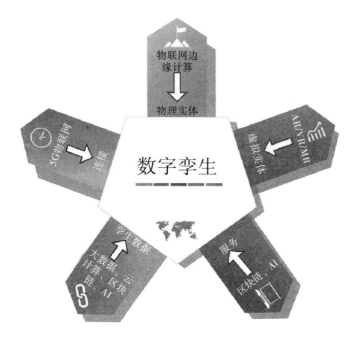

图 1-3　数字孪生五维模型

（一）数字孪生与物联网

对物理世界的全面感知是实现数字孪生的重要基础和前提，物联网通过射频识别、二维码、传感器等数据采集方式为物理世界的整体感知提供了技术支持。此外，物联网通过有线或无线网络为孪生数据的实时、可靠、高效传输提供了帮助。

（二）数字孪生与"3R"

虚拟实体是数字孪生的核心部分，为物理实体提供多维度、多时空尺度的高保真数字化映射。实现可视化与虚实融合是使虚拟实体真实呈现物理实体以及增强物理实体功能的关键。"3R"（VR、AR、MR）技术为此提供支持：VR 技术利用计算机图形学、细节渲染、动态环境建模等实现虚拟实体对物理实体属性、行为、规则等方面层次细节的可视化动态逼真显示；AR 与 MR 技术利用实时数据采集、场景捕捉、实时跟踪及注册等实现虚拟实体与物理实体在时空上的同步与融合，通过虚拟实体补充增强物理实体在检测、验证及引导等方面的功能。

（三）数字孪生与边缘计算

边缘计算技术可将部分从物理世界采集到的数据在边缘侧进行实时过滤、规约与处理，从而实现用户本地的即时决策、快速响应与及时执行。结合云计算技术，复杂的孪生数据可被传送到云端进行进一步处理，从而实现针对不同需求的云边数据协同处理，进而提高数据处理效率、减少云端数据负荷、降低数据传输时延，为数字孪生的实时性提供保障。

（四）数字孪生与云计算

数字孪生的规模弹性很大，单元级数字孪生可能在本地服务器就能满足计算与运行需求，而系统级和复杂系统级数字孪生则需要更大的计算与存储能力。云计算按需使用与分布式共享的模式可使数字孪生拥有庞大的云计算资源与数据中心，从而动态地满足不同计算、存储与运行需求。

（五）数字孪生与5G

虚拟实体的精准映射与物理实体的快速反馈控制是实现数字孪生的关键。虚拟实体的精准程度、物理实体的快速反馈控制能力、海量物理设备的互联对数字孪生的数据传输容量、传输速率、传输响应时间提出了更高的要求。5G通信技术具有高速率、大容量、低时延、高可靠的特点，能够契合数字孪生的数据传输要求，满足虚拟实体与物理实体的海量数据低延迟传输以及大量设备的互通互联，从而更好地推进数字孪生的应用落地。

（六）数字孪生与大数据

数字孪生中的孪生数据集成了物理感知数据、模型生成数据、虚实融合数据等高速产生的多来源、多种类、多结构的全要素/全业务/全流程的海量数据。大数据能够从数字孪生高速产生的海量数据中提取更多有价值的信息，以解释和预测现实事件的结果和过程。

（七）数字孪生与区块链

区块链可对数字孪生的安全性提供可靠保证，确保孪生数据不可篡改、全程留痕、可跟踪、可追溯等。独立性、不可变和安全性的区块链技术，可防止数字孪生被篡改而出现错误和偏差，以保障数字孪生的安全，从而鼓励更好地创新。此外，通过区块链建立起的信任机制可以确保服务交易的安全，从而让用户安心使用数字孪生提供的各种服务。

（八）数字孪生与人工智能

随着数字化进程的推进，大数据、人工智能（AI）、云计算、数字孪生、边缘计算等先进的计算机技术已应用于众多领域。为研究数字孪生与AI结合的应用现状，综合分析已发表文献的相关成果，对AI在数字孪生中的应用前景进行分类，从航空航天、无人驾驶汽车、生产车间智能制造、智慧城市交通四大领域探讨数字孪生的应用现状，并回顾当前面临的挑战和未来的研究重点。总结分析这些文献发现，数字孪生与AI的融合在航空航天飞行探测仿真、故障预警、飞机组装甚至无人飞行方面具有显著效果。在汽车自动驾驶的虚拟仿真测试中，可以节省约80%的时间及其他成本，相同的路况降低了实际车辆动力学模型的参数尺度，大大提高了测试精度。在生产车间智能制造方面，建立虚拟工作场所环境可以提供及时的故障预警，延长设备的使用寿命，确保车间整体运行安全。在智慧城市交通方面，模拟真实的道路环境，重现交通事故发生过程，使交通状况清晰高效，快速准确地进行城市交通管理。展望数字孪生和人工智能的未来，希望为未来相关领域的研究提供参考。

数字孪生最重要的灵感来自真实物理系统和数字网络空间模型之间反馈的需求。人们试图在数字空间中重现物理世界中发生的事情，使用循环反馈的全生命周期跟踪是整个生命周期的真正概念。通过这种方式，可以在全生命周期中确保与物理世界数据的一致性。基于数字模型的各种模拟、分析、数据积累、挖掘，甚至AI应用，都可以确保它适用于真实的物理系统。智能系统的智能必须首先被观察、建模、评估和推理。如果数字孪生模型没有对实际生产系统的准确建模描述，就无法实现智能制造系统。

基于机器学习（machine learning，ML）的 AI 应用程序通常被认为是制造业中一项有前途的技术。然而，ML 方法需要大量高质量的训练数据集。在监督式 ML 的情况下，通常需要手动输入、标记数据集。这种方法成本高、容易出错，且耗时，尤其是在复杂而动态的制造环境中。需要指出，数字孪生模型可以通过生成适当的训练数据集并通过模拟工具链自动标记来缩短 ML 训练阶段，从而减少用户对训练过程的参与。这些合成数据集可以使用广泛真实世界数据进行扩展和交叉验证。有学者研究并提出灾难城市数字孪生概念的愿景，可以实现信息和通信技术（ICT）在危机信息学和灾难响应中的跨学科集成。这涉及结合 AI 算法和方法，以加强不同利益相关者之间的情况评估、决策和协调，从而提高对复杂灾害响应和人道主义援助动态的可见性。

根据拉希德等的研究，数字孪生是复杂系统的自适应模型。计算管道、多物理场求解器、AI、大数据控制论、数据处理和管理工具的最新发展使数字孪生的前景及其对社会的影响更接近现实。目前，数字孪生的广泛应用呈显著上升趋势，也称为计算巨型模型、设备影子、镜像系统、化身或同步虚拟原型。因此，数字孪生不仅在如何构建和管理网络物理智能系统方面发挥着变革作用，也在如何促进多学科系统的模块化以解决基本障碍方面发挥着变革作用。

数字孪生代表了继搜索和社交媒体之后的互联网第三波浪潮，是未来实体产业的基石，是一项产品全生命周期管理的颠覆性技术。不论是制造业、建筑业，还是航空航天领域，都会因数字孪生技术而发生革命性变化。数字孪生技术是一场关于现代工业新生产要素的革命，其综合运用感知、计算、建模等信息技术，通过软件定义，对物理空间进行描述、诊断、预测、决策，进而实现物理空间与虚拟空间的交互映射。

1. 数字孪生中的人工智能

人工智能试图理解智能的基础，以便创造一种新的智能机器，能够以类似于人类智能的方式做出反应。机器人、语言识别、图像识别、自然语言处理和专家系统都是该学科的研究方向。计算机、机器人、经济和政治决策、控制系统和模拟系统都采用人工智能。人工智能在数字孪生生态仿真分析中的应用如图 1—4 所示。

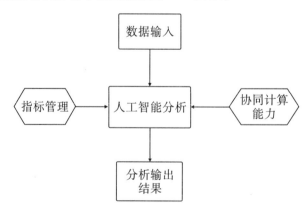

图 1—4 人工智能在数字孪生生态仿真分析中的应用

2. 数字孪生的四要素

数据采集、数据建模、映射和数据应用是数字孪生的四要素。数据采集是指充分利用卫星遥感、倾斜航空摄影测量、激光雷达测量、相机等技术，从完整的物理空间场景中获取三维数据。传感器的功能是获取现实世界中不同种类的真实数据。数据收集的技术难点和关键是数据收集的高精度和高效率，其决定了数据收集的质量、效率和成本。

在获取大量原始物理世界数据后，进行数据建模，并利用自动建模工具做进一步处理，生成物理世界实际恢复的三维模型。除了环境的高精度虚拟重建，数字孪生数据在支持各种操作流程方面也更有效。数据建模可分为可视化 3D 建模和语义建模两部分。可视化 3D 建模是对物理世界的三维再现。数字孪生的语义建模包括"结构化"收集数据并识别车辆、道路、人员和内部对象等对象。数字孪生映射概念如图 1-5 所示。

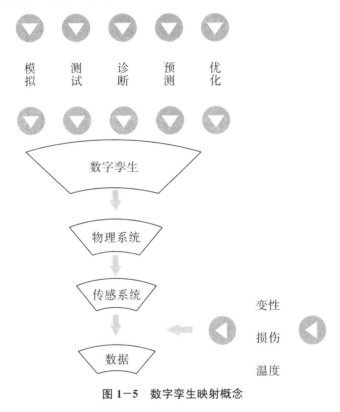

图 1-5　数字孪生映射概念

（九）数字孪生与智能制造

大数据、人工智能、物联网、边缘计算等现代先进信息技术的发展，推动了传统制造向智能制造的转型。智能制造的关键是自主性和主动自我优化。有研究提出了面向智能制造的数字孪生制造单元转型的知识驱动系统框架，可以实现智能感知、模拟、理解、预测、优化和控制。它不仅可以最大限度地提高产品质量，还可以降低生产成本。智能制造与其说是传统制造业面临的挑战，不如说是机遇。且智能制造的可持续性特征明显。有学者研究了如何构建面向智能制造项目的可持续发展评价数字孪生驱动系统，并基于经典数字双映射系统开发了数字孪生驱动系统。信息架构是智能制造项目可持续增长的关键解决方案。随着传感器技术和数据处理技术的发展，基于信息物理系统的智能制造已成为制造业发展的主要趋势。鉴于离散生产车间的多样性和波动性、制造场所的碳排放问题，有学者研究并提出了智能制造车间数字孪生驱动的碳排放预测控制模型，该模型结合了最新的计算机技术和低碳控制技术，在虚拟车间中对模型进行验证和优化。

数字孪生凭借其准确、可靠、高保真的虚拟实体，多源、海量、可信的孪生数据，以及实时动态的虚实交互，为用户提供仿真模拟、诊断预测、可视监控、优化控制等应用服务。人工智能通过智能匹配最佳算法，可在无需数据专家参与的情况下，自动执行数据准备、分析、融合，对孪生数据进行深度知识挖掘，从而生成各类型服务。数字孪生有了人工智能的加持，可大幅提升数据的价值以及各项服务的响应能力和服务准确性。

综上所述，数字孪生的实现和落地应用离不开新 IT 技术的支持，只有与新 IT 技术深度融合，数字孪生才能实现物理实体的真实全面感知、多维多尺度模型的精准构建、全要素/全流程/全业务数据的深度融合、智能化/人性化/个性化服务的按需使用，以及全面/动态/实时的交互。

第六节　数字孪生装备研究目标及任务

一、数字孪生装备的概念与内涵

（一）从装备到数字孪生装备

装备在全生命周期各阶段的新需求，可归结为装备对数字化赋能和智能化升级的需求。数字孪生是学术界和产业界公认的实现物理实体数字化和智能化升级的有效手段之一，近年来不少国内外学者开始了基于数字孪生的装备设计、制造、运维等方面的研究。有学者于 2018 年提出了基于数字孪生的复杂装备故障预测与健康管理的方法。

分析有关研究发现，基于数字孪生的装备与传统装备的本质区别在于，基于数字孪生的装备拥有一个与物理世界完全镜像的信息世界。在这个信息世界中，装备模型在装备实时数据的驱动下能够精确刻画装备的运行状态，实现装备状态监测（以虚映实）。与此同时，装备还能够在信息空间进行仿真预测（以虚预实），并基于预测结果对现有决策方案进行优化（以虚优实），最终让装备执行最优的决策方案，实现"以虚控实"。由此可见，信息空间增量对于装备智能化升级来说意义重大。下面基于提出的数字孪生五维模型理论，对数字孪生装备的概念进行探讨。

数字孪生装备是一种由物理装备、数字装备、孪生数据、软件服务及连接交互五个部分构成的未来智能装备，通过融合应用新一代信息技术，促进装备全生命周期各阶段（设计与验证、制造与测试、交付与培训、运维与管控、报废与回收）的数智化升级，使得装备具备自感知、自认知、自学习、自决策、自执行、自优化等智能特征和能力；基于装备数字孪生模型、孪生数据和软件服务等，并通过数模联动、虚实映射和一致性交互等机制，实现装备一体化多学科协同优化设计、智能制造与数字化交付、智能运维等，达到拓展装备功能、增强装备性能、提升装备价值的目的。

（二）数字孪生装备构成

由上述定义可知，数字孪生装备由物理装备、数字装备、孪生数据、软件服务以及连接交互五个部分构成，如图 1-6 所示。下面主要对物理装备及数字装备进行展开介绍。

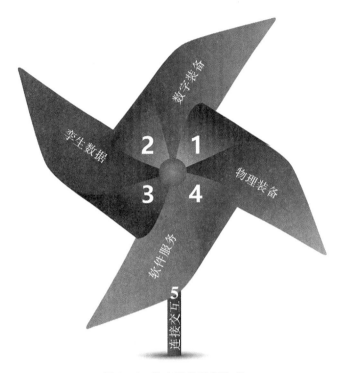

图 1-6　数字孪生装备构成

1. 物理装备

物理装备是与物理空间各要素直接发生作用关系的装备实体部分，由动力、传动、控制和执行等部分组成，负责执行控制指令，并提供实际功能。通过结合传感器系统，物理装备还可以实现对环境的感知。

2. 数字装备

由于物理装备受到时间、空间、执行成本等多方面约束，仅凭借物理手段实现装备的可视化监测、历史状态回溯、运行过程预演、未来结果预测和智能运维等功能难度较大。因此，需要通过构建数字孪生装备模型，在信息空间中赋予物理装备设计、制造及运维等过程看得见、运行机理看得清、行为能力看得全、运行规律看得透的新能力，如图 1-7 所示。

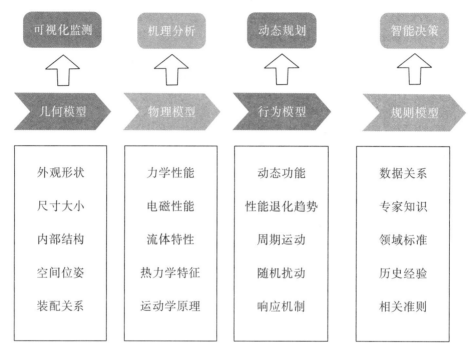

图 1-7　数字孪生装备模型

从实现和拓展装备功能和服务的角度来看，数字装备由四类模型组成：①为实现物理装备设计、制造及运维管控等阶段的过程可视化、状态监测与回溯等功能，以及指导物理装备制造阶段的装配和回收阶段的拆卸等过程，需要构建装备的几何模型来描述物理装备及零部件的外观形状、尺寸大小、内部结构、空间位姿、装配关系等；②为实现装备故障预测、健康管理、质量管控、运行优化等功能，需要构建装备的物理模型来描述物理装备及零部件的力学性能、电磁性能、流体特性、热力学特征及运动学原理等，解析装备的运行机理；③为实现装备的动态规划和自动化运行，并支持人机协作和多机协作，需要构建装备的行为模型来厘清装备的动态功能、周期运动及响应机制，抽象描述装备的性能退化趋势和随机扰动；④为实现物理装备的智能运维和决策优化，需要构建装备的规则模型来显性化表示装备大数据中的隐性信息，即数据关系，形式化表示并集成历史经验、专家知识、领域标准和相关准则。

从数字装备产生和表现形式的角度来看，上述四类模型呈现出随时间增量积累和形式多样性的特点。

（1）几何模型主要在装备的设计阶段产生，属于相对静态的模型，表现形式包括但不限于三维模型、装配干涉矩阵、曲面方程等。

（2）物理模型主要在装备的设计与验证阶段产生，表现形式主要是数学模型，如描述磁场强度、热传导效应、流体力学等的理论计算公式。物理模型在具体应用时的呈现方式比较丰富，比如进行有限元分析时的网格模型，进行运动学分析时的连杆模型。

（3）行为模型主要在装备设计、测试和运维阶段产生，是对装备在外部环境干扰、外部输入和内部运行机制共同作用下产生的响应和变化的抽象描述，其表现形式包括有限状态机、图谱、神经网络、统计模型等。

(4) 规则模型产生于装备全生命周期各阶段，主要有两类表现形式：一类是通过挖掘分析装备全生命周期数据，揭示其中隐含规则和潜在规律的数据模型，主要有数学模型、神经网络、统计模型等；另一类是通过形式化表达人的经验和知识，使数字孪生装备模型能够理解并运用人的智慧的模型，主要有数学模型、图谱和结构化文本等。

数字装备是物理装备在信息空间中的镜像，由物理装备的几何模型、物理模型、行为模型和规则模型融合组装而成，负责刻画物理装备的时空几何关系，实时运行状态、行为和过程，描述物理装备的多维属性和运行机理，以及表征装备能力和相关规律规则，是实现装备数字化赋能和智能化升级的核心。

二、数字孪生装备的关键技术

为实现上述数字孪生装备的理想特征与能力，结合数字孪生技术特点，从物理装备数字化表达、数据融合与可视化、远程管控与多要素协同、动态需求快速响应和自适应—自学习—自优化五个角度分析数字孪生装备所需的关键技术，如图1—8所示。

(1) 物理装备数字化表达相关技术主要包括：①"几何—物理—行为—规则"多维度模型构建技术；②"零件—组件—系统"多层级模型组装技术；③"机—电—液—热—力—磁"多学科模型融合技术；④数字孪生模型验证技术；⑤数字孪生模型校正技术；⑥数字孪生模型管理技术；⑦多学科多尺度模型仿真技术。

(2) 数据融合与可视化相关技术主要包括：①"清洗—集成—变换—规约"数据预处理技术；②数据生成补充技术；③数据可视化技术；④数据融合及演化技术；⑤数据更新与动态迭代技术；⑥数据特征提取及数据降维技术。

(3) 远程管控与多要素协同相关技术主要包括：①网络安全技术；②数模联动技术；③数据高速传输技术；④人机交互与协作技术；⑤多机交互与协作技术；⑥高精度先进感知技术；⑦远程接入与控制技术；⑧一致性交互控制技术。

(4) 动态需求快速响应相关技术主要包括：①服务封装与生成技术；②服务组合优化技术；③服务演化及重构技术；④服务迁移与复用技术；⑤服务请求、调用和匹配技术；⑥本地及远程软件开发技术；⑦装备功能语义化描述技术。

(5) 自适应—自学习—自优化相关技术主要包括：①装备性能趋势预测技术；②装备状态认知与评估技术；③装备自主运行与控制技术；④任务导向自适应配置技术；⑤故障诊断与预测性维护技术；⑥模型和数据双驱动的仿真技术；⑦模型和数据双向自适应校正技术。

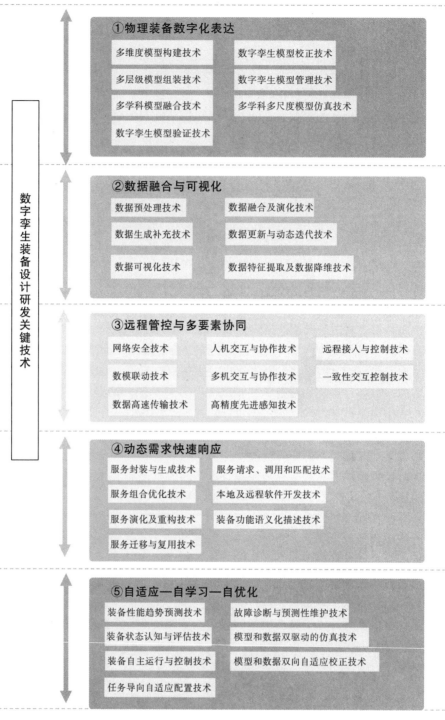

图 1-8 数字孪生装备设计研发关键技术

三、数字孪生装备发展三阶段

立足当前行业现状，结合实现数字孪生装备发展的具体需求，提出数字孪生装备发展的三个主要阶段，如图1-9所示。

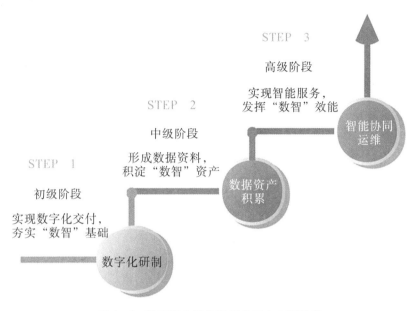

图1-9 数字孪生装备发展的三个主要阶段

（一）初级阶段：实现数字化交付，夯实"数智"基础

装备数字化交付是指将装备在设计与验证、制造与测试阶段所构建的模型、积累的数据、留存的各类文档等以数字化的形式交付，交付的对象不局限于装备的购买者和使用者，也可以是装备的合作开发商、运营商和售后服务提供商等。

目前，业界已经就产业数字化转型和智能化升级的必要性达成了基本共识，对数据要素重要性的认知程度也在不断提升，不断发展和成熟的新一代信息技术能够为装备的数字化研制和交付提供有力支持。然而，由于我国装备产业体量巨大，各领域装备企业数字化程度参差不齐，在装备设计与验证和制造与测试阶段，仍然存在装备数字化模型缺失、数据匮乏、数字化文档不齐全的问题。装备数字化交付是实现产业数字化转型和智能化升级的基础，也是推动各行业数字孪生装备发展的必要条件。因此，为尽快实现全产业装备达到数字化交付要求的阶段性目标，需全面升级装备研发模式，大力推行并坚持贯彻装备数字化设计与研制。

（二）中级阶段：形成数据资产，积淀"数智"资产

数字化交付的装备数据、模型和文档，仅仅是装备全生命周期中的一小部分，装备在运行、维护、回收等过程中产生的海量数据仍然未被充分利用，面向特定需求所构建的各类装备模型依然只能在固定的环境下发挥某些方面的功能。相关日志和文档耗费大量存储

空间，但仅仅是在为人工查阅提供支持，装备本身并不能对其进行直接利用。技术人员、巡检人员和操控人员的知识与经验，不仅让装备无法完全理解和利用，还会随人力资源的变动不断流失。

为积累足够的装备数据、模型和知识，实现数字孪生装备的智能服务，需要各行业：①充分认知数据资产对于装备智能的重要性，提高装备数据资产积累意识；②为相关装备建立统一、开源、规范的装备模型库、数据库、知识库，实现装备全生命周期数据资产的汇聚与管理；③建立通用算法库，为装备模型的管理和评估、装备数据的预处理和融合以及装备知识的挖掘和表示提供支持。

（三）高级阶段：实现智能服务，发挥"数智"效能

装备智能服务是指装备能够自主感知和辨识用户的显性和隐性需求，并将自身的各种功能封装为安全、高效、绿色、用户友好的服务提供给用户。在智能装备的视角中，用户不再限于人，而是泛指所有需要自身某项功能的人、机、料、法、环全要素。例如，在零件加工过程中，智能机床为人提供零件加工过程可视化服务，为零件提供切削和抛光服务，为下一台继续加工该零件的智能机床提供工艺质量自评估和工艺流程核对服务，为加工车间的节能减排"规定"提供能量有效运行服务，以及为企业业务平台提供自身能力评估和空闲时间窗口预测服务。

数字孪生装备发展高级阶段的主要内容是通过挖掘装备数据资产的隐藏价值，赋予数字孪生装备涵盖预见性、灵活性和自适应性等诸多特性的自主智能，并基于云、雾、边、端架构发展数字孪生装备平台化、分布式、服务化运营新模式，面向不同用户提供端到端的优质体验和可重构差异化智能服务。

第七节　数字孪生系统的目标和任务

一、孪生数据：装备数字孪生数据

物理装备的设计、制造、测试和运维等过程离不开数据的深度参与，数字装备仿真运行并实现装备可视化监测、历史状态回溯、运行过程预演、故障诊断等功能同样需要数据驱动。因此，需要将蕴含装备全生命周期、全流程、全业务有效信息的各类数据进行汇聚与融合，形成装备的孪生数据。

孪生数据与数字装备交互联动，相辅相成，共同支持数字孪生装备的各种功能和服务：①装备的尺寸数据、结构数据、空间数据和姿态数据等结合装备的几何模型，能够有效支持装备的状态远程监测、过程参数可视化、历史状态回溯等功能；②装备的材料属性数据、运动数据、工艺数据等结合装备的物理模型，能够有效支持装备的故障预测、健康管理、质量管控等机理分析功能；③装备的能力数据、任务数据、运行环境数据等结合装备的行为模型，能够有效支持装备的动态规划和自治运行，以及一定程度的人机协作和多机协作；④装备的运行特征数据、知识数据、经验数据等结合装备的规则模型，能够有效

支持装备的自适应控制、调度优化、能量有效运行等智能决策服务。

数字孪生装备模型与数据映射如图 1-10 所示。

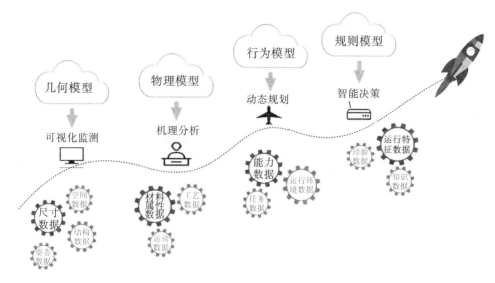

图 1-10 数字孪生装备模型与数据映射

二、软件服务：装备软件与服务系统

物理装备、数字装备和孪生数据作为数字孪生装备必不可少的三个部分，分别赋予装备不同方面的能力，但这三个部分并不是一个完整的应用系统，既难以对其进行高效管理与组织，也无法有效与人交互，为人服务。因此，数字孪生装备需要第四个部分，即软件服务。软件服务封装并整合物理装备、数字装备和孪生数据的各种功能，面向不同的业务需求，提供具有可请求、可调用、可匹配、可重构、可复用的装备服务，实现装备关系多样化和组织柔性化，从而提供端到端的优质体验和可重构差异化服务，并支持人机交互和平台化集成，使数字孪生装备具备运维高效性、用户友好性、调度灵活性和决策智能性。数字孪生装备软件服务系统如图 1-11 所示。

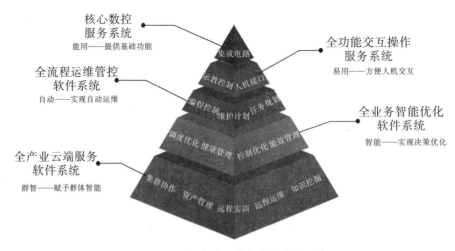

核心数控服务系统
能用——提供基础功能

全功能交互操作服务系统
易用——方便人机交互

全流程运维管控软件系统
自动——实现自动运维

全业务智能优化软件系统
智能——实现决策优化

全产业云端服务软件系统
群智——赋予群体智能

图 1-11　数字孪生装备软件服务系统

从实现装备各种功能和服务的角度来看，装备软件服务系统可分为五层：①为实现装备开关机、调试、运行等基础功能，一般考虑将由主机板、单片机、现场可编程逻辑门阵列（FPGA）等，以及操作系统、控制系统、中断系统等组成的核心数控服务系统内嵌于装备；②为方便人机交互过程，可以将装备的基础功能进行封装和集成，形成由示教器、人机接口（HMI）、智能看板等组成的全功能交互操作服务系统，以外设的形式独立安装在装备本体外部或装备表面；③为实现装备自动运维，可以将全功能交互操作服务系统中的各种模块化功能以松耦合、可重构、可组合、可调用的形式进一步集成，形成包括提供任务规划、编程控制和维护计划等功能的全流程运维管控软件系统，并将其部署在本地计算机或服务器上；④为提升装备性能，实现装备的自主优化决策，需要在实现装备自动运维的基础上，面向各种业务需求开发装备调度优化、控制优化、健康管理、能效管理等专业功能，集成为全业务智能优化软件系统，并部署在局域网服务器上；⑤为实现面向大型复杂任务的装备集群和智能协作，以及全产业装备的高效管理和知识沉淀，需要创建装备云平台，将全产业智能装备在云端数字化相连，同时，开发并部署包括装备集群协作、资产管理、远程实训、远程运维和知识挖掘等功能的全产业云端服务软件系统，并基于全产业装备的数据资产赋予装备群体智能。

从装备软件研制主体和服务对象的角度来看，各层级软件服务对应不同的人群：①因为核心数控服务系统内嵌于装备，且不需要在装备运行时经常更新和迭代，所以一般由装备研发人员负责研制，其服务对象主要是参与装备制造与测试阶段的测试人员和运维管控阶段的维护人员；②考虑到全功能交互操作服务系统既有可能使用装备配套的原生软件系统，也有可能使用第三方研制的可兼容的软件系统，这一类软件系统的研制一般由装备研发人员或外包公司的技术人员负责，使用者主要是参与装备运维过程的操作人员和巡检人员；③全流程运维管控软件系统一般是由装备研发人员或外包公司的技术人员负责研制，服务对象主要是现场管理人员，如生产车间的管理者；④因为实现全业务智能优化软件系统的功能难度较大，涉及的问题专业化程度较高，且相关技术尚不成熟，所以该类软件系统不仅需要装备研发人员和外包技术人员的参与，还需要走在科学前沿的科研人员深度参与，该类软件主要是为了更好地服务"不懂技术"的业务管理人员；⑤考虑到全产业云端服务软件系统已经超出单个装备软件服务系统的范畴，该类软件系统的研制过程主要由第三方公司的技术人员和科研人员参与，其服务对象是更加高层的企业管理人员和平台用户。

从装备发展阶段的角度来看，上述五类或五级数字孪生装备软件服务系统与装备机械化、自动化、数字化、智能化四个发展阶段具有一定相关性：①核心数控服务系统赋予机械化装备数字控制的功能，为实现装备自动化提供基础；②全功能交互操作服务系统针对人机交互问题实现对装备数控服务的进一步优化；③在此基础上，全流程运维管控软件系统赋予具有数控功能的装备自动化运维的能力；④全业务智能优化软件系统利用装备的数字孪生模型和数据实现装备的智能优化，而这一过程已经属于装备数字化阶段的范畴，并朝着装备智能化的方向演进；⑤全产业云端服务软件系统突出装备产业的特点，在装备智能化的基础上进一步探索装备的协同作业模式，实践和应用装备的群体智能。

三、交互连接：支撑系统内部装备、人机与多机的协作交互

交互连接由网络环境、通信协议、输入输出设备及相关技术等组成，作为物理装备、数字装备、孪生数据和软件服务间数据传输的媒介，以及与人和其他装备协作、交互的桥梁，为实现数字孪生装备时效服务、物理装备远程管控、人机和多机高效协作等提供支持。数字孪生装备的交互连接如图1-12所示。

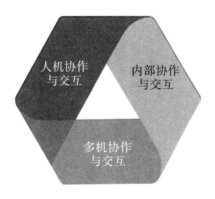

图1-12 数字孪生装备的交互连接

从单个装备的角度来看，物理装备、数字装备、孪生数据和软件服务都需要交互连接来实现各自的功能：①物理装备需要通过交互连接获取软件服务下达的控制策略和指令，从而执行相应的功能，以及通过交互连接同步数字装备的运行状态；②数字装备需要通过交互连接获取物理装备的运行数据，实现物理装备运行状态描述和运行过程复制，以及通过交互连接获取软件服务下达的仿真控制指令，实现装备仿真预测功能；③软件服务需要通过交互连接获取物理装备运行数据和数字装备仿真数据，从而实现相应的服务功能；④孪生数据需要通过交互连接不断获取和汇聚，从而为装备知识挖掘和异常回溯提供支持。

从人机协作的角度来看，需要交互连接作为人与装备沟通的桥梁。与多机协作不同，对于装备来说，人所具有的灵活性和不确定性远高于任何一类装备，且装备与人的语言不

同，无法直接交流和沟通。为实现人机协作，人和数字孪生装备必须同步掌握对方的状态和意图，因此需要利用机器视觉、语音识别、脑机接口、牵引示教等技术帮助装备理解人的意图和行为，并基于语音输出、图像输出等硬件设备将数字孪生装备的状态反馈给相关人员，实现装备与人的无障碍沟通，进而支持流畅且智能的人机协作。

四、数字孪生系统中装备的理想特征与理想能力

基于物理装备、数字装备、孪生数据、软件服务和交互连接，数字孪生装备的理想特征与理想能力如图1-13、图1-14所示。

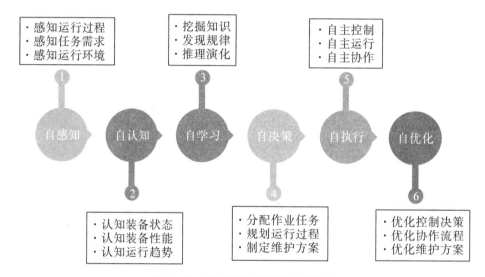

图1-13　数字孪生装备的理想特征

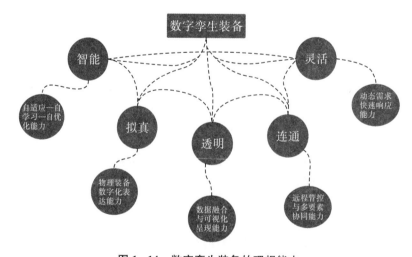

图1-14　数字孪生装备的理想能力

（一）数字孪生装备的理想特征

数字孪生装备具有自感知、自认知、自学习、自决策、自执行和自优化六个理想特

征：①数字孪生装备基于物理装备部分，可实现对装备运行过程、运行环境和任务需求等的自主感知；②结合装备数字孪生模型和相应的软件服务，可对上述感知数据进行处理和分析，从而实现装备状态、装备性能和运行趋势的自主认知；③随着持续运行，数字孪生装备将积累大量孪生数据，通过对"历史"进行回放和自主学习，数字孪生装备能够挖掘出一些新知识，发现一些新规律，从而获得自主学习；④在此基础上，数字孪生装备能够基于自己对作业任务的理解和对自身能力的认知，在运维过程中进行自主决策；⑤通过连接交互将调度和控制指令传达给物理装备，实现自动执行；⑥与此同时，数字孪生装备还能够在每次感知、决策、执行的闭环迭代中不断积累经验，并基于数字模型、孪生数据和软件服务进行超实时仿真，在决策方案实际执行前对其进行持续自主优化。

（二）数字孪生装备的理想能力

1. 物理装备数字化表达能力

数字孪生装备通过对物理装备进行多维度、多层级、多粒度的数字化、语义化描述，能够在信息空间精准重现仿真的物理装备，并从宏观到微观复制、仿真或预测物理装备的状态和过程，从而在装备制造前，助力装备的一体化协同优化设计与虚拟验证；在装备制成后，支持装备数字化交付与虚拟实训；在装备运行时，为装备运行状态和趋势的分析提供模型基础。以基于数字孪生飞机的虚拟实训为例，飞机的数字孪生模型能够有效支持飞行员的飞行实训，在充分保障飞行员和飞机安全、减少训练成本和能源消耗的前提下，使飞行员积累大量飞行经验。

2. 数据融合与可视化呈现能力

数字孪生装备感知、汇聚、融合装备全生命周期数据，获得装备的全方面时效信息，通过将这些信息进行可视化呈现，能够将运行机理、结构复杂，且内部状态和过程不可见的装备变得透明，帮助决策者全面深入了解装备的性能、运行状态及趋势、历史信息、运行环境和任务需求等，有效支持装备的质量检测和溯源、故障预测和诊断等功能的实现。以数字孪生风力发电机为例，通过对其轴承振动、转速、受力等数据进行融合分析，能够动态呈现风力发电机运行状态，并超前预测风力发电机的剩余使用寿命，对电力调度优化和风力发电机维护优化提供实质性帮助。

3. 远程管控与多要素协同能力

数字孪生装备能够通过连接交互打通物理空间与信息空间，连通物理装备、数字装备、孪生数据、软件服务四个部分，并能够突破空间距离的限制实现装备的远程监控和管理，以及打破人、机、物、环境等多要素间的交互壁垒，实现多要素交互与协同。以数字孪生卫星为例，技术人员能够通过远程可视化的方式全面掌握卫星运行的环境实况、任务需求、运行状态和历史信息，并在此基础上对在轨卫星进行远程管控。

4. 动态需求快速响应能力

数字孪生装备软件服务基于可配置、可组装、可重构的装备数字孪生模型，以及可请求、可调用、可匹配、可迁移、可复用的模块化软件服务，能够实现装备的低代码组态设计、快速重构、动态调度与控制等功能，从而在装备全生命周期各阶段灵活响应动态需求。以数字孪生机床为例，通过更换模型刀具，实现机床数字孪生模型的重构；通过重新定义刀具的加工轨迹并封装为新的加工服务，实现机床功能的快速更替和拓展，以及对产品加工动态需求的及时响应。

5. 自适应—自学习—自优化能力

数字孪生装备基于多源异构融合数据、多维融合模型及数模双驱动的仿真运行机制，能够实现任务分解与供需匹配、知识挖掘与推理、仿真推演与预测分析等功能，进而自动适应动态环境和业务需求变化，并自发"体验"和不断学习相关规律及规则，使自身变得更加智能。此外，数字孪生装备还可利用信息空间进行低成本试错和预测仿真，在执行最终决策方案之前将其持续优化。以数字孪生机器人为例，其会不断感知周围环境，基于对环境数据的融合处理识别、定位并抓取物块，通过多次抓取经历和数次抓取仿真实验，逐渐发现抓取顺序、总能耗、总耗时等之间的隐藏规律，在下一个任务周期中通过优化控制参数，以更小的能耗和更高的效率完成物块抓取任务。

第八节　工业数字孪生技术管理体系及前景

一、全生命周期管理方法

数字孪生系统管理平台始于产品全生命周期管理方法（PLM），如图1-15所示。数字孪生运用始于航天航空领域，NASA和美国空军实验室是第一批数字孪生运用企业。近些年，数字孪生运用已从航空航天领域向工业领域全方位扩展。

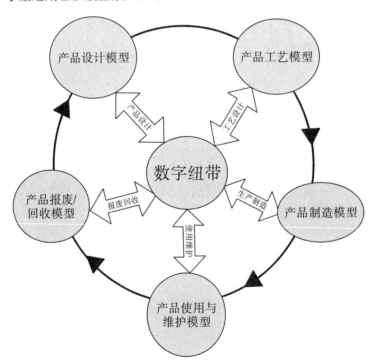

图1-15　产品全生命周期管理方法（PLM）

二、工业数字孪生技术管理体系

工业数字孪生技术并不是最近问世的一项新技术，它是一系列数字化技术的集成化整合和创新性运用，其管理体系包含感知操纵、数据集成、模型剖析、人机交互技术四大领域和基础技术、关键技术两大种类。基础技术是搭建数字孪生数据信息闭环控制的支撑点保障，包含面向感知操纵领域的传感技术和操纵技术，面向数据集成领域的产品数据集成（PLM）和业务流程数据集成（BPM）技术，面向模型剖析领域的物理学模型、数据建模、业务流程模型技术，及面向人机交互技术领域的 AR/VR 技术。关键技术是数字孪生运用创新性的动力模块，集中在数据集成和模型剖析两个领域，包含数字进程、模型整合、模型调整、管理壳技术。工业数字孪生技术管理体系如图 1-16 所示。

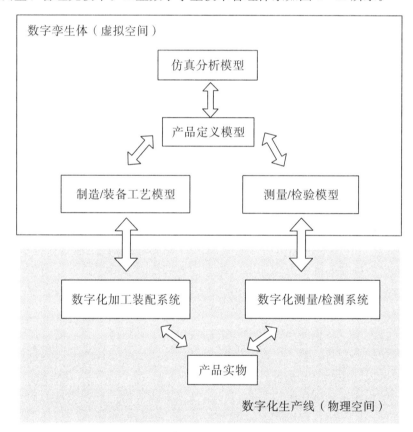

图 1-16　工业数字孪生技术管理体系

三、工业数字孪生基础技术发展趋向

传感技术向小型化和一体化发展，支撑数字孪生更深层次地获得物理学目标数据信息。一是感应器向小型化发展，可以被集成化到智能家居产品中，完成更多方面的数据信息感知。二是多种类型传感技术工作能力集成化至单独传感技术控制模块，支撑完成更丰富的数据信息感知获得。多传感器整合技术根据多数据预处理剖析提高管理决策水准。

物理学建模工具创新性运用，提高数字孪生模型搭建效率。一是根据 AI 的创成式设计工具提高增加产品的几何图形设计方案效率。二是根据三维扫描建模工具完成总量产品的自动化技术几何图形模型。三是仿真工具通过融进无网格区划作用缩短模拟仿真时间。

传统式数据分析累加人工智能技术，加强数字孪生预测分析模型工作能力。一是根据强化学习、深度学习等新兴机器学习技术，创建深层剖析模型，提升剖析效率。二是根据语义网络搭建产业链、全领域的巨模型，大大地扩展模型关系范畴。三是根据迁移学习基础理论，提高模型实用性，不用对同领域、同种类、不同难题的目标重复建模。

虚拟现实技术发展趋势带来全新人机交互技术方式，提高数字孪生可视化效果。新兴AR/VR 技术具有三维可视化实际效果，正加速与几何图形设计、模拟仿真整合，有望不断提高数字孪生运用实际效果。其在"AR+CAD""AR+三维扫面建模""AR+模拟仿真"等领域，都实现了运用落地。

四、工业数字孪生关键技术发展趋向

数字进程技术扩展数字孪生数据集成范畴和深度。一是数字进程技术从根据 PLM/BPM 的部分互连向根据工业网络平台的全方位互连演变。传统式 PLM 仅聚焦出示针对产品的数据集成工作能力，BPM 聚焦出示商业服务数据集成工作能力，而依靠 IoT 服务平台的跨领域数据集成工作能力，可以搭建包括产品生命周期、全工作流程的数字进程。二是数字进程技术由单一领域向机械设备、手机软件、电子器件多领域集成化发展。

跨领域、跨限度、跨种类模型整合技术支撑繁杂孪生模型的搭建。一是多物理、多课程跨领域模型整合技术搭建更全面、更详细的孪生模型。二是以降阶模型技术为代表的跨种类模型整合技术，合理完成模拟仿真模型和数据信息模型的互操作，很大程度上减少模拟仿真求解时间。三是多尺度模型技术根据建模工具整合不同时间、空间限度的模型，使孪生模型可以整合外部经济和宏观经济的各方面原理。

模型调整技术持续提高数字孪生模型精密度。根据具体运行数据信息不断调整模型主要参数，是确保数字孪生高精密的关键。现阶段计算机科学和模拟仿真模型均具有相对的模型动态性调节技术。一是线上深度学习根据实时数据不断推动数据信息模型健全，可以合理地对模型展开动态性调整。二是有限元模拟仿真模型调整技术可以根据实验或评测数据信息对初始有限元模型展开调整。

管理壳技术为数字孪生出示模块化设计的管理方法架构。管理壳技术为数字孪生出示了一套数据信息互连、信息内容互通、模型互操作的管理方法架构，为数字孪生出示从模块到系统软件的灵便组合工作能力。一是具有数据集成作用，完成不同机器设备、不同业务管理系统数据类型的统一。二是具有模型管理方法及整合作用，合理管理几何图形模型、数据信息模型、模拟仿真模型、业务流程模型等不同种类模型，适于模型间的无缝互操作。三是具有标识解析作用，每一个管理壳都有唯一标志，不同管理壳间可以互相鉴别，从而完成管理壳间模型的灵活提取。四是具有工业通信作用、统一网络层协议，完成高效率的信息共享。将来，管理壳技术有望累加 AI 技术提高多智能体的技术产品化运用，为数字孪生出示更智能化的协同管理。

五、工业数字孪生技术前景展望

工业数字孪生是多种类型数字化技术的集成化，其中工业模拟仿真和新一代信息内容技术的整合运用是其发展的关键。工业数字孪生是繁杂的自动化控制，现阶段仅有少数工业企业可以独自搭建数字孪生解决方法，大部分企业需要根据工作能力互补协作共同出示数字孪生服务项目。统一数据信息与模型的规范是数字孪生改革创新遇到的最重要的挑战，管理壳有望成为关键解决方法。服务平台是数据集成、模型整合的关键媒介，将变成数字孪生发展的关键基础设施建设。

在工业界，人们用软件来模仿和增强人的行为方式。例如，计算机绘图软件最早模仿的是人在纸面上作画的行为。人机交互技术发展成熟后，以下模仿行为开始出现：用 CAD 软件模仿产品的结构与外观，用 CAE 软件模仿产品在各种物理场情况下的力学性能，用 CAM 软件模仿零部件和夹具在加工过程中的刀轨运行情况，用 CAPP 软件模仿工艺过程，用 CAT 软件模仿产品的测量/测试过程，用 OA 软件模仿行政事务的管理过程，用 MES 软件模仿车间生产的管理过程，用 SCM 软件模仿企业的供应链管理，用 CRM 软件模仿企业的销售管理过程，用 MRO 软件模仿产品的维修过程管理，等等。依靠软件中的某些特定算法，人们已经开发出某些具有一定智能水平的工业软件，如具有关联设计效果的产品设计系统。

事实上，十几年前在汽车、飞机等复杂产品工程领域出现的"数字样机"概念，就是对数字孪生的一种先行实践活动，一种孪生技术的孕育和前奏。

数字样机最初是指在 CAD 系统中通过三维实体造型和数字化预装配后得到的一个可视化的产品数字模型（几何样机），可用于协调零件之间的关系，进行可制造性检查，因此可以基本上代替物理样机的协调功能。但随着数字化技术的发展，数字样机的作用在不断增强，人们在预装配模型上进行运动、人机交互、空间漫游、机械操纵等飞机功能的模拟仿真，之后又进一步与机器的各种性能分析计算技术结合，使之能够模拟仿真出机器的各种性能。因此，将数字样机按其作用，从几何样机扩展到功能样机和性能样机。

以复杂产品研制著称的飞机行业，在数字样机的应用上走在前列。某些型号飞机研制工作在 20 世纪末就已经围绕数字样机展开。数字样机将承载几乎完整的产品信息，帮助人们选择飞机方案，利用各种仿真检查未来飞机的各种功能和性能，发现需要改进的地方，最终创建出符合要求的"数字飞机"。接着将其交给工厂进行生产，制造成真正的物理飞机，由此完成整个研制过程。无论是几何样机、功能样机还是性能样机，都属于数字孪生的范畴。数字孪生的术语虽然是最近几年才出现的，但是数字孪生技术内涵的探索与实践，早在数十年前就开始并取得了相当多的成果。

发展到现在，人们发现在数字世界里做了这么多年的数字设计、仿真、工艺、生产，越来越虚实对应，越来越虚实融合，越来越广泛应用，数字虚体越来越赋能于物理实体系统。近些年，数字孪生概念基本成形，并且作为智能制造中一种基于 IT 视角的新型应用技术，逐渐走进人们的视野。事实上，现有的工业软件研发与生产数据，以及沉积在工业领域内的大量工业技术和知识，都是实现数字孪生的上好"原料"和基础构件。数字孪生在工业现实场景中已经具有实现和推广应用的巨大潜力。

第九节　数字孪生在多学科研究领域面临的挑战

一、数字孪生在人工智能领域面临的挑战

由于全球智能互联网汽车产业的快速发展，汽车互联网相关技术的研究对推动汽车互联网的发展具有重要意义。交通场景仿真的参数化和泛化技术表明，自动驾驶仿真的测试过程和工况可谓无边界。无论汽车是否正常运行，都可以反复测试，以方便发现和定位问题。然而，在车辆动态仿真测试过程中，仿真传感器和传感系统进入自动驾驶控制，决定通过纯软件形成闭环测试和系统验证测试设备，这也是当前自动驾驶硬件设备面临的重要挑战。

自动驾驶的主要功能是通过接收数据采集可视化系统发送的实车实时位置、速度、加速度、航向角等信息，控制仿真系统中与实车对应的仿真车。在虚拟场景中实现实车控制和仿真车运行，使两者的运动状态同步，实现实车在循环中的基本功能。现阶段的研究不仅形成了高度开放的数字孪生自动驾驶测试能力，也建立了友好开放的测试验证环境，支持各种自动驾驶算法实验，为自动驾驶相关研究公司提供开放的测试服务。但是，制定测试解决方案仍然存在挑战：

测试成本问题。目前的自动驾驶测试系统尚未完成，但已经产生了高昂的测试成本。这对汽车制造商来说是一个非常大的挑战。对于汽车制造商而言，最重要的是如何实现效益最大化和成本最小化。因此，建立高效低成本的测试环境、结构化的测试流程和强大的测试标准，是降低测试成本的关键。

测试灵活性问题。汽车的自动驾驶系统涵盖摄像头、激光雷达、毫米波雷达等各种传感器、处理器和控制器。虚拟测试环境不再是单一场景，需要满足多车驾驶测试方案的要求。因此，这就要求测试环境不仅要支持单车测试，还要支持多车同时行驶，确保不发生交通事故。事故对测试环境提出了更高要求。

测试系统的顺利推进。未来，汽车自动驾驶技术解决方案必将面临巨大变革。首先，测试系统需要平稳地适应技术进步。在测试过程中，系统中的车辆、行人、路况、交通标志等必须保持稳定有序。

二、数字孪生在航空航天领域面临的挑战

尽管数字孪生的人工智能应用在航空航天领域已有广泛研究，但仍存在一些技术挑战。以航空发动机气路系统为例，基于认知加工创新和产业化水平的进步，航空发动机数据分析正向全方位、多层次、可视化发展。发动机参数分析范围从部件发展到整体，从状态监测发展到整体健康管理。数据分析也从传统的集成转变为结合了大量数据、方法和模型的数字孪生过程。目前，发动机状态监测和授权数字电控系统的检测、故障检测和定位基本可以完成，但分析发动机整体健康状况的方法有限，这也成为各国学者面临的重大

挑战。

在过去的十几年里，随着工业软件制造商的努力，我国各行业（包括航空航天工业）已经"相当"熟悉数字孪生的概念。飞机的生命周期可以达到几十年，因此记录和分析整个生命周期的数据不仅有价值，而且是必要的。基于文档的部门协作模型必须转变为基于模型的数字孪生数字协作模型，这给相关行业带来了巨大挑战。

关于数字孪生的使用，最好的概括是构建和维护大量超现实的模型和数据，它们能够通过实时仿真来预测整个生命周期中产品的行为。这些模型根据不同的应用情况以多种比例和示例构建，反映了真实的产品寿命。当数字孪生部署到全范围时，它将跟踪影响产品运行的所有参数信息，包括初始设计和进一步改进，与制造相关的偏差、修改、不确定性、更新，以及可以从机载结合交通健康监控系统的传感器数据中获得的所有历史数据和航空数据，管理以前的记录，实现数据挖掘。

因此，必须利用完整的数字孪生技术，建立大量超现实模型和数据（包括数字产品模型、数字制造模型、数字性能模型），实时、双向、透明、系统地考虑设计、制造和性能，控制和缩短开发周期。否则，随着研发难度的增加，延迟交付的风险会越来越大。此外，只有全数字化才能突破性能设计的瓶颈。

在航空航天领域，借助物理实体模型的构建和相关数据的应用，不仅可以减少飞机认证测试的次数和持续时间，避免因意外产生裂缝和故障，还可以减少对飞机整体结构的维护检查次数，实现极高的经济性和安全可靠性。然而，目前数字孪生技术尚缺乏系统化、通用的参考模型作为指导，未来关于数字孪生模型优化的相关研究还有很长的路要走。此外，数字孪生将逐步向仿真和集成方向发展，这是未来研究的主题。虚拟化——数字孪生的完整性对于其在工业领域的应用至关重要。每个物理模型都有一个特定的形式，常用的如流体力学、结构力学、热力学、应用力学、疲劳损伤、材料状态演化模型等，未来将不同的模型关联在一起并实时反映在孪生模型中，是数字孪生技术实施的关键。集成——模型与关键数据在产品各个阶段和孪生生命周期的双向交互的实现，决定了数字孪生技术能否成功应用。这一突破需要其他技术的支持，数字孪生的愿景需要与其他先进技术相结合才能更好实现。

三、数字孪生在智能制造领域面临的挑战

随着智能生产施工技术的成熟化，智能制造技术越来越普及，实现车间设备生产过程的高效智能实时监控是研究的重点之一。目前，工业生产已经发展到高度自动化、信息化的阶段，但仍有许多问题待改进和优化。例如，不同工厂对信息系统的建设程度不同，系统之间的渠道没有完全打通，存在大量的信息孤岛，以及数据管理不完善、数据标准不一致等。具体来说，工厂生产的产品多样化、高度个性化、通用性差，直接导致频繁的产品设计和工艺变更，给生产、采购、仓储、质量控制带来巨大挑战。

此外，工厂在多品种产品小批量生产方面也存在亟待解决的问题。例如，一些多品种、小批量的离散生产模式限制了车间生产线规模化生产和智能化改造的步伐。工厂设备陈旧，难以重建，许多环节仍以人工操作为主。如果工厂过于依赖人工操作，会导致自动化和智能化的降低。数字孪生平台在工业产品设计和工业产品生产中起着非常重要的作

用。在当前高度信息化、一体化的工业生产模式中，当生产线发生意外故障时，很容易导致整条生产线停产，停产就会产生巨大的经济损失。例如，一条高度精细化的汽车生产线一旦因故停产，可能导致每天数百万元的损失。对于一些特殊工艺生产线，如高温高压下的化工生产线，一旦因故停产，甚至会导致严重的安全隐患和衍生灾害。因此，工业生产过程必须依靠大规模数据的帮助，如设备诊断、化工生产过程模拟、虚拟数字空间中对当前设备状态和生产过程结果的模拟预测，以防止现场故障和生产异常造成的严重后果。

在工业产品设计过程中，如果没有数字化的帮助，设计一个产品就要经过多次迭代，这会消耗大量资源，影响交货时间。在高度集成的工业生产线设计中，需要基于精确节拍对各种设备、材料、质检、人工装配等环节进行优化协调，以提高整体效率。

从各国的先进制造业发展战略演变来看，无论是美国的"去工业化"到"再工业化"，到"以软带硬"的"工业互联网"战略，再到国家先进制造战略计划；德国的机械化、电气化、信息化，到"以硬带软"的"工业4.0"的制造业创新发展战略；还是中国的"信息化带动工业化，工业化促进信息化"，到两化融合和两化深度融合，再到"中国制造2025"的"融合演进"的制造强国发展战略，都期望通过信息物理融合来实现智能制造。综上可知，智能制造是当前世界制造业的共同发展趋势。而如何实现制造信息世界和物理世界的互联互通与集成共融，是迈向智能制造的瓶颈之一。

数字孪生是实现信息物理融合的有效技术手段。一方面，数字孪生能够支持制造的物理世界与信息世界之间的虚实映射与双向交互，从而形成"数据感知—实时分析—智能决策—精准执行"的实时智能闭环；另一方面，数字孪生能够将运行状态、环境变化、突发扰动等物理实况数据与仿真预测、统计分析、领域知识等信息空间数据进行全面交互与深度融合，从而增强制造的物理世界与信息世界的同步性与一致性。当前发表的所有关于数字孪生的研究论文中：

（1）探索数字孪生与工业4.0、信息物理系统（CPS）、智能装备/工厂/服务等相结合的论文最多，占当前所发表数字孪生论文总数的一半以上。

（2）美国、中国、德国发表的数字孪生论文数全球最多，主要来自各国智能制造相关领域的高校与科研院所。

（3）在工业界，西门子、戴姆勒、ABB等践行智能制造理念的企业发文量最多。

相关统计结果表明，学术界和工业界都将数字孪生作为践行智能制造的关键使能技术之一。综上所述，智能制造是当前世界各国制造业的共同发展趋势，数字孪生是智能制造的重要技术之一。

业界对数字孪生的关注度与日俱增，在智慧工厂领域，宝马集团通过英伟达的Omniverse平台在计算机中创建数字孪生工厂，并在数字孪生工厂中进行改变生产线配置、工人动线、仓储管理等实验。在智慧城市领域，爱立信公司在计算机系统中创建了一个大规模的数字孪生城市，以此来准确模拟5G基站与环境之间的相互作用，以便令5G信号达到最佳传输性能和覆盖率。在建筑模拟领域，应用数字孪生可真实模拟建筑内部的样子；通过数字孪生，可以最大限度考量自然光特性的前提下模拟建筑内部的光照设计，解决以平衡照进建筑的光来形成恒温系统并节约能源的问题。

未来几年，数字孪生的发展趋势将不断增强。越来越多的制造商开始利用数字孪生技术来改进程序，生成实时数据库判断，并开始寻找机会修改创新服务、产品和业务的方法。制造业将逐渐成为数字孪生技术应用的先驱。如果早期从业者在各个行业表现出先发优势，其他制造公司将跟随他们的步伐。从长远来看，要充分发挥数字孪生技术的潜力，可能需要整合生态系统的所有部分系统和数据，建立对客户生命周期或供应链的完整数字化模仿，并提供有见地的宏观操作视角，包括一线供应商和自有供应商。并且，仍需将外在物质融入数字生态圈。现在，大多数制造商仍然对超越点对点连接的外部连接不满意。克服这种犹豫可能是一场长期的战斗，但最终所有的努力都是值得的。未来，企业希望利用区块链打破信息孤岛，验证信息，进入数字孪生。这将释放大量以前无法访问的数据，使模拟更加详细和动态，并创造不可估量的潜在价值。

四、数字孪生在智慧城市交通领域面临的挑战

数字孪生城市是在城市积累数据由量变向质变，在感知建模、人工智能等信息技术取得重大突破的背景下，建设新型智慧城市的全新技术路径，是城市智能化、可持续运营的新兴技术路径和先进模式。然而，面对当前城市管理的诸多挑战，如何突破传统智慧城市的桎梏，逐步向数字孪生城市转型升级，是一个值得思考的问题。数字孪生城市的核心是模型和数据，建立完整的数字模型是一个关键的起点。从目前传统智慧城市建设的应用来看，各个领域还存在数据碎片化。一般城市至少有 3 张底图，即住房和城乡建设体系推动的城市信息模型底图、以自然资源和土地规划为主导的时空大数据底图、基于公安政法的城市安全与综合治理城市底图。每个底图形成自己的系统，一般只支持系统中的应用程序，其他部门不能按需随时使用。这个系统已经积累了相当长的一段时间，很难放弃和整合，使得实施城市交通模拟过程变得困难和具有挑战性。

事实上，在数字孪生工具和平台的构建方面，目前的工具和平台大多侧重某些特定方面，缺乏系统性考虑。但在打造城市规划、建设、管理全过程可视化，采集城市"脉搏"数据，反映城市及时运行情况，为信息资源共享、整合、有效利用、跨部门业务协同提供解决方案方面，数字孪生技术具有巨大的潜力。

1. 汽车自动驾驶领域

在未来推广数字孪生汽车自动驾驶虚拟环境测试系统时，使用开放式模拟接口控制基于代码的交通场景是一大趋势。未来需要大量全面的市场调研，准确把握市场需求，制定合理的市场推广计划，包括科研成果转化方法、产品推广应用方法、产品定价等；制定合理的产品开发计划，建立软硬件一体化数字孪生自动驾驶测试平台。

一方面，联合汽车制造企业、汽车供应商、科研机构等建立数字孪生自动驾驶测试平台，共同攻克其技术难关，逐步形成自动驾驶测试系统共识，推动自动驾驶测试行业发展。另一方面，面向汽车制造企业、汽车供应商、科研机构推出数字孪生自动驾驶测试平台，采用联合单位会员制，低成本使用，共同开发；对于非联合单位，采用检测服务按次收费、平台设立年费或永久授权费两种方式。建立完整的售前咨询—平台建立—检测服务—售后维护团队和体系，进行测试平台适应性调整和售后问题的收集及解决。

跟踪和记录过程非常重要，要持续跟踪记录数字孪生自动驾驶测试平台的外部使用情况，建立使用信息数据库，并根据使用情况数据进行多方对比。对数字孪生自动驾驶测试平台进行模块化、平台化效果评估，提升数字孪生自动驾驶测试平台的针对性，形成"平

台建立—跟踪回访—迭代升级"的闭环开发模式。

2. 城市智慧交通领域

随着信息技术的不断迭代、5G 标准的逐步应用和商用网络的建立，大带宽、高速度、低时延的网络性能将进一步赋能数字孪生城市智慧交通系统的升级。一方面，5G 超高速网络性能使车辆在高速行驶中安全可靠地通信成为可能，确保实现车路协同自动驾驶、车辆编队自动驾驶、远程自动驾驶等功能。另一方面，5G 的加速发展，协同了物联网和人工智能，使交通系统具备"连接万物"的能力。在数字世界中，交通数据得到了极大丰富，智慧交通的"数字化、网络化、智能化"得以真正落地。虽然数字孪生是智慧交通的前沿趋势，但与真正的全球管理、同步可视化、虚实交互的数字孪生城市智慧交通系统之间仍存在一定差距。不过，在 5G 技术变革和需求升级的推动下，数字孪生产生了智慧交通的新思路、新方法、新理念，未来将持续发展，最终形成完整的技术运营体系。

首先，随着 5G、6G 等前沿通信技术的进步，再加上云端协同计算，可以提高数字孪生的实时性能，甚至可以在不依赖高精度地图的情况下对未知区域进行实时建模。其次，通过改进行为模拟和预测算法，可以使行为预测的推演更加准确，并且计算能力更强，能一次推导出更多的平行世界。此外，随着车联网技术的发展，将出现更多类型的交通参与者，形成更复杂的场景。如何让仿真更优化，是一个值得研究的方向。最后，在实时决策和个人远程控制方面，对整个孪生系统的要求会更高，例如，数据是否可以即时安全地传输到云端和后端，以及控制命令通过态势感知是否可以传回物理世界。这个过程必须足够快地完成，数据传输过程需要安全稳定。结合区块链等相关技术，可使这些信息闭环过程安全稳定。

此外，数字孪生城市也是城市信息化建设不断发展的产物，是城市信息化发展的高水平阶段。实体城市对应的数字孪生城市充分利用前期形成的全市大数据，为城市综合决策、智能化管理、全局优化提供平台、工具和手段。

第十节　数字孪生的应用

一、数字孪生的应用价值

数字孪生体最大的特点在于，它是对实体对象的动态仿真，也就是说，数字孪生体是会"动"的，且不是随便乱"动"的。它"动"的依据，来自本体的物理设计模型，还有本体上的传感器反馈的数据，以及本体运行的历史数据。本体的实时状态和外界环境条件都会复现到孪生体上。

例如，优化工厂的装配线，看其是否可以减少制造时间或成本。首先需要构建一个工厂的 3D 模型，其中包括生产中涉及的所有内容——生产设备、原材料、传送带、叉车、手推车，甚至是人员。其次需要配置机器，发送有关其操作的实时数据，如完成一个周期的时长。再次，需要用可视化开发平台来设计一个软件界面并处理实时数据，实时更新3D 模型。再其次，就可以在计算机屏幕中看到工厂的最新信息。此外，还可以通过数学模型和工具进一步分析所捕获的数据。

数字孪生连接起了物理世界和信息世界，在各行各业的现实场景中已经具有了实现和推广应用的巨大潜力，其应用价值主要体现在以下几个方面。

（一）可视化

可视化是数字孪生应用价值最基础的体现。通过感知采集到的数据，对物理实体进行动态监测和即时描述，相比于其他可视化手段，数字孪生更容易获取信息，并且更容易从远处进行解释。

（二）高效分析

结合模拟技术的数字孪生，可以提供对象内部生成的信息，或提供对象综合质效评价信息，这可以用作现有产品的故障排除工具，有助于后期性能的优化改进。

（三）数据追踪

数字孪生技术可以使用测量或推导的数据，进行原因或发展方向的诊断，记录并分析实时数据，实现可视化流式数据追踪。

（四）预测未来

数字孪生模型可以揭示各类要素之间的复杂关系，甚至预测物理实体可能的未来状态，为辅助物理实体管理者做决策提供有力数据支撑。相信在不久的将来，数字孪生会在各行各业探索出更多可能。

二、数字孪生的应用维度

综观已有研究可以发现，数字孪生在不同领域的应用已经成熟，未来有良好的应用前景。这在目前的一些研究中也得到了证实。有学者研究了半监督支持向量机（semi-supervised support vector machine，S3VM）在脑肿瘤图像融合数字孪生体中的特征检测、诊断和预测性能。同时，该研究还描述了如何增强 AlexNet 模型，并利用数字孪生模型将实际空间中的脑肿瘤图像映射到虚拟空间。不难发现，尽管脑肿瘤图像具有复杂的边缘结构、伪影、偏移场和影响图像分割的其他缺陷，但数字孪生在医学领域的应用实现了脑肿瘤精准治疗的关键步骤，真正满足了临床需求。这在脑肿瘤的后续临床诊疗中极为重要。

有研究探讨了无人机（UAV）在 5G/超越 5G（5G/B5G）移动通信和无线通信中的应用和限制。根据 5G 通信，提出深度学习算法，在深度学习的基础上开发无人机数字孪生消息传递路径模型。协调多点传输技术，利用无人机进行干扰抑制研究。采用物理层安全的基本算法来保证信息传输的安全性。最后，对构建的模型进行仿真和分析。该算法在收敛速度和收敛效果方面具有突出优势，具有较强的鲁棒性。研究进一步验证了该技术在航空航天工业发展中发挥着不可替代的作用。

有研究表明，数字孪生——机器或系统的精确虚拟副本——正在改变行业。在从传感器收集的实时数据的驱动下，这些复杂的计算机模型几乎反映了项目、程序或服务的各个方面。许多大型公司都使用数字孪生来发现问题并提高效率。尽管如此，要实现数字孪生的潜力，仍有许多工作要做，仍面临收集数据类型的困难。例如，丢失或错误的数据会扭曲结果并隐藏故障。又如，如果振动传感器发生故障，风力涡轮机的振荡将被忽略。此外，算法和模型的建立也面临着巨大挑战。例如，当为不同数字孪生项目编写的软件经手动修补在一起时，可能会发生其他错误。没有标准和指南，很难验证生成模型的准确性。许多数字孪生可能需要特殊组合。例如，虚拟飞机可以将机身的 3D 模型与故障诊断系统以及空调和增压监控系统之一相结合。

随着大数据、物联网、工业互联网和智能控制技术的快速发展，数字孪生作为一种新型技术广泛应用于生活的方方面面。数字孪生已成为制造业现实世界与信息世界的理想连接，也是实现现实世界和信息世界互动与合作的有效技术途径。数字孪生是以数字方式创建物理实体的虚拟实体，利用历史数据、实时数据和算法模型对物理实体的整个生命周期进行仿真、验证、预测和控制。数字孪生作为关键技术和提高效率的重要工具，可以在模型设计、数据采集、分析、预测和仿真中有效发挥作用，助力推动数字产业化和产业数字化，以及数字化与实体经济发展的融合。

数字孪生依靠知识机制、数字化等技术构建数字模型，利用物联网等技术将物理世界中的数据和信息转换为通用数据，将 AR/VR/MR/GIS（增强现实/虚拟现实/混合现实/地理信息系统）等技术结合，再现数字世界中的物理实体。在此基础上，将数字孪生描述、诊断预调整/预测，利用人工智能、大数据、云计算等技术的智能决策等常见应用赋能到各个垂直行业。由此可见，人工智能是数字孪生生态系统的底层核心技术之一。其必要性体现在数字孪生生态系统中的海量数据处理和系统自我优化，两者的结合对于目前的研究现状至关重要。未来的研究将给众多行业带来不同程度的智能化改造。

（一）应用维度

下面从三个方面讨论数字孪生的应用维度。

1. 数字孪生与工业制造

在传统的工业设计、制造和服务领域，经验往往是模糊而难以把握的，难以作为准确判断的依据。而数字孪生可以将以前无法保存的经验数字化，并提供保存、复制、修改和传输的能力。在这些领域，西门子、达索、PTC 走在了前列，在设计与建造过程中对数字孪生有很深的应用。例如，用数字孪生来验证设计的合理性，对工艺进行仿真预测。通过这些拟真的数字化模型，工程师们可以在虚拟空间调试、实验，让机器的运行效果达到最佳。

2. 数字孪生与地理信息系统

地理信息系统（GIS）可以用于创建自然和人造环境的数字孪生，也可以用于综合各种不同的对现实世界的数字表征。三维 GIS 和数字孪生的融合为企业和公众提供了时空大数据的业务应用支持，满足了自然资源、城市、气象、水利等不同行业的建设需求，从而构建支持不同行业的基于时空信息服务的互联互通的业务应用体系。

在 GIS 方面，系统平台与行业需求深度结合，已在仿真模拟、土地资产管理、人口信息管理、智慧水务、智慧矿山、智慧城市/园区等行业有了完整的解决方案。

3. 数字孪生与建筑信息模型

从传统的二维 CAD 到三维模型，每个建筑的物体都是构件化的。在软件或平台中进行设计与在建造过程中对建筑构件进行统一管理，建筑信息模型（BIM）负责智能建造施工，数字孪生使管理这些复杂空间以及执行对它们的所有工作变得更加容易。BIM 软件的重点是创建协作设计和建造过程，以及可视化建筑物的物理特征和功能，对实时响应要求低。而数字孪生可以为有关构建子系统提供当前状态的信息实时响应。

（二）组织数字孪生

组织是非实体工具，是一种逻辑的实体，如组织的架构角色、权限、流程。企业＋架构的方式被纳入"组织数字孪生"，它依靠数据来了解组织如何运作其业务模型，如何与当前状态联系，如何响应变化，如何部署资源，以及如何交付预期的客户价值。因此可以看到，不同行业对数字孪生的解读是不尽相同的。

目前数字孪生的关注点基本都围绕平台建设，相当于"复合孪生体"。每一个行业关注的点也不相同，比如同样做一个数字城市的孪生，规划与设计阶段关注的是空间地理数据，如地理坐标、地形、面积与体积计算；运维阶段关注的是被数字化连接的物，是物与物的连接、大量的基础设施以及配套设施的管理，如灯杆、井盖、巡检车辆、摄像头。同样在建筑领域，设计建造阶段 BIM 关注的是建筑的结构、构件信息、材料信息，运维阶段更多关注的是水暖通、照明、电梯等与日常生活办公相关的系统。

三、数字孪生的应用场景

构建数字孪生模型不是目的，而是手段，人们寄希望于对数字孪生模型的分析来改善对应的现实对象的性能和运行效率。

第一，实物的数字孪生可以提升工业产品在研发、运维等全生命周期的效益。

实物数字孪生通过虚实融合、虚实映射，持续改进产品的性能，提高产品运行的安全性、可靠性、稳定性，提升产品运行的"健康度"，从而提升产品在市场上的竞争力。同时，通过对产品的结构、材料、制造工艺等各方面的改进，降低产品成本，帮助企业提高盈利能力。

例如，美国通用公司在其工业互联网平台 Predix 上利用实物的数字孪生技术对飞机发动机进行实时监控、故障检测和预测性维护，在产品报废回收再利用的生命周期，可以根据产品的使用履历、维修物料清单和更换备品备件的记录，结合数字孪生模型的仿真结果，判断零件的健康状态。

第二，以企业组织实体为对象的数字孪生能大幅提升企业整体的数字化、智能化经营水平，实现降本增效。

很多企业在信息化建设过程中所使用的 ERP、CRM、MES、FMS 等条块化信息化系统的数据彼此间独立，因而形成了企业内部大量的"数据孤岛"，导致管理层无法及时了解企业经营的全貌。现有企业管理软件设计思路多为模拟企业的实体业务过程及线下操作动作，如各种单据、表样、流程等，而不是建立实体业务的数字化模型，因此产生了大量冗余数据，一致性也较差。

通过多维建模，企业数字孪生通过建立企业实体业务的多维模型对业务数据进行实时分析，并基于业务动因实时预测业务结果，预警风险并及时调整，实现数据采集、建模仿真、分析预警、决策支持的实时一体化。

第三，数字孪生技术正逐步在更广泛的领域得到应用。

数字孪生城市已成为支撑智慧城市建设的技术体系，是虚实交融的城市未来的发展形态。例如新加坡政府主导推动的"虚拟新加坡"项目，通过数字孪生实现动态三维城市模型和协作数据平台的搭建。又如在"英国数字战略"中，信息管理框架成为英国国家级数字孪生体的核心技术载体。

当然，对于不同现实对象，其数字孪生模型构建的侧重点和用途不尽相同。对于企业组织、城市等实体数字孪生，更强调对广域数据的聚合融通，着力于通过模拟仿真来优化全局决策、加强协同。

四、数字孪生的应用需求

数字孪生作为践行智能制造、工业 4.0、工业互联网、智慧城市等先进理念的使能技术与手段，备受学术界和企业界关注，尤其是数字孪生的落地应用更是大家关注的热点。模型是数字孪生的基础与核心，而传统数字孪生三维模型已无法满足现阶段技术发展与应用的需求。在此背景下，为推动数字孪生技术在相关领域和行业的进一步应用，数字孪生五维模型的概念被提出，以适应新需求。

数字孪生以数字化的方式建立物理实体的多维、多时空尺度、多学科、多物理量的动态虚拟模型来仿真和刻画物理实体在真实环境中的属性、行为、规则等，早期主要被应用于军工及航空航天领域。由于数字孪生具备虚实融合与实时交互、迭代运行与优化、全要素/全流程/全业务数据驱动等特点，目前已被应用到产品全生命周期的各个阶段，包括产品设计、制造、服务与运维等。

随着美国工业互联网、德国工业 4.0、中国制造 2025 等国家层面制造发展战略的提出，智能制造已成为全球制造业发展的共同趋势与目标。数字孪生作为解决智能制造信息物理融合难题和践行智能制造理念与目标的关键智能技术，得到了学术界的广泛关注和研究，并被工业界引入越来越多的领域。数字孪生落地应用的首要任务是创建应用对象的数字孪生模型。当前，数字孪生模型多沿用迈克尔·格里夫斯教授最初定义的三维模型，即物理实体、虚拟实体及二者间的连接。然而，随着相关理论技术的不断拓展与应用需求的持续升级，数字孪生的发展与应用呈现出如下新趋势与新需求。

（一）应用领域扩展的需求

数字孪生提出初期主要面向军工及航空航天领域需求，近年来逐步向民用领域拓展。根据作者团队前期对数字孪生在工业应用中的调研分析，数字孪生在电力、汽车、医疗、船舶等 11 个领域均有应用需求，且市场前景广阔。研究与实践表明，相关领域应用过程中面临的首个挑战是如何根据不同的应用对象与业务需求创建对应的数字孪生模型。因缺乏通用的数字孪生参考模型与创建方法指导，数字孪生相关领域的落地应用也受到限制。

（二）与新 IT 技术深度融合的需求

数字孪生的落地应用离不开新 IT 技术的支持，包括基于物联网的虚实互联与集成，基于云模式的数字孪生数据存储与共享服务，基于大数据与人工智能的数据分析、融合及智能决策，基于虚拟现实与增强现实的虚实映射与可视化显示等。数字孪生必须与新 IT 技术深度融合才能实现信息物理系统的集成、多源异构数据的采—传—处—用，进而实现信息物理数据的融合，支持虚实双向连接与实时交互，开展实时过程仿真与优化，提供各类按需使用的智能服务。关于数字孪生与新 IT 技术的融合，当前已有相关研究报道，如基于云、雾、边的数字孪生三层架构，数字孪生服务化封装方法，数字孪生与大数据融合驱动的智能制造模式，基于信息物理系统的数字孪生参考模型，以及 VR/AR 驱动的数字孪生虚实融合与交互等。

（三）信息物理融合数据的需求

数据驱动的智能化是当前国际学术前沿与应用过程智能化的发展趋势，如数据驱动的智能制造、设计、运行维护、仿真优化等。相关研究可归纳为三类：①主要依赖信息空间的数据进行数据处理、仿真分析、虚拟验证及运行决策等，缺乏应用实体对象的物理实况小数据（如设备实时运行状态、突发性扰动数据、瞬态异常小数据等）的考虑与支持，存在"仿而不真"的问题；②主要依赖应用实体对象实况数据开展"望闻问切"经验式的评估、分析与决策，缺乏信息大数据（如历史统计数据、时空关联数据、隐性知识数据等）的科学支持，存在"以偏概全"的问题；③虽然有部分工作同时考虑和使用了信息数据与物理数据，能在一定程度上弥补前述不足，但实际执行过程中两种数据往往是孤立的，缺乏全面交互与深度融合，信息物理空间一致性与同步性差，结果的实时性、准确性有待提升。数据也是数字孪生的核心驱动力，与传统数字化技术相比，除信息数据与物理数据外，数字孪生更强调信息物理融合数据，通过信息物理数据的融合来实现信息空间与物理空间的实时交互、一致性与同步性，从而提供更加实时精准的应用服务。

（四）智能服务的需求

随着应用领域的拓展，数字孪生必须满足不同领域、不同层次用户（如终端现场操作人员、专业技术人员、管理决策人员及产品终端用户等）、不同业务的应用需求。其包括：①虚拟装配、设备维护、工艺调试等物理现场操作指导服务需求；②复杂生产任务动态优化调度、动态制造过程仿真、复杂工艺自优化配置、设备控制策略自适应调整等专业化技术服务需求；③数据可视化、趋势预测、需求分析与风险评估等智能决策服务需求；④面向产品终端用户功能体验、沉浸式交互、远程操作等"傻瓜式"和便捷式服务需求。因此，如何实现数字孪生应用过程中所需各类数据、模型、算法、仿真、结果等的服务化，以应用软件或移动端 APP 的形式为用户提供相应智能服务，是数字孪生应用面临的又一难题。

（五）普适工业互联的需求

普适工业互联（包括物理实体间的互联与协作，物理实体与虚拟实体的虚实互联与交互，物理实体与数据/服务间的双向通信与闭环控制，虚拟实体、数据及服务间的集成与融合等）是实现数字孪生虚实交互与融合的基石，如何实现普适工业互联是数字孪生的应用前提。目前，部分研究已开始探索面向数字孪生的实时互联方法，包括面向智能制造多源异构数据实时采集与集成的工业互联网 Hub（ⅡHub）、基于 AutomationML 的信息系统实时通信与数据交换、基于 MTConnect 的现场物理设备与模型及用户的远程交互，以及基于中间件的物理实体与虚拟实体的互联互通等。

（六）动态多维多时空尺度模型的需求

模型是数字孪生落地应用的引擎。当前针对物理实体的数字化建模主要集中在对几何与物理维度模型的构建上，缺少能同时反映物理实体对象的几何、物理、行为、规则及约束的多维动态模型的构建。而在不同维度，缺少从不同空间尺度来刻画物理实体不同粒度的属性、行为、特征等的多空间尺度模型；同时缺少从不同时间尺度来刻画物理实体随时间推进的演化过程、实时动态运行过程、外部环境与干扰影响等的多时间尺度模型。此外，从系统的角度出发，缺乏不同维度、不同空间尺度、不同时间尺度模型的集成与融合。上述模型存在的不充分、不完整问题，导致现有虚拟实体模型不能真实客观地描述和刻画物理实体，从而导致相关结果（如仿真结果、预测结果、评估及优化结果）不够精准。因此，如何构建动态多维多时空尺度模型，是数字孪生技术发展与实际应用面临的一大挑战。

为适应以上新趋势与新需求，解决数字孪生应用过程中遇到的难题，有学者提出了数字孪生五维模型，并对数字孪生五维模型的组成架构及应用准则进行了研究。在前期研究工作的基础上，进一步对数字孪生五维模型进行了系统阐述，并探索五维模型在卫星/空间通信网络、船舶、车辆、发电厂、飞机、复杂机电装备、立体仓库、医疗、制造车间、智慧城市等 10 个领域的应用，以期为数字孪生理念与技术的进一步落地应用提供参考。

五、数字孪生的应用层面

数字孪生的技术实现依赖诸多新技术的发展和高度集成，以及跨学科知识的综合应用，是一个复杂、协同的系统工程，涉及的关键技术方法包括建模、大数据分析、机器学习、模拟仿真等。数字孪生建模技术经历了从实物的组件组装式建模到复杂实体的多维深度融合建模的发展。由于数字孪生需要对海量数据进行存储、对大数据进行分析，对数据的存储能力和计算能力提出了很大的挑战。此外，数字孪生还对处理芯片、数据平台、设备等都提出了高要求，主要表现在以下三个方面：

数字孪生设计的模型与数据规模庞大，包括建模对象全生命周期中不断更新的全要素、全业务、全流程的数据与模型，需要计算机硬件具备巨大的处理能力。

数字孪生对模型仿真与数据分析处理效率有实时要求，即基于实时的模型仿真与数据分析结果向物理空间反馈控制策略，这需要计算设备或硬件具有强大的计算能力。

数字孪生对终端设备提出更互动、更沉浸、更清晰的要求，这对设备的数据传输能力、显示技术等提出了更高要求。尤其是处理芯片和数据平台等，成为促进数字孪生高效率、高质量运行的推动条件。

数字孪生是在大数据、人工智能、物联网等技术蓬勃发展的背景下，基于传统仿真技术衍生的新技术，作为一项虚实结合的数字化转型技术，现阶段正在各个领域加速落地。随着城市数字模型的扩充与发展，数字孪生技术将覆盖城市的每条电力线、变电站、污水系统、供水和排水系统、城市应急系统、交通控制系统等诸多方面。

（一）设备级数字孪生

构建设备级数字孪生，通过三维建模能够高度还原设备的外形、材质、纹理细节等精密显示细节以及复杂内部结构，实现高精度、超精细的可视化渲染；支持设备组态结构、复杂动作的全数据驱动显示，对设备位置分布、类型、运行环境、运行状态进行真实复现，不仅可以看到产品外部的变化，更重要的是可以看到产品内部每一个零部件的工作状态，对设备运行异常进行实时告警，辅助管理者直观掌握设备运行状态，及时发现设备安全隐患。利用3D可视化技术将工厂的管理、生产、决策有机地统一起来，加入工厂的内部监督与管控，从而达到降低成本、提高效率、减少环节、查找问题、分析得失等目的，形成互相关联、整体一致的智慧工厂运营平台。

（二）园区级数字孪生

基于数据可视化构建园区级数字孪生，能够在有效整合园区运营各类信息资源的基础上，以三维可视化场景对园区外部环境、建筑、产业分布、楼宇内部结构以及具体设备运行情况进行精准复现。通过整合园区各领域现有数据资源，对园区综合运营、安防、交通管理、设施管理、能效管理、环境空间管理等业务领域的关键指标进行综合监测分析。

该应用搭建的一个集园区生产、园区运营、园区决策多维一体的智慧园区运营管理平台，借助地理信息技术、三维虚拟化等高科技手段，集地上地下、室内室外一体化的二维、三维模型为一体，将园区核心运行系统的各项关键数据进行综合展现。对园区人、事、物进行统一管理，可以辅助管理者对园区运行态势进行全面感知、综合研判，实现管理精细化、决策科学化和服务高效化。

（三）城市级数字孪生

通过数据可视化，构建城市级数字孪生，能够在充分整合城市各领域信息资源的基础上，将大规模城市各领域管理要素进行精准复现，并对细分业务领域数据指标进行多维度可视分析，实现从全域到微观对城市运行态势进行全息动态感知。

该应用搭建智慧城市系统，整合人口、单位、建筑、车辆、轨迹、污染物、生态等核心数据，覆盖城市全景可视化、城市治理监测、生态环境监测、经济发展监测、交通运行监测、公共安全监测、联动指挥监测等多个业务领域，赋能用户业务应用，实现"智能感知、智能分派、智能处置、智能考评、智能改进"，有效提升跨部门决策和资源协调效率。

数字孪生是大数据、人工智能、物联网和深度学习等蓬勃发展的背景下，在传统仿真技术基础上孕育而生的新技术，作为一项"虚实结合"的数字化转型技术，正在各个领域加速落地。比如，随着城市数字模型的扩充与发展，数字孪生技术将覆盖城市的每条电力线、变电站、污水系统、供水和排水系统、城市应急系统、交通控制系统等诸多方面，虽然由于技术瓶颈，暂时无法大规模普及使用，但它可以为工业制造、未来生活带来很大可能。随着芯片、传感器、物联网、软件算法等技术的发展，数字孪生将有更大的想象空间。

六、数字孪生的应用领域

数字孪生的应用领域广泛，如航空航天、无人机设计、自动驾驶、数字孪生车间、智慧城市、无人驾驶、智能船舶、智能交通等。目前，我国应用最深入的是工程建设领域，智能制造在研究领域获得了最大的吸引力。

（一）航空航天

数字孪生的概念最初是为了在航空航天领域使用而提出的。例如，数字孪生用于飞行模拟和航空航天飞行机器的维护和质量保证过程，首先在数字空间中建立真实的飞机模型，然后利用传感器对数字空间进行整合。数字空间飞机的状态与现实中飞行飞机的状态同步。通过这种方式，每架飞机起飞和降落的过程都被模拟并存储在数字空间中。通过数字空间的数据分析，相关人员可以清楚了解飞机是否需要维护，是否可以进行下一次飞行。

最早，NASA使用数字孪生对空间飞行器进行仿真分析、检测和预测，辅助地面管控人员进行决策。波音公司为其新型飞机创建了数字孪生体，不同工况条件、不同场景的模型都可以在数字孪生体上加载，每个阶段、每个环节都可以衍生出一个或多个不同的数字孪生体，从而对飞机进行全生命周期各项活动的仿真分析、评估和决策，让物理产品获得更好的可制造性、装配性、检测性和保障性。飞机设计的数字孪生如图1-17所示。

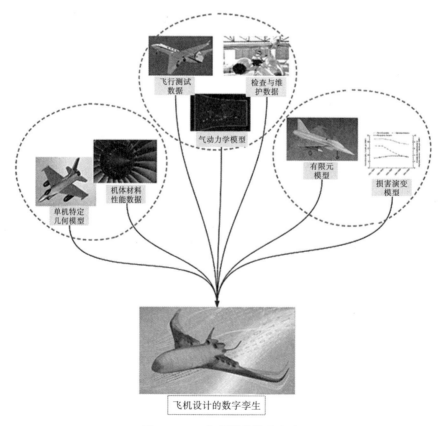

图 1-17　飞机设计的数字孪生

又如，美国陆军环境医学研究所 2010 年开始启动的一个项目，旨在创建完整的"阿凡达"单兵。研究人员给每名军人都创建出对应的数字孪生虚拟形象，无论高矮胖瘦和脾气秉性，目前已经成功地开发了上百名"阿凡达"单兵。在一个复杂的虚拟训练系统中，研究人员让这些虚拟单兵穿上不同的作战服，变换不同的姿势和位置，不断加载战场环境的数字孪生体来进行各种逼真的高风险模拟，从而替代实战测试，以此来找出单兵的弱点，甚至模拟各种恶劣的气候环境来测试单兵的生理适应能力。所有测试过程无人身危险，可以随时反复进行。上述技术路径可以用在新开发或正在改进的机器、设备或生产线上，即尽量在数字空间中针对有待改进的机器、设备或生产线做好它们的数字孪生体，施加并测试各种数字化的工况条件，随意变换工作场景，以近乎零成本对这些数字孪生体进行虚拟测试和反复迭代，待一切测试结果都满足了设计与改进目的之后，再在实际的机器、设备或生产线上进行实测。这样可以大幅度减少对物理实体测试环境的依赖和损耗，减少或避免可能出现的环境污染或人体伤害。最终通过一两次迭代就能实现对实体机器设备的改进。

（二）自动驾驶无人机设计

有研究表明，自动驾驶无人机（UAV）系统作为安全关键系统，需要不断提高可靠性和安全性。另外，测试复杂的自动驾驶控制系统属于时间和资金密集型项目，需要在项目增长期间进行多次外部飞行测试。因此一种自动驾驶平台内部自动化测试系统被提出，以提高自动驾驶无人机开发的效率和安全性。随着自动驾驶无人机技术的发展，自动驾驶无人机被视为未来智慧城市基础设施的重要组成部分。同时，基于自动驾驶无人机应用程序的安全和隐私威胁需要适当的测试和监视技术来应对。一个在通用自动驾驶无人机架构上促进基于自动驾驶无人机应用程序的管理和性能平台，可以提供仿真环境和数字孪生支持。

仿真环境首先可以对平台本身和平台上运行的应用程序的功能进行深入测试，然后可以部署到现实世界中。部署后，数字孪生用于发现应用程序之间的差距和预期行为，从而在执行仿真测试或未发现故障时用作错误指示器。维护已经从事后维护和预防性维护演变为预测性维护，成为航空业最关键的环节之一。精准维护是未来的发展路径，目的是保证运行安全，降低协同优化目标和运营成本。为了提高发动机预测性维护的效果，研究数字孪生驱动的飞机发动机预测性维护框架，隐式数字孪生（IDT）模型被提出。模型的有效性是通过评估虚拟和实际数据资产的一致性来确定的。通过集成数据驱动的深度学习（DL）方法证明了该方法的有效性。使用长短期记忆（LSTM）模型并以航空发动机为例，基于数字孪生的飞机总成结构如图 1-18 所示。

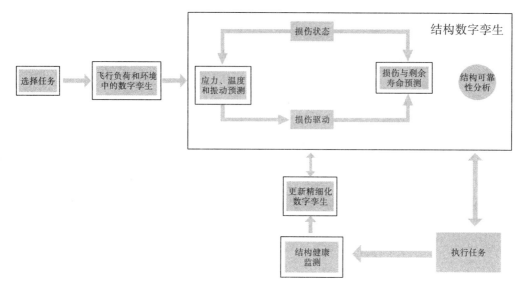

图 1-18　基于数字孪生的飞机总成结构

　　与其他行业相比，飞机总成具有结构复杂、零件数量庞大、对产品空气动力学形状要求极其严格等特点。因此，必须使用专业的装配机架，以确保零件在安装过程中不会受到人为因素的影响从而产生变形和装配错误的问题。仅以传统的工程图纸为基础进行工艺设计和生产装配，很难达到严格的精度要求。数字孪生技术的出现为飞机装配过程与现场信息反馈控制之间及时有效的交互提供了可能性。有研究指出，飞机核心部件和数字孪生的全场位移感知在精密生产（如航空制造）中起着至关重要的作用。

　　有研究提出一种结合在线多点位移监测与矩阵完备理论相结合的实时全场位移传感方法，建立了基于多点观测信息的全场位移感知概念模型。HPP 是一种多学科耦合的高精度产品，经常应用于航空航天、海洋、化工等行业。正是因为 HPP 的内芯复杂而紧凑，包含跨学科耦合的装配过程，对精度要求很高。依靠手工经验的传统装配方法效率低下，质量不一。针对上述问题，有学者研究并提出了一种数字孪生驱动的 HPP 组装和调试方法，提供了数字孪生驱动装配与调试的理论架构，以及基于数字孪生技术的装配与调试全程信息模型构建方法。

　　针对民用航空器质量偏差控制系统存在的问题，质量偏差控制数据分散在众多管理系统中，无法从有关航空器全生命周期中收集质量数据相关信息；缺乏用于质量数据分析和质量偏差控制的闭环网络物理融合系统。因此，定位质量偏差问题很困难，处理这些问题需要的时间也很长。有学者研究并提出了基于数字孪生的质量偏差控制模型，利用基于资产管理技术的数字孪生建模，检索和合并多源异构定性偏差数据，构建质量偏差体系。该系统采用 FP-growth 关联规则算法对飞机质量偏差数据进行评估，以辅助装配现场，并最大限度地提高在现实世界中纠正质量问题的性能和正确性。

（三）自动驾驶

　　随着深度学习和大数据分析技术的进步，人工智能应用正在迅速发展，如使用人工智能算法开发自动驾驶系统。在现实生活中，自动驾驶技术可以减少交通事故，实现时空等资源利用的效率，甚至为残疾人的驾驶过程提供极大便利。然而，由于自动驾驶技术要求很高，以数字孪生进行模拟驾驶越发重要。

在自动驾驶汽车真正上路之前，必须经过严格的虚拟仿真测试，以确保安全。在传统的虚拟仿真测试环境中，高阈值逻辑（HTL）设备通常用于安全和主动性能测试。但在这种测试中，只有控制器是真实的，其他因素如驾驶员、变速箱、动力、道路环境及其他与控制器相关的内容都是在虚拟环境中模拟的。由于目前计算机水平有限，仿真环境不能设置得太复杂，所以被测车辆的性能不是那么准确，测试精度有一定偏差。在真实环境中进行测试无疑是最好的选择，但由于物理条件的限制，测试场景的一致性很难保证。因此，基于数字孪生技术与实际道路环境相结合的自动驾驶仿真测试评估系统被提出。自动驾驶数字孪生虚拟场景测试的整体架构如图 1-19 所示。

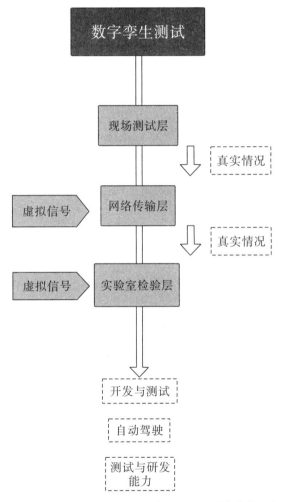

图 1-19　自动驾驶数字孪生虚拟场景测试的整体架构

基于物联网技术（IoT）的自动驾驶汽车的目标是整合互联汽车，并将它们变成可以自动移动的"物体"。该技术面临的重要挑战之一是确保各种组件和物联网系统的兼容性，为车辆和道路设备、传感器提供服务。采用的解决方案是，使用物联网领域的国际标准联合物联网平台和 M2M 互操作性平台，确保所有组件之间的通信没有障碍。有学者指出，数字化转型时代带来的新工业革命使得在制造和运输过程中使用越来越多的人工智能和自动化技术成为可能。数字孪生概念在自动驾驶汽车上的应用得益于数字时代推动的结果。而且，确保自动驾驶汽车的安全性可以有效减少交通事故的发生。此外，对驾驶时保持汽车与行人之间的安全距离也有显著益处。

将数字孪生应用于自动驾驶领域，城市或市级数字孪生数据可以作为高精度地图即汽车运行的基础环境数据。汽车制造商、自动驾驶设备制造商和综合解决方案提供商都需要这项技术的普及。一方面，由于自动驾驶的测试环境非常有限且成本高昂，数字孪生可以为客户提供自动驾驶仿真测试评估系统作为解决方案。使用自动驾驶仿真测试评估系统可以验证传感器性能和车辆算法的可靠性。另一方面，数字孪生可以作为实际自动驾驶环境中的映射数据之一。汽车制造商可以使用数字测试场对车辆性能进行虚拟测试，如车辆动力学、舒适性和耐用性测试。虚拟测试轨道是在地面上进行测试的道路。虚拟环境和真实场景要求尽可能一致，包括固定车辆、路标、行人、斑马线、障碍物、移动车辆以及场景中的车道数。当然，随着自动驾驶技术的不断提升，对自动驾驶仿真测试评估系统技术复杂度的要求也越来越高，因此未来需要开发更完整的架构。

综合来看，通过数字孪生自动驾驶测试，至少可以节省80％的时间成本，并且可以重复测试相同的路况，从而减少实际车辆动力学模型的参数尺度，大大提高测试结果的准确性。在虚拟场景中进行操作可以避免真实交通条件下可能发生的事故，还可以减少不必要的物质损失，从而降低企业成本。可以说，数字孪生在自动驾驶领域的使用为汽车制造和性能测试开辟了新的思路。

（四）数字孪生车间

数字孪生车间是智能制造的核心组成部分，由实体车间、虚拟车间、车间服务系统和车间孪生数据组成，其中虚拟车间是最重要的组成部分。虚拟车间的建设从三个方向开始，由几个要素组成：使用虚拟数字几何模型来表示车间的环境元素，包括车间人员、机器、产品等；行为元素包括车间内设备的速度轨迹和不同的生产指令等生产要素，模拟车间内设备的运行状态；规则元素利用车间现有的物理环境对生产过程进行评估、分析、预测和优化，实现虚拟车间的建立。虚拟车间设备故障预警流程如图1－20所示。在实际生产过程中，设备故障时有发生，影响生产进度和成本，因此对设备的故障和设备的使用寿命进行预警尤为重要。

有研究针对数字孪生车间的实时视觉监控，以一种基于车间实时数据的三维视觉监控方法研究数字孪生工作场所与三维可视化实时监控之间的交互作用，提出了一种多级可视化监控模式和实时数据驱动的虚拟车间运行模式。该研究详细介绍了车间几何建模、车间实时数据管理、车间多级三维可视化监控、车间状态板施工方法，通过实际算例验证了所提方法的有效性。还有研究指出，车间生产线在智能车间设备的基础上，结合关键数字化技术的运用，以虚实数据同步通信和虚实映射技术，实现物理实体数字仿真的超现实虚拟。车间中的物品可以根据实际应用进行开发，并且可以在内部构建智能车间的虚拟模型。作业车间调度在生产过程中始终重要，也是影响制造效率的最关键因素之一。在实际生产调度过程中往往存在一些未知、信息不对称、异常干扰等情况，会产生执行偏差，损害调度执行的效率和质量。传统的调度策略不足以有效解决这些问题。有学者提出，针对数字孪生的兴起，以虚拟现实交互、实时映射和共生进化等特点构建一种基于数字孪生的作业车间调度新方法，以减少调度偏差。

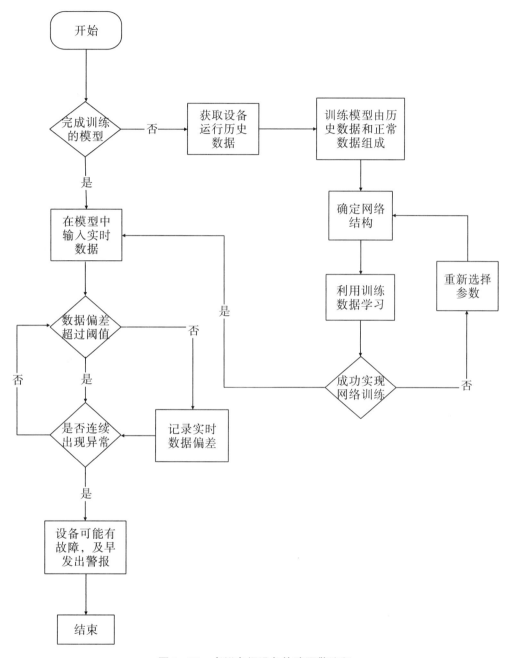

图 1-20 虚拟车间设备故障预警流程

基于以上研究，可以证明数字孪生在智能制造领域取得了一定突破，尤其是虚拟车间的使用，可以大大降低设备故障的概率，还可以帮助员工及时调整车间的整体调度，提高设备的生产效率。数字孪生技术可以在智能制造领域实现产品、制造过程乃至整个工厂的虚拟仿真，从而提高产品研发和制造企业制造的生产效率。此外，还可以在虚拟三维空间中创建产品。通过修改各种尺寸和装配关系的零部件和产品，产品几何验证工作、装配可行性验证工作和工艺实施过程可以大大简化。同时,在迭代过程中物理原型的制造时间和成本也会大大降低。

(五) 智慧城市

数字孪生的概念是将现实世界中的人、物、关系、过程映射到虚拟世界,通过对虚拟空间中的数字孪生进行观察和分析,实现对真实物体的研究和控制。将这一概念应用于城市交通领域,可以推动智慧城市的建设。城区的主要功能区管理是以空间控制为主要目标,促进城市和区域发展。有研究表明,根据大数据和地理信息系统(GIS)对城市功能区建设方案进行的优化分析,城市功能区管理的首要目标是限制或规范土地的合理利用,为城市区域的高效利用奠定基础。城市规划的主要依据包括区域对资源环境的承载能力、现有区域发展的密度数据、未来区域增长的可能性等相关指标。借助 GIS 技术,建筑师可以更好地优化城市场所的功能位置。智慧交通是利用视频监控,融合毫米波雷达、机动车、非机动车、行人等交通要素的全息感知,实现数字空间中真实交通系统地图模型的构建。通过实时分析和跟踪,交通资源浪费、信号系统功能刚性、交通事故变幻莫测、交通问题快速响应等问题可得到有效解决。数字孪生在智慧交通中的应用可以分为三个方向:提高无人驾驶训练效率、辅助交通事故分析和辅助交通控制。数字孪生智慧城市如图1-21所示。

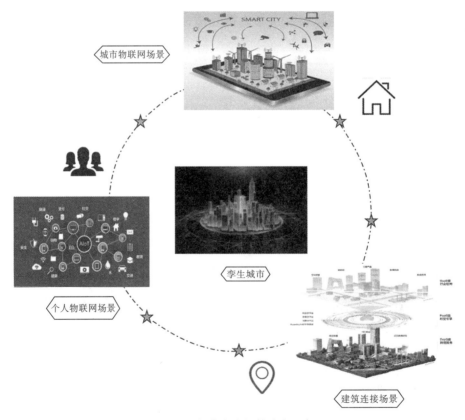

图 1-21　数字孪生智慧城市示意图

（六）无人驾驶

数字孪生可以提高无人驾驶培训效率。目前，有智能研究中心正在开展智能无人驾驶虚拟训练系统研究，为无人驾驶汽车驾驶算法的道路驾驶安全和智能驾驶能力提供开放的虚拟测试和培训平台。这类项目的目标是在数字空间中再现真实的交通场景，通过广义衍生技术为无人驾驶车辆创造极端环境和关键高风险场景，大幅提升无人驾驶训练的有效性。

基于对静态和动态数据的感知，我们可以创建数字孪生模型，实现基于孪生数据的场景再现，帮助无人驾驶车辆进行虚拟测试和训练。但是，仅仅为数字孪生体提供高保真场景是不够的，更重要的是推导和概括双场景，不断丰富无人驾驶车辆的测试场景。有研究表明，在人工智能彻底改变推理、预测和判断任务的世界里，数字孪生成为影响游戏平衡的工具。一个典型的例子是协作智能交通系统（CITS）的创建和改进，这是网络物理数字基础设施和（半）自动化移动的集成。导数泛化是数字孪生技术的关键，它必须从现实中衍生出来，但必须高于现实，并对现实做出一些改变。研究表明，智能电动汽车的普及可减少高达 43％ 的二氧化碳排放。然而，为了使这些汽车主流化，需要一些基础设施做长期支持。作为一种新兴架构，数字孪生的相关方法可以作为扩展虚拟地图的基础，进一步帮助研究虚拟环境中多系统主体的生命周期。在系统开发中，还可以基于双场景对各种案例进行泛化仿真，如增加天气变化、人类驾驶行为、场景案例的泛化等。

（七）智能船舶

船舶交通服务系统的设计和集成以及新的 VTS（vandenberg tracking station）软件开发，是一项艰巨的任务。使用基于模型的系统工程（MBSE）技术系统和工具，以及数字孪生技术设计，可以帮助简化系统设计概述，并在执行和组合阶段开始之前检查模型左侧的接口定义。

（八）智能交通

数字孪生技术作为道路交通发展的革命性技术，推动道路运输向绿色、开放、共享的方向发展，为道路建设质量奠定坚实基础。由于城市的复杂性，智能交通的构建是一个复杂的过程。城市不是一个易于理解和预测的计算机化系统，而是一个生命系统。虽然城市数字孪生的研究仍处于起步阶段，但数字孪生的发展很快。利用数字孪生，通过大规模并行计算可以同时评估多个平行世界的仿真结果。然后通过深入学习等技术不断完善交通控制方案，进行历史回顾研究。当事件发生时，人们可以利用数字孪生系统对交通事故的全过程进行还原，并探索响应的每一步是否做得足够好，是否还有改进空间。基础设施的数字副本可用于在其整个生命周期中执行模拟任务，从而实现更好的资产创建、管理和维护。这些数字孪生（定义为复杂产品的集成多物理场、多尺度和概率模拟）反映了其相应孪生体的行为和环境响应。有研究提出，利用光学传感器技术，同时以接触式移动传感器平台为支撑，通过数字重建技术，能为创新物理基础设施的数字孪生提供可行的低成本替代方案。有学者还提出，城市交通中自动驾驶功能的潜在安全关键情况范围太广，无法单独通过自动驾驶或在受控的实验室环境中全面测试，技术和交通道路条件受到限制。这些问题和类似问题可以通过在虚拟随机对照试验设计中使用广泛且经过验证的随机模拟来解决。虚拟测试可以创建一个大型数据库，并提供检测安全评估和压力测试所需的高维交通场景空间的统计能力。有研究表明，打造城市道路网络的数字孪生，网络统计模型是虚拟测试的关键要求。还有研究表明，小距离干道具有网络框架适应性强的优势，有利于土地开发和交通开发。当交通需求高，不符合传统道路基础设施布局标准时，应结合实际和区域情况编制路网规划，优化路网交通效率。

综上所述，数字孪生广泛应用于城市智能交通，支撑城市信息模型的构建（包括建筑信息、地理信息、新街景、真实三维场景等元素），其核心围绕全球数据的端到端管理和运营（包括数据收集、访问、治理、集成、轻量级、可视化和应用）。城市环境的可视化模型有助于更清晰、更高效、更快速和准确的城市交通管理。

七、国内数字孪生应用实践

目前国内数字孪生应用实践主要有交通、电网、校园、水利、工厂、建筑、医疗、应急八个领域。

（一）交通

数字孪生实时实景交通系统的应用目前处于起步阶段，通过融合物联网、大数据、BIM、人工智能、增强现实等技术，不仅让物理实体设备不再"盲聋哑"，还可实现自下而上的数据状态输出，以及远程自动控制。未来，研究人员将积极探索数字孪生环境应用，自由组合构建仿真环境，对控制策略进行仿真评价，不断提高公路的管控水平。通过接入仿真交通流状态、气象、事件和交通管控等数据，与沿线实时视频相融合，管理者便于对高速运营状态进行监控。

（二）电网

近年来，有学者在输变电工程数字孪生模型的基础上对三维模型监测数据展示系统进行研究，探索了在运维阶段运用输变电工程数字孪生模型的方法。可视化运维是集成输变电工程三维设计模型和现场运行数据，展示并监控关键设备的运行状态、运行数据及数据发展趋势，在虚拟现实的环境中集中展示变电站的空间位置信息、设备主要设计参数（静态功能位置信息）、相关设计资料、巡视维修记录、设备运行状态信息、关键设备动态运行数据及现场视频监视画面。这种方式可以提高变电站运行维护的管理水平和效率，更好地避免事故的发生，帮助制订优化设备检修计划及事故应急预案。

（三）校园

高校校园公共安全风险管控系统融合了数字孪生技术及智能化集成监控系统，主体功能包括校园安防控制、设备控制、能耗管理、资产管理、环境监测、状态监测、车辆管理、门禁管理。结合报警联动、视频追踪，可及时对高校校园公共安全风险进行管控，实现校园正常运转时的实时监控和发生公共安全突发事件时的快速应对。

（四）水利

在数字孪生水利工程数据底板的基础上，充分共享模型库、知识库成果，充分利用现有信息系统，在孪生引擎的驱动下，发挥数字孪生水利工程的数字映射、智能模拟、前瞻预演作用，以工程安全为核心目标，建设工程安全智能分析预警、防洪兴利智能调度、生产运营管理、巡查管护、综合决策支持等业务应用，并结合实际需求持续扩展和升级完善。应加强业务应用自身安全防护。

（五）工厂

现代化工厂的自动化、信息化程度相对较高，各种系统的部署、软硬件的联合应用都使得工厂管理的重要性更为突出。但由于数据庞杂，工厂信息孤岛现象严重，各类系统数据不能有效整合与打通。通过数字孪生技术建设的可视化数字孪生工厂，可以让管理者实时掌握生产现场的生产进度、计划，以及生产人员、设备、物料、质量的相关信息，实现可视化管理，为工厂数字化、信息化建设提供全新的解决思路。

（六）建筑

数字孪生智慧建筑解决方案采用"1+1+1+N"总体架构设计，通过1个实景孪生底座、1个时空大数据库，构建数字孪生智慧建筑综合态势1张图，对接并整合 N 个应用系统，实现实时实景三维可视化应用。利用数字孪生虚拟建筑体和能源建模技术，可改变建筑物的设计、管理和维护。如通过各类传感器和智能感知技术应用，收集实体建筑的实时能耗数据，并参考建筑设计、暖通空调系统、照明系统、供电系统以及天气实时数据，经过精细计算，为建筑业主提供各种设备使用的优化方案，从而降低能源消耗。

（七）医疗

数字孪生在医学影像诊断中的应用可为医生提供更准确、更全面的诊断信息。传统的医学影像只能提供二维信息，而数字孪生技术可以将影像转化为三维模型，以更真实、更直观的方式展现病情。例如，在骨科医疗中，数字孪生技术可以将患者的骨骼影像转化为三维模型，帮助医生更好地分析骨骼结构，制定更合理的治疗方案。此外，数字孪生技术还可以通过多模态影像数据的融合，为医生提供更全面的病情信息，提高诊断的准确性。其次，数字孪生技术在手术模拟中的应用也具有广阔前景。传统的手术模拟只能通过医生的想象力和经验进行，存在较大的主观性和风险。数字孪生技术可以将患者的影像数据转化为三维模型，在此基础上进行虚拟手术操作，以帮助医生更好地了解手术部位的结构和病变情况，并制定更合理的手术方案。此外，数字孪生技术还可以用于手术前的培训和演示，为医生提供更全面、更实际的手术模拟环境，提高手术的成功率和安全性。

（八）应急

数字孪生应急管理平台基于 GIS、云计算、物联网等技术，实现应急业务数据、自然资源、社会经济数据的全面全域时空融合，实现应急监管对象全面模型化表达、应急事件实时感知监测、潜在风险智能仿真推演、应急风险多维预测预警、应急业务在线可视处置，为应急决策判断提供数据参考，全面支撑应急管理各领域工作。

参考文献

[1] 陶飞，刘蔚然，张萌，等. 数字孪生五维模型及十大领域应用 [J]. 计算机集成制造系统，2019，25（1）：1-18.

[2] 李欣，刘秀，万欣欣. 数字孪生应用及安全发展综述 [J]. 系统仿真学报，2019，31（3）：385-392.

[3] 刘蔚然，陶飞，程江峰，等. 数字孪生卫星：概念、关键技术及应用 [J]. 计算机集成制造系统，2020，26（3）：565-588.

[4] 杨林瑶，陈思远，王晓，等. 数字孪生与平行系统：发展现状、对比及展望 [J]. 自动化学报，2019，45（11）：2001-2031.

[5] 陶飞，马昕，胡天亮，等. 数字孪生标准体系 [J]. 计算机集成制造系统，2019，25（10）：2405-2418.

[6] Fei T，Qinglin Q. Make more digital twins [J]. Nature，2019，573：490-491.

第二章 孪生数据与模型构建

第一节 数据驱动与数字智能

一、相关概念

数据无处不在，只是它们没有实体。过去，人们习惯把数字的组合称为数据。但在今天，这样的理解显然不够全面。那么是否可以把数字、字符、字母的集合称为数据呢？这样也不够准确。在今天"大数据"的语境中，数据是可以被记录和识别的一组有意义的符号，一般可通过原始的观察或度量得到。

（一）数据

数据（data）用来描述各实体的属性，是为反映客观世界记录下来的可以鉴别的物理符号。数据包含两个方面：一方面是客观性，即数据是对客观事物的描述，反映了某一客观事物的属性；另一方面是可鉴别性，即数据是对客观事实的记录，这种记录通过一些特定的符号来表示，且这些特定的符号是可以鉴别的。

数据可以是连续的，比如无线电通信时在空气中传输的电磁波，它们是模拟数据；数据也可以是离散的，比如在计算机中存储的文档和照片，它们是数字数据。承载数据的形式有很多，不仅有文字、数字、符号、图像、语音、视频，也有对某个事物的属性、数量、位置、关系的抽象表示。大气的温湿度、汽车的行驶路线、学生的档案记录、商务的合同，这些都是数据。在计算机中，数据是一连串包含 0 和 1 的二进制数的组合。

数据分为结构化数据（如关系数据库的行和列等）、半结构化数据（如 CSV、日志、XML、JSON、HTML、报表、资源库等）、非结构化数据（如电子邮件、文档、PDF 等，以及二进制数据如图像、音频、视频等）三种类型。数据是原始材料，经过不断解析和加工从而产生信息。信息是指有上下文的数据，上下文包括数据元素和相关术语的业务含义、数据表达的格式、数据所处的时间范围、数据与特定用法的相关性。

原始数据来源不同。传统的关系数据库一直都是一个重要的数据来源。另一个重要的数据来源是机器生成的实时数据，比如来自物联网（IoT）设备的数据。数据挖掘工具在爬取网站或社交媒体生成数据，机器生成事务或日志文件形式的数据，人类在数字媒体上的互动生成文本、电子邮件、图像和视频形式的数据，等等。人脑善于从多种多样的媒体格式中提取信息。相比之下，读取这些数据对计算机而言是一大挑战。机器倾向于生成结构化数据，而人类倾向于生成非结构化数据。

结构化数据具有严格的组织结构，这使它可以轻松地存储在关系数据库中。简单的查询和搜索算法可以高效地检索数据，这使计算机能够轻松高效地处理结构化数据。相反，非结构化数据缺乏一种机器可读的结构。人类目前能比机器更好、更高效地读取和提取这些数据，但这项工作既耗时间又耗精力。

随着信息科学取得重大进展、本地服务器给云服务让道，数据库和数据表开始朝非关系型数据库（NoSQL）和键值对数据存储迁移。随后，为了处理大量、品种繁多、快速生成的数据，大数据和相关的扩展技术应运而生。

（二）信息

信息（information）是按特定的方式组织在一起的数据集合，是事物普遍联系的方式。从本体层次来讲，信息是事物运动的状态和状态变化的自我表述。

关于信息的几个定义：信息是对数据加工的结果；信息是帮助人们做出正确决策的知识；信息是能够导致某种决策的外界情况；信息是使不正确因素减少的有用知识；信息是对客观世界现象进行观察，或对信号的语义进行解释领会而得到的知识。

信息由数据加工得来，它可以由数字和文字表达，也可以表现为其他具有意义的符号，其承载形式不重要，重要的是信息能让人们了解一些事情、鉴别一些真伪、佐证一些观点。也就是说，尽管数据存在的形式多种多样，人们真正想要获得的是信息。无论是数字、字符或它们的组合，如果无法解读，就不能称为信息。无论是石头上刻的画、纸上写的字、墙上的涂鸦还是计算机中的文件，只要它们能表达确切的含义，就能认为是信息。例如，当人们在研究甲骨文时，上面记录的符号仅仅是一些数据。要读懂这些数据，就必须了解数据要表达的含义。一旦对数据做出解释，就能得到甲骨文传达的信息。数据与信息既有联系又有区别。数据是信息的载体，信息需要依托数据来表达。它们是形与质的关系，两者密不可分。

（三）知识

定义数据之间的关系需要知识（knowledge），知识是人们在实践中获得的认识和经验。知识是对信息的提炼和概括，是高度概括的信息。如果说信息可以解答一些简单的问题，比如"谁""在哪里""做什么"，那么知识可以回答一些更具深刻认知的问题，比如"怎样""为何"。日常生活中最基本的知识是常识，如明火不能碰、热油不能遇水、人有生老病死、月有阴晴圆缺等。今天很多约定俗成的常识，是由人类的祖辈从生活实践中总结得出，口口相传、代代相承而来的。

现如今，对于人工智能来说，要解决的核心问题是让计算机具有常识。很多常识背后有着复杂的知识体系，机器必须真正"理解"知识，而不是"记忆"它们。例如，计算机或许能通过数据样本学习，知道人类身体有头、手、脚等部位，但它很难理解既然这些部位都长在人体上，为何只有头上有眼睛，手和脚上却没有。又比如，计算机学会并知道了

"人有2只眼睛"，但它无法判断这个世界上是否存在"有1只眼睛的人"和"有3只眼睛的人"。

如今的人工智能只能从数据中学习到数据之间的联系，还不能很好地处理有关常识的问题。这方面人们还有很长的研究之路要走。

（四）智能

对于智能（intelligence）的定义，一般来讲是个体对客观事物进行合理分析、判断及有目的地行动和有效地处理周围环境的综合能力。

二、数据价值

知识来源于如何应用信息来回答或解决问题。换言之，具有上下文或含义的信息就是知识。知识依赖于对成功结果的记忆（或学习），所以将信息转换为知识的过程是决定性的。同样地，此过程需要花费大量的时间和资源；因此，知识比简单信息更有价值。在经过数据分析后，数据会变得更相关、更有用和更有价值。实际问题没有简单的解决方案：要解决问题，必须应用来自多种上下文的信息。组合数据源，可以提供各种在解决实际问题和制定决策时很有用的上下文。

简言之，数据在满足以下条件时就具有价值：可以迅速获得；简洁，经过很好的组织，而且是相关的；具有基于经验的含义和上下文；是多个数据源的一种聚合；能够减少解决问题所需的时间、精力和资源，帮助用户制定合理决策。

第二节 知识图谱与知识推理

一、知识图谱的概念

知识图谱是在大数据背景下产生的一种知识表示和管理的方式，强调语义检索能力。近年来，在人工智能的蓬勃发展下，知识图谱涉及的知识抽取、表示、融合、推理、问答等关键问题得到了一定程度的解决和突破，知识图谱成为知识服务领域的一个新热点，受到国内外研究领域和工业界的广泛关注。

知识图谱的前身是语义网，它吸收了语义网、本体在知识组织和表达方面的理念，使得知识更易于在计算机之间和计算机与人之间交换、流通、加工。具体来说，一个知识图谱由模式图、数据图及两者之间的关系组成：模式图对人类知识领域的概念层面进行描述，强调概念及概念关系的形式化表达，模式图中的节点是概念实体，边是概念间的语义关系，如part-of；数据图对物理世界层面进行描述，强调一系列客观事实。数据图中的节点有两类：一类是模式图中的概念实体，另一类是描述性字符串。数据图中的边是具体事实的语义描述。模式图和数据图之间的关系是数据图的实例与模式图的概念之间的对应，或者说模式图是数据图的模具。

知识图谱是智能大数据的前沿研究方向之一，它以独有的技术优势顺应信息化时代的发展，如渐增式数据模式设计，良好的数据集成，现有 RDF、OWL 等标准支持，语义搜索和知识推理能力等。在医学领域，随着区域卫生信息化及医疗信息系统的发展，积累了海量医学数据。如何从这些数据中提炼信息，并加以管理、共享和应用，是推进医学智能化的关键，是医学知识检索、临床诊断、医疗质量管理、电子病历及健康档案智能化处理的基础。

二、知识推理的概念及分类

知识推理的内容可以分为两种：一种是用于进行推理的已有知识，另一种是运用已有知识推导或者归纳出来的新知识。就知识而言，其形式是多种多样的，可以为一个或者多个段落描述，也可以为传统的三段论。以三段论为例，其基本结构包括大前提、小前提、结论三个部分，在这三个部分中，大前提、小前提是已有知识，结论是通过已有知识推导出来的新知识。在知识表示上，还有规则推理中的规则形式、知识图谱上的三元组形式等。

推理的方法可以大致分为逻辑推理和非逻辑推理两种。逻辑推理的过程约束和限制都比较严格，相对而言，非逻辑推理对于约束和限制的关注度则没有那么高。根据推理的方法，逻辑推理又可分为演绎推理、归纳推理两种。

演绎推理是从一般到个别的推理，是一种自上而下的过程，在给定一个或者多个前提的条件下，推断出一个必然成立的结果。演绎推理可以进一步分成两种类型：形式演绎推理和非形式演绎推理。形式演绎推理是运用形式逻辑（也称为符号逻辑）进行推理的过程。它是一种严格的推理方法，基于逻辑规则和符号系统来推导出结论。在形式演绎推理中，如果前提是真实的，逻辑上必然有结论的真实性。形式演绎推理的一个常见例子是数学证明。使用数学公理和推理规则，可以精确地推导出数学定理和结论。形式演绎推理中的逻辑推理过程通常是无误差的，前提的真实性完全决定了结论的真实性。非形式演绎推理是一种基于常识、经验和常规推理方法的推理过程。它不像形式演绎推理那样严格符合逻辑规则，而是依赖于常识和领域知识来得出结论。非形式演绎推理在日常生活中应用广泛。例如，当我们根据观察和经验得出某种推断或结论时，就是一种非形式演绎推理。非形式演绎推理的有效性常常依赖于前提的合理性和个人的推理能力。

归纳推理与演绎推理不同，其是一种自下而上的过程，即从个体到一般的推理。相比于演绎推理，归纳推理没有进行形式化的推导。并且，归纳推理的本质是基于数据而言的，数据所反馈的结论不一定是事实。也就是说，即使通过归纳推理获得的结论在当前数据上全部有效，也不能说其能够完全适应于整体。而演绎推理的前提是事实，通过这种推理的方法获取的结论也是一个事实，也就是在整体上必然成立。

对于归纳推理而言，可以再细分为溯因推理和类比推理两种。溯因推理也是一种逻辑推理，其是给定一个或者多个观察到的事实，根据已有知识来推断出对已有观察最简单且最有可能的解释的过程。类比推理可以看作基于对一个事物的观察而进行的对另外一个事物的归纳推理，通过寻找两个事物之间的类别信息，将已知事物的结论迁移到新的事物上。

按照推理出的结论是否单调递增，推理方法还可分为单调推理和非单调推理两种。在单调推理中，随着推理方向向前推进和新知识的加入，推理出来的结论单调递增，逐步接近最终的目标。而非单调推理是指在推理的过程中随着新知识的加入，需要否定已经推理出来的结论，使推理回退到前面的某一步，重新开始。

对于知识图谱而言，其最为常见的表示方式是三元组。三元组可以用来表示不同事物之间的语义关系，以及事物与属性之间的属性关系。在获取知识图谱的表示之后，就可以得到一部分事实，而知识图谱的知识推理就是基于已有知识图谱，推理出新的知识或者识别出知识图谱上已有知识的错误。

从知识图谱补全的角度出发，利用已有的完整的三元组来为确实实体或者关系的三元组进行补全，也就是在给定两个元素的情况下，利用已有的三元组来推理出缺失的部分。比如，给定头实体和关系，利用知识图谱上其他的三元组来推理出尾实体。再比如，给定头实体和尾实体，利用知识图谱上的三元组来推导出两者的关系。

从知识图谱去噪的角度出发，在知识图谱上存在着大量的三元组，由于数量规模巨大，并且可能是自动构建起来的，难免存在误差。此时，需要先弄清当前知识图谱中的哪些三元组是无效的，再将其从整个知识图谱中删除。这就要用到知识图谱的推理技术。

总的来说，知识推理在知识图谱补全任务中关注的是扩充图谱，而在知识图谱去噪任务中关注的是缩减知识图谱的规模，增加知识图谱的准确性。实际上，相对于去噪任务而言，知识图谱补全任务更加常见。

前述介绍的推理方法均属于传统的推理方法，依赖于规则、前提、假设等条件。而随着神经网络等机器学习技术的发展，越来越多的基于图谱中节点和关系表示的推理方法被提出。所以，目前的推理方法可以分为传统推理和基于表示的推理，以及基于两种方式的混合推理。

三、医学知识图谱构建

医学知识图谱的构建技术，主要涉及医学知识表示、医学知识抽取（包括实体、关系、属性的抽取）、医学知识融合、医学知识推理和质量评估五个部分。要构建医学知识图谱，首先需要从大量的结构化或非结构化医学数据中提取实体、关系、属性等知识图谱的组成元素，其次选择合理高效的方式将它们存入知识库。医学知识融合对医学知识库内容进行消歧和链接，增强知识库内部的逻辑性和表达能力，并通过人工或自动的方式为医学知识图谱更新旧知识或补充新知识。医学知识推理是借助知识推理，推出缺失事实，自动完成疾病诊断与治疗。质量评估是保障数据的重要手段，用于提高医学知识图谱的可信度和准确度。

（一）医学知识表示

知识表示是为描述世界所做的一组约定，是知识符号化、形式化、模式化的过程，主要研究计算机存储知识的方法，其表示方式影响系统的知识获取、存储及运用的效率。然而医学数据种类繁杂、存储方式不一、电子病历格式和标准不同、经常涉及交叉领域等，导致医学领域与其他领域在知识表示方面存在差异，给医学领域的知识表示带来极大挑战。

知识图谱的节点个数影响着网络的结构复杂度及推理的效率和困难度。知识表示学习借助机器学习，将研究对象的语义信息表示为稠密低维向量，可以有效解决数据稀疏问题，从而提升知识融合和推理性能。低维向量表示是一种分布式表示，它模仿人脑中使用多个神经元存储对象的工作机制，采用多维度向量表示对象的语义信息。知识表示学习中的代表模型有结构化表示法、单层神经网络模型、隐变量模型、翻译模型等。这些模型考虑实体间的协同性和计算开销，用向量表示实体，再对表示实体的向量或关系进行相应的矩阵变换，提出评价函数来衡量实体间的相关性，并为之后的知识补全和推理提供重要参考。有学者证明了以分布式表示方法表示医学图像进行分类的精度能够与最佳经典方法的精度相同，有学者对比使用了多种知识表示方法表示诊断记录、药物使用记录、治疗方法和病程记录。显然，知识表示学习无疑为医学知识图谱的知识表示开辟了新思路。

（二）医学知识抽取

医学知识图谱的构建主要是从非结构化数据中人工或自动地提取实体、关系和属性。人工提取是通过专家依据一定规则收集并整理相关信息，提取知识。目前通过人工构建的医学知识库包括临床医学知识库、SNOMED-CT、ICD-10 等。自动提取则是利用机器学习、人工智能、数据挖掘等信息抽取技术，从数据源中自动提取出知识图谱的基本组成元素。自动构建医学知识库的典型例子有一体化医学语言系统 UMLS。人工提取的代价太大，知识的自动提取是目前的重点研究方向，也是将来构建知识图谱的趋势。

识别文本中的生物医学实体，其目的在于通过识别关键概念进一步提取关系和其他信息，并将识别的概念以标准化的形式表示出来。医学领域的实体抽取是从医学数据源中提取出特定类型的命名实体。医学实体的抽取方法可归纳为三类：基于医学词典及规则的方法、基于医学数据源的统计学和机器学习方法、深度学习方法。

医学实体关系抽取可归结为两类：一类是同类型医学实体层级关系抽取，如疾病的"肠胃病—慢性胃炎"等；另一类是不同类型关系抽取，如"疾病—症状"等。

（三）医学知识融合

知识融合是高层次的知识组织，使不同来源的知识在同一框架规范下进行数据整合、消歧、加工、推理验证、更新等，目的是解决知识复用的问题，增强知识库内部的逻辑性和表达能力。针对知识图谱中不同粒度的知识对象，知识融合可细分为实体对齐、知识库的融合等。

医疗知识图谱中知识来源的多样性导致了知识重复、知识质量良莠不齐、知识间关联不够明确等问题。医学实体在不同的数据源中存在严重的多元问题，如阿奇霉素在百度百科中又被称为希舒美，在A+医学百科中别名有阿齐霉素、阿奇红霉素、叠氮红霉素等，商品名有泰力特、希舒美、舒美特等。因此实体对齐是医学知识融合中非常重要的一步，是判断多源异构数据中的实体是否指向真实世界同一对象的过程。

现有的对齐算法有成对实体对齐算法与集体实体对齐算法两种。成对实体对齐算法只考虑实例及其属性相似度，包括基于传统概率模型的实体对齐算法和基于机器学习的实体对齐算法。

当来自不同知识源的数据出现数据冲突时，需要考虑知识源的可靠性以及不同信息在各知识源中出现的频度等因素。在构建中医药知识图谱时对数据源的可信度进行评分，结合数据在不同来源中出现的次数，对数据项进行排序，并补充到相应的属性值字段中。随着知识库规模的扩大和实体数量的增加，知识库中的实体对齐越来越受到重视，如何准确高效地进行实体对齐是未来知识融合的研究重点之一。

构建知识库时，需求和设计理念不同会导致知识库中数据的多样性和异构性。对于庞杂的医疗知识来说，当前多数知识库都是针对某个科室或者某类疾病、药物来构建的，比如脾胃病知识库、中医药知识图谱等，若要得到更完善的医疗知识图谱，需要对不同的医疗知识库进行融合及将尚未涵盖的知识和不断产生的新知识融合到已有的知识图谱中。医疗知识图谱的构建是一个不断迭代更新的过程。

知识库融合的研究工作始于"本体匹配"，初期针对本体类别的语义相似性进行匹配。随着知识库规模的扩大和结构的复杂化，类别、属性以及实体和它们之间的相互关系等也成为考虑的因素。Suchanek 等提出的基于概率的知识融合算法 PAIRS 以两个知识库作为输入，能够高效地跨本体同时对齐类别、实例、属性和关系。但 PAIRS 需要一定的人工参与。由于人类的精力和认知有限，自动地从 Web 中获取知识并进行融合十分必要。Dong 等提出了将以消除歧义的三元组的形式从整个网络中提取事实与使用 PRA 和神经网络模型两种方法从 Freebase 图得到的先验知识融合在一起的知识融合方法，可达到自动构建 Web 规模的概率知识库的水准。

在医疗领域，Dieng-Kuntz 等将医疗数据库转换为医疗本体，然后对其他文本语料使用半自动的语言工具进行语义提取，在人工控制下对本体进行扩展和补全，并用启发式规则自动建立知识的概念层次。Baorto 等将数据源添加到临床信息系统时先确定数据的控制术语是否已经存在，然后将新术语添加到 MED（medical entities dictionary），同时建立审计流程以保证引入数据的一致性。目前医疗领域知识图谱的融合技术虽已有了一些有意义的尝试，但仍需要大量人工干预，高效的知识融合算法有待进一步开发。此外，医疗领域的知识图谱也可以考虑采用众包的方式进行知识融合。

（四）医学知识推理

医学知识推理是从已有知识中挖掘出隐含医学信息，而知识推理更注重知识与方法的选择和运用，尽量减少人工参与，推出缺失事实，完成问题求解。在医学知识图谱中，知识推理帮助医生完成患者数据搜集、疾病诊断与治疗、控制医疗差错率。然而，即使对于相同的疾病，医生也会根据患者状况做出不同的诊断，即医学知识图谱必须处理大量重复矛盾的信息，这就增加了构建医学推理模型的复杂性。

与深度学习将知识图谱作为数据源不同，基于图的推理将知识图谱视为图，以实体为节点，以关系或属性为边，利用关系路径来找到节点间的多步路径。图数据库使知识图谱能以图的数据结构进行存储，与传统数据库相比，前者在高维度关联查询的效率明显提高。然而图数据库尚未成熟，暂无法完成太复杂的知识推理。较为流行的图数据库有 Neo4j、Titan、OrientDB、ArangoDB 等。

（五）质量评估

数据的质量直接影响数据的运用，质量评估是保障数据质量的重要手段，可以量化数据质量，筛选出置信度高的数据。医学诊断对数据和医学知识图谱的可信度和准确度提出了较高的要求。质量评估并不是构建医学知识图谱的最后一步，而是贯穿图谱构建的整个生命周期。

目前，知识图谱/本体的质量评估方法可分为四大类：基于"金标准"的方法、基于本体任务/应用的方法、数据驱动的方法、基于指标的方法。

相比通用领域的知识图谱，医学领域的知识图谱质量评估存在以下特殊性：①鉴于医学的严谨性，质量评估往往综合多种方法从多角度开展；②往往需设置等级较高的警报（alerts），如与处方相关的警报包括抗生素—微生物不匹配警报、用药过敏警报、非推荐的经验性抗生素治疗警报、治疗方案—症状间不匹配警报等；③除了从形式方面评价知识图谱，也要检验知识差距，因为知识的全面性和准确性将直接影响临床决策支持的置信度。此外，医学知识图谱是融合计算机科学等众多学科的交叉学科，评价指标不能简单地照搬某个学科的指标，而是应该综合考虑众多因素。

因此，除了借鉴通用知识图谱质量评估方法，有学者结合医学本身的特点，分别就评价医学知识图谱时面临的评价对象的复杂度、评价指标与利益相关者的关系、评价动机三大问题出发提出解决方案。不难看出，医学知识图谱质量评估的研究主要集中在方法、工具以及数据这三方面。然而，现有的质量评估缺乏系统化，鲜有从医学领域特性的角度对知识图谱进行综合评估，多是借鉴通用的质量评估方法从微观上去评估某一项指标，具有分散性、片面性。

第三节　肿瘤数字孪生数据

一、肿瘤与癌症

肿瘤是指体内细胞异常增殖和分裂形成的异常组织。它可能是良性的（不会侵犯周围组织或扩散到其他部位）或恶性的（具有侵袭性和转移性，可以扩散到其他部位），其中恶性肿瘤通常被称为癌症。脱氧核糖核酸（DNA）是遗传信息的载体，是由四种不同的碱基［腺嘌呤（A）、鸟嘌呤（G）、胸腺嘧啶（T）和胞嘧啶（C）］组成的长链，碱基之间通过磷酸二酯键连接起来。人类有数万个基因，每一个基因都有其特定功能，比如，有些基因控制细胞的复制，有些基因控制细胞的生长等。

细胞是生物体的基本结构单位，是构成生物体的最小功能和结构单元。基因突变在肿瘤细胞的生成和演化中起着重要的作用。肿瘤细胞是正常细胞经历多个基因突变累积而来的异常细胞，这些突变影响了细胞的正常调控机制和功能。

引起肿瘤的基因突变主要分为原癌基因突变、抑癌基因突变、DNA 修复基因突变、染色体重排和结构变异。原癌基因突变可以导致正常细胞转化为肿瘤细胞，这些突变通常出现在肿瘤细胞中活跃的致癌基因上，促使肿瘤细胞不受限制地增殖和生长。例如，RAS 基因的突变在多种癌症中常见，如胰腺癌、结肠癌和肺癌等。抑癌基因通常在正常情况下抑制细胞增殖，促进细胞凋亡或修复 DNA 损伤。然而，当这些基因发生突变并丧失功能时，肿瘤细胞将失去正常的增殖抑制和凋亡调控机制。$TP53$ 基因突变是最常见的抑癌基因突变之一，与多种癌症的发生和发展密切相关。$BRCA1$ 和 $BRCA2$ 基因突变与乳腺癌和卵巢癌等遗传性癌症有关，这些基因突变导致 DNA 双链断裂修复受损。在肿瘤细胞中，染色体水平的重排和结构变异常常会导致关键基因的异常表达或功能改变，可能促进肿瘤细胞的增殖、生长和侵袭能力。例如，$BCR-ABL$ 融合基因的形成通过染色体重排导致慢性髓细胞白血病的发生。

二、多模态孪生数据

随着基因测序和医学影像方法的不断发展，我们获得的数据越来越多，随之而来的是可以从多个维度更加清晰透彻地观察肿瘤的发生和发展情况。但是如何综合使用这些数据，在当下仍是一个巨大的挑战。

（一）人类基因组图谱

人类基因组图谱是指对人类整体基因组的测序和表征所得到的完整的基因组信息。该项目的目标是通过对大量样本的测序和分析，绘制出人类基因组的详细地图，包括基因的位置、序列、功能和变异等信息。

（二）转录组

转录组是指在特定生物样本中转录的所有核糖核酸（RNA）分子的总和。通过转录组研究，人们可以了解基因在特定条件下的表达水平、基因间相互作用、调控网络以及细胞功能和疾病发展等方面的信息。转录组研究的主要目标是分析和解释 RNA 分子的表达模式、转录本的多样性以及调控机制。这些研究可以通过转录组测序技术来实现，该技术可以量化和描述细胞或组织中的 RNA 表达水平。

（三）蛋白质组

蛋白质组是指在特定条件下细胞或生物体中所有蛋白质的总和。与基因组研究关注基因的全集不同，蛋白质组研究关注的是实际参与生物功能和调控的蛋白质分子。蛋白质组学是一门综合学科，涉及蛋白质的识别、定量、结构分析、功能研究以及与基因和代谢等分子层面的关联。蛋白质组学的目标是全面了解细胞和生物体的蛋白质组成、相互作用、修饰和功能，以揭示生物学过程的基本机制和调控网络。

（四）代谢组

代谢组是指在特定环境条件下生物体内所有小分子化合物（代谢产物）的总和。代谢组学是一门研究代谢组的学科，旨在全面了解生物体内代谢物的组成、数量、变化以及与生物学过程和疾病之间的关系。代谢组学的目标是通过对代谢产物的分析和解释，揭示生物体的代谢状态、调控机制、代谢途径的活性以及与生理状态、环境因素和疾病之间的关联。代谢组学可以从全局的角度提供关于生物体内代谢通路的信息，帮助了解细胞和生物体代谢的整体调控。

（五）单细胞测序

单细胞测序是一种高分辨率的基因组学技术，用于研究单个细胞的基因表达和基因组特征。传统的基因组学研究通常以大批量细胞为单位进行，而单细胞测序则能够对单个细胞进行分析，从而揭示细胞间的异质性和个体差异。

（六）空间组学

空间组学是一种新兴的基因组学技术，用于研究组织和细胞之间的空间分布及其在细胞功能和发育过程中的作用。传统的基因组学研究通常忽略了细胞在组织中的空间位置信息，而空间组学则将基因表达数据与组织结构相结合，提供了对细胞在组织中的空间定位和相互关系的理解。

三、医学影像概要

医学影像按工作机制划分，大致有四种类别：X射线投影成像和计算机断层扫描（CT）、超声成像、磁共振成像、核素成像。

（一）X射线投影成像和CT

X射线投影成像和CT是常见的医学成像技术，用于获取机体内部的结构信息。它们在诊断和治疗过程中发挥着关键作用。X射线投影成像使用X射线穿过身体组织，通过感应器接收到的X射线经过处理后生成一个二维图像。这些图像能够显示人体内部的骨骼结构和某些软组织。X射线投影成像在诊断骨折、肺部感染、胸部肿瘤等常见疾病中广泛应用，是一种快速、无创、低成本且广泛可用的成像技术。

CT使用X射线和计算机图像重建技术生成更详细的三维图像。CT将患者置于旋转的X射线束中，同时在患者身体周围旋转一个探测器。通过不同角度的扫描，计算机可以重建出横截面图像，提供比传统X射线投影成像更详细和准确的结构信息。CT可以显示骨骼、器官、肿瘤、血管和其他病理变化，并广泛用于肺部、脑部、腹部和骨骼等区域的诊断。

与X射线投影成像相比，CT具有更高的分辨率和对软组织更好的显示能力。然而，CT使用的X射线剂量较高，由医生根据患者的病情权衡风险和益处，决定是否进行。

总之，X射线投影成像和CT是常见的医学影像技术，用于获取身体内部结构的图像。X射线投影成像为快速二维成像，而CT能提供更详细和准确的三维图像。由医生根据患者的病情和需求选择适当的成像技术来进行诊断和治疗。

（二）超声成像

超声成像是一种常见的医学成像技术，它利用高频声波在人体内部产生回声来生成图像。医生或技术人员会将超声探头放置在患者身体的特定部位，探头会发出高频声波，并接收回波信号。这些回波信号经过处理和分析，生成二维或三维图像，显示出人体内部的器官、组织和血流情况。

相较于其他成像技术，超声成像具有以下几个显著特点：非侵入性，超声成像是一种非侵入性的成像技术，不需要在患者体内插入任何器具，减少了患者的不适和风险；即时性，超声成像可以实时观察被探测区域的动态变化，医生可以在检查过程中进行实时指导和评估；无辐射，超声成像不使用 X 射线或其他辐射形式，因此不会对患者产生辐射风险，适用于孕妇和儿童等特殊人群；价廉易得，相对于其他成像技术，超声成像设备成本较低，并且相对容易获取，使其在医疗机构中得到广泛使用。

超声成像在临床上有许多应用，如妇产科，用于评估妊娠、检测胎儿异常、引导无创产前筛查等；心血管系统，用于评估心脏功能、检测心脏瓣膜病变、筛查动脉瘤等；消化系统，用于检查肝、胆囊、胰腺、肾等器官的结构和病变；乳腺，用于乳腺检查、乳腺肿块的鉴别等；肌肉骨骼系统，用于检查关节、肌肉、韧带等结构的损伤或疾病。

（三）磁共振成像

磁共振成像（magnetic resonance imaging，MRI）是一种常用的医学影像技术，其利用强磁场和无害的无线电波来生成高分辨率的人体内部图像。与传统的 X 射线投影成像和 CT 等成像技术相比，MRI 提供了更详细、更清晰的解剖结构信息，能够检测和诊断多种疾病。

磁共振成像的原理是基于原子核的磁共振现象，人体组织中的原子核（主要是水分子中的氢原子核）具有自旋，当它们置于强磁场中时，原子核的自旋将朝向磁场方向，并产生一个微小的磁场，接着利用无线电波产生的脉冲改变原子核的自旋方向，当停止脉冲后原子核会重新放射出能量，通过检测和分析这些放射能量，计算机可以重构出人体内部的图像。

磁共振成像技术具有以下几个特点：非侵入性，磁共振成像是一种非侵入性的成像技术，不使用放射性物质，并且不会使患者产生任何痛苦或不适；高对比度，磁共振成像能够提供优异的对比度，对于区分不同组织类型（如软组织、骨骼、血管等）非常有效；多平面重建，磁共振成像可以获取体内不同平面（如水平面、矢状面、冠状面）的图像，以便准确定位和评估病变；多种成像序列，磁共振成像可以使用多种成像序列（如 T_1 加权、T_2 加权、超短回波等），以呈现不同组织特征和病理改变，提供更全面的诊断信息；安全性，磁共振成像不使用离子辐射，相对较安全，对孕妇、儿童和敏感人群更为适用。

磁共振成像广泛应用于多个医学领域，包括神经系统，用于检测脑部肿瘤、脑卒中、多发性硬化症等神经系统疾病；骨骼系统，用于骨骼结构和关节损伤的评估，如骨折、软骨病变等，以及用于评估椎间盘突出、脊椎畸形等脊柱相关疾病；肿瘤学，用于检测各种器官和组织的肿瘤，评估其大小、位置和转移情况；心血管系统，用于评估心脏和血管的结构与功能，检测心肌病变、动脉狭窄等。

（四）核素成像

核素成像是一种医学影像技术，使用放射性核素来观察人体内部的生物学过程和器官功能。它可以提供关于器官、组织或系统的功能和代谢信息，对疾病的诊断、治疗和监测具有重要意义。

核素成像的基本原理是将放射性核素引入人体内部，这些核素会发射出放射性粒子（如 γ 射线或光子），随后通过探测器捕获这些放射性粒子的信息，从而生成图像。常用的放射性核素有^{99m}Tc（锝-99m）、^{123}I（碘-123）、^{18}F（氟-18）等，它们以不同的方式与目标器官或系统相结合，如注射、吞咽或吸入。

核素成像的常见技术包括：单光子发射计算机断层成像（single photon emission computed tomography，SPECT），使用旋转式伽马摄影仪来捕捉放射性核素的 γ 射线，通过旋转仪器和多个探测器收集数据，然后以计算机重建成三维图像，被广泛应用于心脏、骨骼、肝、肾等器官的功能评估和疾病诊断；正电子发射断层扫描（positron emission tomography，PET），使用放射性核素如^{18}F 与注入人体的葡萄糖、氧气或其他生物标志物相结合，测量正电子的发射来获得图像，能够提供关于细胞活动、代谢和分子功能的信息，常用于肿瘤学、神经学和心脏学领域；骨扫描，一种常见的核素成像技术，主要用于检测骨骼疾病，如骨转移、骨折和骨感染等，通常使用^{99m}Tc-MDP 作为标记剂，注射到体内后被骨组织吸收并发出 γ 射线。

核素成像具有以下特点：功能性信息，相对于传统的结构性成像技术，核素成像提供了更多关于组织和器官功能、代谢和血液供应的信息；非侵入性，核素成像是一种非侵入性的检查，过程通常不会使患者产生不适和痛苦；灵敏度和特异度，核素成像可以提供对疾病早期阶段的灵敏检测和准确定位，以及对治疗效果的监测；辐射风险低，尽管核素成像使用放射性核素，但使用的剂量通常是安全的，并且受益通常大于潜在的辐射风险。

需要注意的是，核素成像对某些人群可能不适用，如孕妇和哺乳期妇女。因此，在使用核素成像之前，医生会评估患者的情况，并权衡潜在的益处和风险。

第四节　肿瘤数字孪生数据库构建

一、医学公开数据集

医学影像数据是非常珍贵的资源，医学影像诊断的公开数据集主要包括视网膜血管分割数据集（digital retinal images for vessel extraction，DRIVE）、肺图像数据库联盟（LIDC）、右心室分割数据库（RVDS）、动脉粥样硬化斑块分割（APS）、胰腺分割数据集、MICCAI 胰腺分割数据集、The National Library of Medicine presents MedPix、阿尔茨海默病神经影像数据、结肠癌 CT 数据、用于视网膜提取的数字视网膜图像、AMRG Cardiac Atlas（心脏 MRI 图像）、先天性心脏病（CHD）图集、大脑 MRI 数据集、Isic Archive（黑色素瘤）、森尼布鲁克心脏数据、数字化乳腺摄影数据库（INbreast）、前列腺癌数据集、SCR 数据库（胸部 X 光片中的分割）等。

二、肿瘤数字孪生数据库设计方法与规范

数据库技术是数字孪生信息资源管理最有效的手段。孪生数据库设计是指对于数字孪生给定的应用环境，构造基于数字孪生最优的数据库模式，建立孪生数据库及其应用系统，有效存储肿瘤数字孪生数据，满足临床医生和患者对肿瘤精准医学诊疗过程中实时信息的处理与预测要求。

肿瘤数字孪生数据库设计的需求分析阶段综合临床医生和患者的应用需求（现实世界的需求），在概念设计阶段形成独立于机器特点、独立于各个数据库管理系统（DBMS）产品的概念模式（孪生信息世界模型），用 E—R 图来描述。在逻辑设计阶段将 E—R 图转换成具体的数据库产品支持的孪生数据模型如孪生关系模型，形成符合临床医生和患者医学逻辑模式的孪生数据库。然后基于对孪生数据处理要求、安全性的考虑，在基本库表的基础上再建立必要的视图（VIEW），形成孪生数据的外模式。在物理设计阶段，根据 DBMS 特点和处理的需要，进行物理存储安排、设计索引，形成孪生数据库内模式。

（一）需求分析阶段

收集和分析需求，结果得到孪生数据字典（data dictionary，DD）描述的孪生数据需求和孪生数据流图描述的处理需求。需求分析的重点是调查、收集与分析孪生数据在孪生数据库管理中的肿瘤医学信息、处理要求、安全性与完整性要求。

需求分析的方法：调查孪生数据集及数据结构情况，考查肿瘤数字孪生数据集及肿瘤生长变化的情况，协助明确对肿瘤数字孪生数据库系统的各种任务要求，确定新系统的边界。

分析和表达肿瘤数字孪生数据需求的方法主要有自顶向下和自底向上两类。自顶向下的结构化分析方法（structured analysis，SA）从最上层的系统组织机构入手，采用逐层分解的方式分析系统，并把每一层用孪生数据流图和孪生数据字典描述。肿瘤数字孪生数据流图表达了孪生数据和处理过程的关系。系统中的孪生数据借助孪生数据字典来描述。肿瘤数字孪生数据字典是各类肿瘤数字孪生数据描述的集合，它是关于肿瘤数字孪生数据库中孪生数据的描述，即元数据，而不是数据本身。肿瘤数字孪生数据字典通常包括数据项、数据结构、数据流、数据存储和处理过程五个部分（至少应该包含每个字段的数据类型和在每个表内的主外键）。

肿瘤数字孪生数据项描述={数据项名,数据项含义说明,别名,数据类型,长度,取值范围,取值含义,与其他数据项的逻辑关系}

肿瘤数字孪生数据结构描述={数据结构名,含义说明,组成:{数据项或数据结构}}

肿瘤数字孪生数据流描述={数据流名,说明,数据流来源,数据流去向,组成:{数据结构},平均流量,高峰期流量}

肿瘤数字孪生数据存储描述={数据存储名,说明,编号,流入的数据流,流出的数据流,组成:{数据结构},数据量,存取方式}

肿瘤数字孪生数据处理过程描述={处理过程名,说明,输入:{数据流},输出:{数据流},处理:{简要说明}}

（二）概念设计阶段

通过对肿瘤数字孪生数据的需求进行综合、归纳与抽象，形成一个独立于具体 DBMS 的概念模型，可以用 E—R 图表示。概念模型不依赖于某一个 DBMS 支持的肿瘤数字孪生数据模型，可以转换为计算机上某一 DBMS 支持的特定肿瘤数字孪生数据模型。肿瘤数字孪生数据概念模型的要求如下：

（1）具有较强的语义表达能力，能够方便、直接地表达应用中的各种语义知识。

（2）应该简单、清晰、易于临床医生理解，是临床医生与肿瘤数字孪生数据库设计人员之间进行交流的语言。肿瘤数字孪生数据概念模型设计的一种常用方法为 IDE 孪生建模方法，它是把实体—联系方法应用到语义孪生数据模型中的一种语义孪生模型化技术，用于建立数字孪生系统的信息模型。

使用 IDE 孪生建模方法创建数字孪生数据库的 E—R 图的步骤如下：

（1）第零步——初始化工程。这个阶段的任务是从目的描述和范围描述开始，确定肿瘤数字孪生建模目标，开发建模计划，选择建模工具，收集数据集，制定约束和规范。收集原始孪生数据，形成基本孪生数据资料表。

（2）第一步——定义实体。实体集成员都有一个共同的特征和属性集，可以从收集的原材料——基本孪生数据资料表中直接或间接地标识出大部分实体。根据实体名字表中表示物的术语以及具有代码结尾的术语（如客户代码、代理商代码、产品代码等）将其名词部分代表的实体标识出来，从而初步找出潜在的实体，形成初步实体表。

（3）第二步——定义联系。IDE 孪生建模方法对于模型只允许二元联系，n 元联系必须定义为 n 个二元联系。根据肿瘤数字孪生建模实际的需求和规则，使用实体联系矩阵来标识实体间的二元联系，然后根据实际情况确定出连接关系的势、关系名和说明，确定关系类型［即确定是标识关系、非标识关系（强制的或可选的）还是非确定关系、分类关系］。如果子实体的每个实例都需要通过和父实体的关系来标识，则为标识关系，否则为非标识关系。非标识关系中，如果每个子实体的实例都与而且只与一个父实体关联，则为强制的，否则为非强制。如果父实体与子实体代表的是同一现实对象，那么它们为孪生分类关系。

（4）第三步——定义码。通过引入数字孪生交叉实体除去上一阶段产生的非确定关系，然后从数字孪生非交叉实体和独立实体开始标识候选码属性，以便唯一识别每个实体的实例，再从候选码中确定主码。为了确定主码和关系的有效性，要运用非空规则和非多值规则，即一个实体实例的一个属性不能是空值，也不能在同一个时刻有一个以上的值。找出误认的确定关系，将实体进一步分解，最后构造出肿瘤数字孪生 IDE 模型的键及基视图。

（5）第四步——定义属性。从肿瘤数字孪生源数据表中抽取说明性的名词开发出属性表，确定属性的所有者。定义非主码属性，检查属性的非空及非多值规则。此外，还要检查完全依赖函数规则和非传递依赖规则，保证一个非主码属性必须依赖于主码，以此得到至少符合数字孪生关系理论第三范式的改进的 IDE 肿瘤数字孪生模型的全属性视图。

（6）第五步——定义肿瘤数字孪生其他对象和生长规则。定义属性的肿瘤数字孪生数据类型、长度、精度、非空、缺省值、约束规则等。定义触发器、存储过程、视图、角色、同义词、序列等对象信息。

（三）逻辑设计阶段

将肿瘤数字孪生概念结构转换为某个 DBMS 所支持的肿瘤数字孪生数据模型（如关系模型），并对其进行优化。逻辑结构应该选择最适于描述与表达相应概念结构的孪生数据模型，然后选择最合适的 DBMS。将 E—R 图转换为关系模型，实际上就是将肿瘤数字孪生实体、实体的属性和实体之间的联系转化为关系模式，这种转换一般遵循如下原则：

（1）一个肿瘤数字孪生实体型转换为一个关系模式。实体的属性就是关系的属性。实体的码就是关系的码。

（2）一个 $m : n$ 联系转换为一个孪生关系模式。与该联系相连的各实体的码以及联系本身的属性均转换为关系的属性。而关系的码为各实体码的组合。

（3）一个 $1 : n$ 联系可以转换为一个独立的孪生关系模式，也可以与 n 端对应的关系模式合并。如果转换为一个独立的孪生关系模式，则与该联系相连的各实体的码以及联系本身的属性均转换为孪生关系的属性，而关系的码为 n 端实体的码。

（4）一个 $1 : 1$ 联系可以转换为一个独立的孪生关系模式，也可以与任意一端对应的孪生关系模式合并。

（5）三个或三个以上实体间的一个多元联系转换为一个孪生关系模式。与该多元联系相连的各肿瘤数字孪生实体的码以及联系本身的属性均转换为孪生关系的属性。而孪生关系的码为各实体码的组合。

（6）同一肿瘤数字孪生实体集的实体间的联系，即自联系，也可按上述 $1 : 1$、$1 : n$ 和 $m : n$ 三种情况分别处理。

（7）具有相同码的关系模式可合并。

为了进一步提高肿瘤数字孪生数据库应用系统的性能，除了以规范化理论为指导，还应该适当地修改调整数据模型的结构，这就是肿瘤数字孪生数据模型的优化。另外，还要确定孪生数据依赖，消除冗余的联系，确定各关系模式分别属于第几范式，确定是否要对它们进行合并或分解。一般来说将关系分解为 3NF（third normal form）标准，即表内的每一个值都只能被表达一次，表内的每一行都应该被唯一标识（有唯一键），表内不应该存储依赖于其他键的非键信息。

（四）物理设计阶段

为孪生逻辑数据模型选取一个最适合应用环境的肿瘤数字孪生物理结构（包括存储结构和存取方法）。根据 DBMS 特点和处理的需要，进行物理存储安排，设计索引，形成肿瘤数字孪生数据库内模式。

（五）实施阶段

运用 DBMS 提供的数据语言（如 SQL）及其宿主语言（如 C），根据逻辑设计和物理设计的结果建立肿瘤数字孪生数据库，编制与调试应用程序，组织孪生数据入库，并进行试运行。肿瘤数字孪生数据库实施主要包括以下工作：用 DDL 定义孪生数据库结构、组织孪生数据入库、编制与调试应用程序、孪生数据库试运行等。

（六）运行和维护阶段

肿瘤数字孪生数据库应用系统经过试运行后即可投入正式运行。在孪生数据库系统运行过程中必须不断地对其进行评价、调整与修改，包括孪生数据库的转储和恢复，孪生数据库的安全性、完整性控制，孪生数据库性能的监督、分析和改进，孪生数据库的重组织和重构造。

三、建模工具的使用

为加快肿瘤数字孪生数据库的设计速度，目前有很多数据库辅助工具（CASE 工具），如 Rational 公司的 Rational Rose、CA 公司的 Erwin 和 Bpwin、Sybase 公司的 PowerDesigner，以及 Oracle 公司的 Oracle Designer 等。

Erwin 主要用来建立肿瘤数字孪生数据库的概念模型和物理模型。它能用图形化的方式描述出实体、联系及实体的属性。Erwin 支持 IDEF 方法。通过使用 Erwin 建模工具自动生成、更改和分析 IDE 孪生模型，不仅能得到优秀的业务功能和数据需求模型，而且可以实现从 IDE 孪生模型到肿瘤数字孪生数据库物理设计的转变。Erwin 工具绘制的模型对应于数字孪生逻辑模型和物理模型两种。在逻辑模型中，IDE 孪生模型工具箱可以方便地用图形化的方式构建和绘制实体联系及实体的属性。在物理模型中，Erwin 可以定义对应的表、列，并可针对各种孪生数据库管理系统自动转换为适当的类型。设计人员可根据需要选用相应的孪生数据库设计建模工具。例如，需求分析完成之后，设计人员可以使用 Erwin 画 E—R 图，将 E—R 图转换为关系数据模型，生成孪生数据库结构；画孪生数据流图，生成应用程序。

四、肿瘤数字孪生数据库设计技巧

肿瘤数字孪生数据库设计从面向过程为主逐步过渡到面向数字孪生对象为主，程序设计公式：计算机程序＝数据结构＋算法。面向肿瘤数字孪生对象的程序开发，要做的第一件事就是分析整个程序中需处理的数据，从中提取出抽象模板，以这个抽象模板设计类，再在其中逐步添加处理其数据的函数（即算法），最后给各类中的孪生数据成员和函数划分访问权限，从而实现封装。

（一）设计肿瘤数字孪生数据库的需求分析阶段

（1）理解肿瘤数字孪生建库需求，查看孪生数据集及数据结构的创建情况。

（2）了解肿瘤数字孪生数据集生长活动规则，以在以后的开发阶段节约大量时间。

（3）重视输入输出。在定义肿瘤数字孪生数据库表和字段需求（输入）时，首先应检查现有的或者已经设计出的报表、查询和视图（输出），以确定为了支持这些输出哪些是必要的表和字段。

（4）创建肿瘤数字孪生的数据字典和 E—R 图。E—R 图和数据字典可以让数据库使用者明确如何从肿瘤数字孪生数据库中获得肿瘤数字孪生数据。E—R 图对表明表之间的关系很有用，而肿瘤数字孪生数据字典则说明了每个字段的用途以及任何可能存在的别名。对 SQL 表达式的文档化来说，这是完全必要的。

（5）定义标准的对象命名规范。肿瘤数字孪生数据库各种对象的命名必须规范。

（二）表和字段的设计（孪生数据库逻辑设计）

1. 标准化和规范化

肿瘤数字孪生数据的标准化有助于消除肿瘤数字孪生数据库中的数据冗余。标准化有几种形式，但 3NF 通常被认为在性能、扩展性和数据完整性方面达到了最好平衡。简单来说，遵守 3NF 标准的肿瘤数字孪生数据库的表设计原则是：某个表只包括其本身基本的属性，当不是它们本身所具有的属性时需进行分解。表之间的关系通过外键相连接。它具有以下特点：有一组表专门存放通过键连接起来的关联肿瘤数字孪生数据。

2. 肿瘤数字孪生数据驱动

采用肿瘤数字孪生数据驱动而非硬编码的方式，许多策略变更和维护都会方便得多，大大增强系统的灵活性和扩展性。用户界面要访问外部肿瘤数字孪生数据源（文件、XML 文档、其他数据库等），不妨把相应的连接和路径信息存储在用户界面支持表里。还有，如果用户界面执行工作流之类的任务（发送邮件、打印信笺、修改记录状态等），那么产生工作流的肿瘤数字孪生数据也可以存放在肿瘤数字孪生数据库里。此外，角色权限管理也可以通过肿瘤数字孪生数据驱动来完成。事实上，如果肿瘤精准医学的诊疗过程是肿瘤数字孪生数据驱动的，就可以把肿瘤数字孪生数据录入责任分给用户，由用户来维护自己的医学诊疗工作流过程。

3. 考虑各种变化

在设计肿瘤数字孪生数据库时，应考虑哪些数据字段将来可能会发生变更。在建立系统存储实体信息时，在单独的一个数据表里存储单独字段，而且要附加起始日和终止日等字段，这样就可以跟踪这一肿瘤数字孪生数据条目的变化。

（三）肿瘤数字孪生数据完整性设计（肿瘤数字孪生数据库逻辑设计）

1. 完整性实现机制

（1）孪生实体完整性：主键。

（2）参照完整性：

父表中删除数据：级联删除，受限删除，置空值。

父表中插入数据：受限插入，递归插入。

父表中更新数据：级联更新，受限更新，置空值。

DBMS 对参照完整性可以有两种方法实现：外键实现机制（约束规则）和触发器实现机制。

（3）用户定义完整性：NOT NULL、CHECK、触发器。

2. 用约束而非商务规则强制数据完整性

采用肿瘤数字孪生数据库系统实现数据的完整性，这不但包括通过标准化实现的完整性，而且还包括数据的功能性。在写肿瘤数字孪生数据时，可以增加触发器来保证数据的正确性。不要依赖于业务层保证数据的完整性，它不能保证表之间（外键）的完整性，所以不能强加于其他完整性规则之上。

3. 强制指示完整性

在有害数据进入数据库之前，将其剔除。激活肿瘤数字孪生数据库系统的指示完整性特性，这样可以保持肿瘤数字孪生数据的清洁而迫使开发人员投入更多的时间和精力处理错误条件。

4. 使用查找控制数据完整性

控制肿瘤数字孪生数据完整性的最佳方式就是限制用户的选择。只要有可能，应该提供给用户一个清晰的价值列表供其选择。这样将减少键入代码的错误和误解，同时提供肿瘤数字孪生数据的一致性。某些公共数据，可以从公开的数据库（如 TCGA 数据库、TCIA 数据库）查找，这些公开数据库特别适合查找医学术语代码、肿瘤标志物状态代码等。

5. 采用视图

为了在肿瘤数字孪生数据库和应用程序代码之间提供另一层抽象，可以为应用程序建立专门的视图而不必非要应用程序直接访问肿瘤数字孪生数据表。这样做还等于在处理肿瘤数字孪生数据库变更时给用户提供更多自由。

（四）其他设计技巧

1. 避免使用触发器

触发器的功能通常可以用其他方式实现。在调试程序时触发器可能成为干扰。假如确实需要采用触发器，最好集中对它进行文档化。

2. 使用常用英语（或者其他任何语言）而不使用编码

在创建下拉菜单、列表、报表时最好按照英语名排序。假如需要编码，可以在编码旁附上用户知道的英语。

3. 保存常用信息

设置一个表专门存放肿瘤数字孪生数据库信息。在这个表里存放肿瘤数字孪生数据库当前版本、最近检查/修复（对 Access）、关联设计文档的名称、客户等信息，这样可以实现一种简单机制跟踪数据库。当数据库达到设计希望的要求时，对非客户机/服务器应用环境特别有用。

4. 包含版本机制

在肿瘤数字孪生数据库中引入版本控制机制来确定使用中的数据库版本。时间一长，用户的需求总是会改变，最终可能会要求修改数据库结构。把版本信息直接存放到肿瘤数字孪生数据库中更为方便。

5. 编制文档

对所有的快捷方式、命名规范、限制和函数都要编制文档。采用给表、列、触发器等加注释的数据库工具，对开发、支持和跟踪修改非常有用。对肿瘤数字孪生数据库文档化，或者在肿瘤数字孪生数据库的内部或单独建立文档，这样，当过了一段时间再回过头来做第二个版本，犯错的机会会大大减少。

6. 测试、测试、反复测试

建立或者修订肿瘤数字孪生数据库后，必须对用户新输入的肿瘤数字孪生数据测试数据字段。最重要的是，让用户进行测试并且同用户一道保证选择的肿瘤数字孪生数据类型满足肿瘤生长规则的要求。测试需要在把新的肿瘤数字孪生数据库投入实际医疗服务之前完成。

7. 检查设计

在开发期间检查肿瘤数字孪生数据库设计的常用技术是，通过其所支持的应用程序原型检查肿瘤数字孪生数据库。换句话说，针对每一种最终表达肿瘤数字孪生数据的原型应用，保证检查了肿瘤数字孪生数据模型并且查看如何方便取出肿瘤数字孪生数据。

五、肿瘤数字孪生数据库命名规范

（一）孪生实体（表）的命名

（1）表以名词或名词短语命名，确定表名是采用复数还是单数形式，此外给表的别名定义简单规则（比方说，如果表名是 1 个单词，别名就取单词的前 4 个字母；如果表名是 2 个单词，就各取 2 个单词的前 2 个字母组成 4 个字母长的别名；如果表名由 3 个单词组成，从头 2 个单词中各取 1 个字母，然后从最后 1 个单词中再取出 2 个字母，结果还是组成 4 个字母长的别名，其余依次类推）。

对工作用表来说，表名可以加上前缀 TUMor_，后面附上采用该表的应用程序的名字。在命名过程当中，根据语义拼凑缩写即可。注意，由于 ORCLE 会将字段名称统一成大写或者小写中的一种，所以要求加上下划线。

（2）如果表或者字段的名称仅有 1 个单词，那么建议不使用缩写，而是用完整的单词。

（3）所有的存储值列表的表前面加上前缀 TU，目的是将这些值列表类排列在数据库最后。

（4）所有冗余类的命名（主要是累计表）前面加上前缀 TU。冗余类是为了提高数据库效率，在非规范化数据库时加入的字段或者表。

（5）关联类通过用下划线连接两个基本类之后，再加前缀 TU 的方式命名，后面按照字母顺序罗列 2 个表名或者表名的缩写。

（二）视图的命名

（1）视图以 V 作为前缀，其他命名规则和表的命名类似。
（2）命名应尽量体现各视图的功能。

（三）触发器的命名

触发器以 TR 作为前缀，触发器名为相应的表名加上后缀，Insert 触发器加_I，Delete 触发器加_D，Update 触发器加_U，如 TR_Customer_I、TR_Customer_D、TR_Customer_U。

（四）存储过程名

存储过程应以 UP_开头，和系统的存储过程区分，后续部分主要以动宾形式构成，并用下划线分割各个组成部分。

（五）变量名

变量名采用小写，若属于词组形式，用下划线分隔每个单词，如@TU_err_no。

（六）命名中其他注意事项

（1）以上命名都不得超过 30 个字符的系统限制。变量名的长度限制为 29（不包括标识字符@）。

（2）数据对象、变量的命名都采用英文字符，禁止使用中文命名。注意不要在对象名的字符之间留空格。

（3）小心保留词，保证字段名没有和保留词、数据库系统或者常用访问方法相冲突。

（4）保持字段名和类型的一致性，在命名字段并为其指定数据类型时一定要保证一致性。

六、肿瘤数字孪生数据库建立

建立肿瘤数字孪生的核心是模型和数据，没有多元融合的肿瘤数字孪生数据，数字孪生应用就失去了动力源泉。为进一步推动数字孪生理论与技术的研究，针对分布式数据库系统、关系数据库系统、面向对象的孪生数据模型等三种不同数据库方法进行分析，将孪生数据与数字孪生模型相结合，研究关键孪生数据的存储和计算，为孪生数据分析提供支撑，以此来实现对肿瘤物理世界的数字化模拟仿真。

通过肿瘤数字孪生数据库对仿真结果的孪生数据分析，形成成熟的肿瘤数字孪生技术方案。采用分布式数据库系统、关系数据库系统、面向对象的孪生数据模型，来选择合适的孪生数据管理方案。

分布式数据库系统：包含分布式数据库管理系统和分布式数据库。在分布式数据库系统中，一个应用程序可以对数据库进行透明操作，数据库中的孪生数据分别在不同的局部孪生数据库中存储、由不同的分布式数据库管理系统进行管理、在不同的机器上运行、由不同的操作系统支持、被不同的通信网络连接在一起。

对于分布式数据库系统而言，其主要包括两种不同形式：一种为物理分布逻辑集成。这种形式所指的就是在物理方面表现出分布形式，但在逻辑上仍表现为统一整体。对于这种形式的数据库系统而言，通常在作用较单一且专业性较强的机构中更为适用。另外一种形式为在物理及逻辑方面均表现出分布形式。这种形式的数据库主要应用于大量数据集成，因而这种数据库系统的组成主要包括差异较明显的数据库及不同用途的相关系统。对于分布式逻辑数据库，其逻辑集中性的体现主要是，无论用户在哪种情况下对数据进行应用，均可通过应用系统对相关数据实行操作。然而在实际应用过程中存在一定缺陷，用户无法得知数据库的具体分布位置，即相同数据在本机中存储，而所存储相关数据由本机中相关数据库管理系统实行相关管理操作。

关系数据库是指对应于一个关系模型的所有关系的集合。关系数据库的模型称为关系数据库模式，是对关系数据库的描述、若干域的定义，以及在这些域上定义的若干关系模式。关系数据库分为两种结构：单一的数据结构和数据的逻辑结构。单一的数据结构是指一种关系，现实世界的实体以及实体间的各种联系均用关系来表示。数据的逻辑结构从用户角度来说，关系模型中数据的逻辑结构是一张二维表。关系数据库技术发展的早期应用方式是做一些数据表格和模型，随着网络应用的不断发展，关系数据库技术的内容和形式也在发展和演变过程中逐渐丰富，并逐渐形成新的数据库。

面向对象的孪生数据模型，是捕获在面向对象程序设计中所支持的对象语义的逻辑数据模型，它是持久和共享的对象集合，具有模拟整个解决方案的能力。面向对象数据模型把实体表示为类，一个类描述了对象属性和实体行为。面向对象数据库把数据和与对象相关的代码封装成单一组件，从外面不能看到其里面的内容。因此，面向对象的孪生数据模型强调对象（由数据和代码组成），而不是单独的数据。

孪生数据和肿瘤物理实体的融合，可以实现深层次、多尺度、概率性的动态状态评估、寿命预测以及临床医学诊疗任务完成率分析。

肿瘤数字孪生体以虚拟的形式存在，不仅能够高度真实地反映肿瘤物理实体的特征、行为过程和性能，而且能够以超现实的形式实现对肿瘤精准医学临床诊疗的实时监测、评估和预后管理。肿瘤数字孪生的实现主要依赖以下几方面技术的支持：高性能计算、先进传感采集、数字仿真、智能数据分析。数据保障层是整个肿瘤数字孪生技术体系的基础，支撑着整个上层体系的运行。先进传感器技术及分布式传感技术使整个数字孪生体系能够获得更加准确、充分的孪生数据源支撑。孪生数据是整个数字孪生体系的基础，海量复杂系统运行数据包含用于提取和构建系统特征的重要信息。相比于专家经验知识和系统，肿瘤数字孪生系统实时传感信息具有更准确、更能反映系统的实时物理特性，对多运行阶段系统更具适用性。

肿瘤数字孪生数据作为整个体系的最前沿部分，其重要性毋庸置疑。分布式存储技术的发展为全生命周期肿瘤数字孪生数据的存储和管理提供了平台保障，高效率存储结构和数据检索结构为海量的历史运行孪生数据存储和快速提取提供了重要保障，为基于云存储和云计算的系统体系提供了历史数据基础，使大数据分析和计算的数据查询和检索阶段能够快速可靠地完成。下面介绍两个典型的肿瘤数字孪生数据库。

（一）癌症基因组图谱数据库

癌症基因组图谱（The Cancer Genome Atlas，TCGA）数据库是一个由美国国家癌症研究所（National Cancer Institute）和国家人类基因组研究所（National Human Genome Research Institute）合作建立的大型公共数据库。它是一个国际性的癌症基因组计划，旨在通过系统地研究不同类型的癌症的基因组变异和相关数据，促进对癌症的理解和治疗的发展。TCGA 数据库汇集了来自多种癌症类型的患者样本的详细临床和分子学数据，包括基因组、转录组、蛋白质组、表观基因组和临床信息等。通过对这些数据的整合和分析，研究人员可以探索癌症的发生机制、突变模式、基因表达变化、信号途径的调控以及与临床相关的生物标志物等方面的信息。这个数据库可以通过 TCGA 官方网站进行访问和查询。用户可以浏览不同类型癌症的数据集，并利用在线工具和分析平台来进一步挖掘和解释数据。

（二）癌症影像档案馆

癌症影像档案馆（The Cancer Imaging Archive，TCIA）是一个由美国国家癌症研究所赞助的公共数据库，旨在收集和分享医学影像数据，特别是癌症相关的医学影像数据。TCIA 的目标是促进癌症影像学的研究和发展，并为科学家和医生提供宝贵的资源来改善癌症诊断、治疗和预后评估。TCIA 收集和存储了来自多个研究机构和临床中心的成千上万份医学影像数据，包括 CT、MRI、PET-CT 等各种影像模态。这些影像数据涵盖了不同类型癌症的患者，每个患者通常有多个时间点的影像记录。此外，TCIA 还提供了与影像相关的临床和基因组学数据，以及与疾病预后和治疗反应相关的信息。

临床医生可以通过访问 TCIA 官方网站来访问和利用 TCIA。用户可以按照特定的癌症类型、影像模态、临床特征等条件进行搜索和筛选，并可以下载和使用这些医学影像数据用于研究和分析。

第五节　AI 大模型及数字孪生模型应用场景

一、AI 大模型

AI 大模型是指具有巨大参数量的深度学习模型，通常包含数十亿甚至数万亿个参数。AI 大模型能够应用到很多领域，包括自然语言处理、计算机视觉、语音识别等。在自然语言处理领域，AI 大模型可以用于自动问答系统、语音助手等；在计算机视觉领域，AI 大模型可以用于图像识别、人脸识别等；在语音识别领域，AI 大模型可以用于语音识别、自动翻译等。此外，AI 大模型还可以应用于金融、医疗、教育等行业，帮助人们提高工作效率和生活质量。

使用 AI 大模型的具体步骤如下。

数据准备：收集和准备大量的数据集，以用于模型的训练和测试。

模型设计：设计适合于数据集的模型结构，并设置好模型的参数。

训练模型：使用数据集进行模型的训练，并对模型进行不断优化，以提高其预测效果。

测试模型：将测试数据集用于测试已训练好的模型，以检验其预测效果。

部署模型：将训练好的模型部署到实际应用中，以实现自动化的预测和交互。

深度学习是 AI 大模型的核心技术之一，深度学习框架是实现深度学习的重要工具。目前比较流行的深度学习框架包括 TensorFlow、PyTorch、MXNet 等。神经网络是实现深度学习的基础，而不同的神经网络架构可以适用于不同的任务。常见的神经网络架构包括卷积神经网络（CNN）、循环神经网络（RNN）、变换器模型（transformer）等。AI 大模型通常需要大量的计算资源和存储空间，而模型优化和压缩可以减少模型的大小和计算量，提高模型的效率。常见的模型优化和压缩方法包括剪枝、量化、蒸馏等。AI 大模型训练需要大量的数据，而数据预处理和增强可以提高数据的质量和多样性，提高模型的泛化能力和鲁棒性。常见的数据预处理和增强方法包括数据清洗、数据扩增、数据对齐等。AI 大模型的部署和管理是实现应用落地的重要环节，需要考虑模型的运行环境、部署方式、性能监控等因素。

AI 大模型虽然具有更准确、更智能、更具通用性、更加高效等优点，但也存在计算资源、数据集、可解释性、环境依赖等问题。

二、应用场景

数字孪生技术应用前景非常广阔。未来随着技术的不断发展和完善，数字孪生模型及系统将在医疗领域中扮演越来越重要的角色，为人类健康事业做出更大的贡献。

（一）医学教育

数字孪生模型可以作为医学教育的辅助工具，帮助医疗人员学习解剖学、病理学等专业知识。通过 AI 虚拟数字人的演示，医疗人员可以更加直观地了解人体结构和器官功能，提高医学知识的学习效果。

（二）患者咨询

数字孪生模型可以作为患者咨询的平台，为患者提供在线问诊和咨询服务。患者可以通过语音或文字与 AI 孪生系统进行交互，了解自己的病情和治疗方案。此外，AI 孪生系统可以根据患者的病情和需求，向其推荐匹配的医疗机构和医生，提高医疗服务的质量和效率。

（三）手术培训

数字孪生模型可以作为手术培训的模拟工具，帮助外科医生和护士提高手术技能和操作经验。通过数字孪生模型及系统的模拟操作，医生和护士可以在安全的环境下进行手术实践，减少手术风险和事故的发生。

（四）其他应用场景

1. 医学微调大模型

（1）MedicalGPT-zh 是基于 ChatGLM-6B LoRA 16-bit 指令微调的中文医疗通用模型。MedicalGPT-zh 基于共计 28 个科室的中文医疗共识与临床指南文本，生成覆盖面更全的医疗知识，是一个回答内容更精准的高质量指令数据集。

（2）DoctorGLM 是基于 ChatGLM-6B 的模型，分别采用 Lora 和 p-tuningv2 方法，引入中文医疗对话数据集对 ChatGLM-6B 进行微调。中文医疗对话数据集包含 6 个文件夹，对应数据为 CSV 格式。

（3）Huatuo-LLaMa-Med-Chinese & ChatGLM-Med 基于中文医学知识在 LLaMA-7B 上进行指令微调。中文医学知识是对中文知识图谱 CMeKG 经过 ChatGPT 后生成的指令微调样本，在 ChatGLM-6B 上也进行了微调训练，得到新模型 ChatGLM-Med（6B）。

样本的生成方式 prompt 没有具体给出，借助 ChatGPT 从结构化知识图谱到微调样本的生成，可以借鉴 ChatDoctor 和 DoctorGLM 项目。

2. 医学预训练语言模型

（1）BioMedLM（2.7B）。stanford crfm 基于 GPT-2 模型架构，使用 PubMed 生物医学论文的摘要和正文数据继续预训练，预训练数据有 300B tokens，在 MedQA 任务上达到了 50.3 的分数。

（2）PMC-LLaMA（7B）。在 LLaMA 模型的基础上，加入 4.9M PubMedCentral 医学知识相关的学术论文数据，超过 75B tokens，对 LLaMA 继续进行预训练。对比于 BioMedLM，二者均是在 PubMed 上进行预训练，不同之处在于该项目基于 LLaMA 模型，同时在医学相关论文筛选属于自己的一套逻辑。

（3）BioMedGPT（1.6B）。OpenBioMed：用于 AI 驱动生物医学研究的多模态表示学习开源工具包，聚焦于多模态信息，如药物、蛋白质和单细胞的知识图谱和生物医学文本，以及一系列广泛的应用，包括药物靶标相互作用预测、分子性质预测、细胞类型预测、分子—文本检索、分子—文本生成和药物反应预测等。研究人员可以使用包括 BioMedGPT-1.6B 和 CellLM 在内的许多深度学习模型来促进下游任务的开展。该项目提供了易于使用的 API 和命令，以加速生命科学研究。

三、发展和展望

医学领域 AI 大模型建设是有其必要性的，由于医疗数据较为敏感，多数情况下难以使用外部的云端服务，建设医疗 AI 大模型并本地化部署有其应用场景。虽然当前类 ChatGPT 平台在医疗问答上已具备相当的能力，但由于使用场景的特殊性（比如院内电子病历的自动化处理、患者诊疗时间线的构建等），医疗行业仍需进一步打造完善可本地化部署的领域模型。

当前中文医疗领域的公开数据还较少，依赖 ChatGPT 作为 teacher 生成的数据存在有偏性和不确定性，高质量数据对于模型性能的提升至关重要，有必要在更高层面集聚医疗数据资源，推进规范数据质量的提升。同时建立能够评估 AI 大模型能力的医疗领域的评估集也是必要的。当前多数开源项目的评估还是在感性层面对生成结果的人工评价，建立统一的评价方式和自动化的评估工具对后续领域大模型的发展很重要。

第六节　肿瘤数字孪生模型构建

对于如何将数字孪生模型应用到医学领域，R. Laubenbacher 等指出，医学数字孪生的实现分为四个阶段。

（1）第一个阶段：定义一个特定的应用程序并构造一个适当的通用模板模型。

①确定免疫数字孪生（IDT）的特定用途。

②列出免疫系统、器官、生理学和任何有机体特征的所有组成部分，以及它们的过程（行为和相互作用），以获取与预期目标和可用干预措施相关的机制和特征。

③创建一个集成了所有这些组件和特性的通用模型概念图。

④构建和实现通用模型的可执行版本。使用来自人类其他医学数据，以及动物模型和其他实验系统（如果可以获取）的数据，参数化并验证模型。

⑤对模型行为进行不确定性量化。

（2）第二个阶段：为每个患者制定模板模型。使用适当的患者特定的临床医学数据对通用模板模型进行校准和背景化，从而得到患者特定的数字孪生体。这一阶段创建一个IDT模型原型，复制单个患者的关键相关特征并通过初始验证。具体步骤如下。

①确定IDT输入所需的患者医学数据测量值及其频率。确定模型输出及其频率。输入可以包括一次性测量（如免疫细胞计数，以确定特定治疗干预时的免疫状态）或经常重复测量（如血液细胞因子水平）。输出可以包括一次性二进制输出，如治疗/不治疗，或动态输出，如随着时间的推移偏离预定的健康参数集。

②确定IDT中任何特定于患者的参数值或值的范围，如肝功能的决定因素，以及模型的解剖学或其他特征，并将其整合。

③通过收集足够数量的输入/输出值来测试IDT性能，执行模型的初始验证。根据需要调整模型特性。

（3）第三个阶段：最终IDT测试和不确定度量化。

①在各种条件下广泛测试IDT，同时根据需要调整模型特征和参数，以提高精度。

②对模型进行不确定性量化。IDT中可能存在参数、结构、算法和观测不确定性的来源。执行一个程序来减少和估计这些不确定性对模型预测的影响是至关重要的。

（4）第四个阶段：继续收集患者个人其他临床医学数据，以持续改进IDT模型。

Jorge Corral-Acero等通过物理模型与统计模型的结合，构建了一个心脏的数字孪生模型，推进了数字孪生在医学上的应用。

一、肿瘤物理模型的建立

（一）全细胞建模

全细胞建模（whole-cell modeling）是属于系统生物学领域，旨在通过数学计算建立模型来模拟和预测细胞的整体功能和行为。它涉及对细胞内各个组分、反应和相互作用的建模，以解释和预测细胞的生理过程和行为。

由于缺乏对细胞内分子和网络的详细了解，全细胞建模在早期发展阶段进展缓慢。随着分子生物学、遗传学和代谢学等领域的快速发展，获得了更多有关细胞内组分和反应的信息，全细胞建模也得到推动和发展。

在21世纪初，随着高通量技术的发展进步，研究获得了大量的定量数据，这为全细胞建模提供了更多的信息和工具。此外，计算能力的提高和计算方法的改进也推动了全细胞建模的发展。目前，全细胞建模已经涉及微生物细胞和哺乳动物细胞等不同类型细胞。例如，酵母菌［酿酒酵母（*Saccharomyces cerevisiae*）和粟酒裂殖酵母（*Schizosaccharomyces pombe*）］是全细胞建模的重要对象之一，已经有多个全细胞模型被开发出来，如"yeast8"和"yeastGEM"等。另外，研究者们还建立了名为"pombeGEM"的全细胞模型，用于模拟和预测酵母细胞的生理过程。此外，还有对大肠埃希菌（*Escherichia coli*）

的全细胞建模"iJO1366"和"ME-model",对麦芽糖酶杆菌(*Bacillus subtilis*)的全细胞建模等。近年来,对哺乳动物细胞的全细胞建模也取得了一些进展。例如,人类肝细胞的全细胞模型"HEPATOKIN1"被开发出来,用于模拟和预测肝细胞的代谢和药物反应等。

2022年1月21日伊利诺伊大学香槟分校的 Zaida Luthey-Schulten 等在 *Cell* 上发表了名为"Fundamental behaviors emerge from simulations of a living minimal cell"的文章,他们在前人研究的基础上构建了只包含少数调节蛋白和 RNA 的全细胞模型,并且利用该模型研究了细胞的基本生命活动。

(二)医学三维重建

医学影像三维重建技术是将二维的医学影像数据转换为三维模型的技术。这些三维模型可以提供更全面、更详细的解剖结构信息,为临床医生、研究人员和学生提供更好的视觉化工具和辅助诊断、手术规划和教学。

以下是几种常见的医学影像三维重建技术:①体素(voxel)重建。这是最常见的三维重建技术之一。它将医学影像数据转换成一个三维网格,每个网格单元称为体素。通过对每个体素进行分析和分类,可以重建出具有立体结构的三维模型。表面重建,是通过提取医学影像中的皮肤表面或器官边界等特征,生成三维模型的外部表面。常见的表面重建算法包括等值面提取、曲面拟合和三角网格重建等。②成像仪器重建,是通过对医学影像设备的工作原理和成像过程进行建模,利用成像信息反推目标结构的方法。这种方法常用于逆向工程,用于生成特定设备下的医学影像。③点云重建,是一种基于几何特征的三维重建方法。它通过从医学影像中提取特征点或特征轮廓,并根据这些点的空间位置生成三维点云模型。基于体素的分割和重建的方法结合了体素重建和图像分割算法,通过使用图像分割算法,将医学影像中的不同组织或器官分割出来,并将其转换为体素网格,从而生成具有解剖结构的三维模型。这些技术在医学影像领域有着广泛应用,可以用于手术规划、器官表征、病变定位、仿真模拟、教学和研究等。具体使用哪种技术,取决于医学影像数据的类型、质量、应用需求以及可用的计算资源。

临床医生可以使用影像三维重建技术建立肿瘤数字孪生物理模型,构造肿瘤解剖结构的三维物理模型,从而获得更好的视觉化工具、辅助诊断和手术规划。

(三)物理模型构建

当全细胞建模领域发生重大突破,可以完全模拟一个细胞的全生命周期活动时,就可以结合空间多组学技术、单细胞测序技术、医疗影像技术来构建受试对象的数字孪生物理模型。这个物理模型包括使用影像数据,通过三维重建方法将患者个体(或者器官、组织、部位)的形状、物理材质等在虚拟空间构建一个对应的数字孪生仿真模型,同时可以更进一步在全细胞建模的基础上将仿真模型从器官或组织水平推进到细胞级水平。

相信随着技术的不断发展、生命科学领域的不断突破,人们终将会从细胞级水平分辨率推进到分子水平二代分辨率,乃至于完整地构建一个生命体的数字孪生物理模型。

二、肿瘤数字孪生统计模型的构建

随着人工智能领域的不断发展，数据挖掘的大模型算法层出不穷，可以跳过大量的基础研究步骤，通过大量样本信息将原本不可见的规则放置于黑盒之中，再通过选择合适的计算方法来完成对肿瘤数字孪生统计模型的构建。

（一）生存期预测分析

生存期预测分析在肿瘤临床研究和医学实践中扮演着重要角色，可用于评估肿瘤患者的预后、治疗效果和疾病进展（生物标志物鉴定、临床试验设计、生存率估计和存活分析）等。

（1）预后评估：生存期预测分析可以用来评估肿瘤患者的预后，即估计特定事件（如死亡、疾病复发）发生前的生存期。通过得到的相关临床特征、疾病特征和治疗信息等，可以建立肿瘤患者 AI 生存预测模型，帮助临床医生评估患者的风险和选择适当对症的精准医学治疗策略。

（2）治疗效果评估：生存期预测分析可以用来评估某种肿瘤治疗方法对患者生存期的影响。通过比较不同治疗组的生存期曲线和生存差异，可以确定哪种治疗方法更有效，从而指导肿瘤精准医学的临床实践和治疗决策。

（3）生物标志物鉴定：生存期预测分析可以帮助确定特定生物标志物与肿瘤患者生存期的关联性。通过对生存期数据与生物标志物（如基因表达、蛋白质水平）之间的关系进行建模分析与计算，可以识别和预测出与患者预后相关的生物标志物演化趋势，从而对肿瘤患者的个性化精准医疗和药物开发提供科学依据。

（4）临床试验设计：生存期预测分析在临床试验的设计和分析中发挥着重要作用。例如，确定适当的样本大小和观察时间，选择适当的临床终点（如有进展生存期、无进展生存期）作为主要评估指标，以及采用适当的统计建模方法来评估肿瘤精准治疗效果。

（5）生存率估计和存活分析：利用生存期预测分析方法，可以估计肿瘤患者特定时间点的生存率和存活曲线，描绘肿瘤患者群体的生存期模式和风险预测。这有助于理解癌症这种恶性疾病的自然演化历史、发展趋势以及不同的精准医学治疗策略对生存期的影响。

总之，生存期预测分析在临床研究中是一种有力的统计工具，能够提供对肿瘤患者预后、治疗效果和疾病进展的定量评估与预测。它为精准医学临床决策和个体化医疗提供了重要的信息和科学依据。然而，在应用生存期预测分析时，需谨慎考虑孪生数据质量、孪生统计假设和孪生统计方法的适用性，以准确解读和解释数字孪生模型的分析结果。

（二）Cox 风险比例回归模型

Cox 风险比例回归模型（Cox proportional hazards regression model）是一种常用的生存期预测分析模型，用于评估生存期数据中的危险因素对事件发生的影响程度，也称 Cox 模型。Cox 模型是一种半参数模型，它结合了生存期曲线和传统回归模型的优点，能够在控制其他危险因素的情况下，估计特定危险因素对生存期的相对风险。与传统的回归模型不同，Cox 模型不需要假设生存期服从特定的概率分布，而是通过估计风险比例来描述危险因素的影响。

在 Cox 模型中，风险比例是一个比率，表示两组患者中一个特定危险因素发生风险的相对大小。如果风险比例为 1，则表示两组患者的发生风险相等；如果风险比例大于 1，则表示一个危险因素增加了患者的风险；如果风险比例小于 1，则表示一个危险因素降低了患者的风险。

Cox 模型的优点：不需要对生存期的概率分布做出假设，适用于多种类型的生存数据。能够控制其他危险因素的影响，独立评估单个危险因素对生存的影响。允许在考虑时间的情况下分析多个危险因素，适用于复杂的生存期预测分析。

然而，Cox 模型也有一些限制：需要满足风险比例的假设，即危险因素的相对风险在整个随访过程中保持不变。依赖于正确选择和建模危险因素，如果遗漏了重要的危险因素或使用了不适当的模型，结果可能产生偏差。对异常值和缺失数据敏感，需要进行适当的孪生数据处理和数据敏感性分析。

Cox 模型是生存期预测分析中常用的方法，可用于评估危险因素对生存期的影响，为精准医学临床研究和医学实践提供有价值的信息。

（三）Logistic 回归模型

Logistic 回归模型在临床领域有广泛应用，可以用于预测或解释与临床结果相关的因素。下面是一些常见的应用场景。

疾病风险评估：Logistic 回归模型可以用来预测患病的概率。临床研究人员可以收集患者的临床特征、生化指标、遗传信息等作为自变量，然后构建 Logistic 回归模型来预测患者是否患有某种疾病，从而帮助医生评估患者的患病风险。

生存期预测分析：通过收集患者的临床特征、治疗信息等变量，可以建立 Logistic 回归模型，以此来评估这些变量对患者生存或死亡的影响。这对于临床医生制定治疗方案、预测患者生存期等都具有重要的临床意义。

临床决策支持：Logistic 回归模型可以用于辅助临床决策。通过分析患者的临床特征和治疗响应等变量，可以建立 Logistic 回归模型来预测患者对某种治疗方案的响应。这可以帮助临床医生制定个性化的治疗方案，提高治疗效果和减少不必要的不良反应。

预测疾病进展：Logistic 回归模型可以用于预测疾病的进展或恶化情况。通过收集患者的临床特征、病史信息等自变量，可以建立 Logistic 回归模型来预测患者是否会出现疾病的恶化，从而采取相应的干预措施。

在临床研究中建立和应用 Logistic 回归模型，需要注意数据的收集和处理、模型的验证和解释等问题。此外，Logistic 回归模型是一种统计模型，通过变量之间的相关性来进行预测，但不能确定因果关系。因此，在应用 Logistic 回归模型时，需要谨慎解释和理解模型的结果，并将其作为临床决策的参考依据。

（四）机器学习

由于一个完整的肿瘤患者数据来源广泛、维度众多，可以先使用之前提到的生存期预测分析来筛选相关变量完成初步的降维操作。这在当前计算机的计算性能还不足以支持对多组学数据以及影像数据同时完成计算的阶段是至关重要的。

三、从仿真到数字孪生模型

仿真是一种技术，通过将包含确定性规律和完整机制的模型转化为软件来模拟物理世界。只要模型正确且具备完整的输入信息和环境数据，就能基本准确地反映物理世界的特性和参数。仿真的目的是验证和确认对物理世界或问题的理解是否正确有效，而建模则是将人们对物理世界的理解转化为模型的过程。因此，数字化模型的仿真技术是创建和运行数字孪生体的重要技术手段，要确保数字孪生体与相应的物理实体之间有效闭环。数字孪生体不仅仅是物理世界的镜像，还需要接收物理世界的实时信息，并能实时驱动物理世界的演变。

肿瘤的精准医学治疗阶段可以被划分为不同的数字化治疗周期，如果根据每个数字化治疗周期来检测相关医学信息（如磁共振成像、分子标志物、原癌基因和抑癌基因的突变情况等实时孪生数据），其规则演化会合理得多，实用性也会更好，同时还可以反馈该数字化治疗周期的疗效和风险预测评估。同时，这些基于数字孪生的精准医学的数字化治疗技术和手段，并不会额外增加肿瘤患者的经济负担。

四、肿瘤数字孪生构建的四个阶段

笔者团队经过多年将基于数字孪生等的数字化治疗技术和手段应用于肿瘤患者的临床治疗医学实践，结合前面介绍的仿真概念，构建好物理模型和统计模型之后，基本上完成了对数字孪生仿真建模的第一步，随后要做的就是构建一个完整的肿瘤数字孪生体，并通过不断更新检测数据来完成肿瘤物理实体的数字孪生模型。在更新检测数据这一环节，对于肿瘤数字孪生来讲，选取什么维度的参数信息、更新时间间隔为多少，都是有待深入研究的内容。至于维度可以根据对现有肿瘤的研究情况来重点选择（如分子标志物等），也可以根据机器学习模型所选择的相关维度来选择。更新时间要和第一章介绍的工业数字孪生有所区别，肿瘤物理实体的发育相对于工业生产是一个相对缓慢、平稳的过程，且患者的肿瘤治疗周期也不是一个短期工程，因此工业数字孪生的标准对于肿瘤数字孪生是明显不适用的。为更好地分析预测肿瘤，笔者团队基于多年的临床医学实践，提出了肿瘤数字孪生构建的四个阶段。

（一）数字化仿真阶段

在此阶段，肿瘤数字孪生致力于对物理世界进行准确的数字化复现，并通过物联网实现物理世界与数字世界的虚实互动。数据传递在此阶段并非一定要实时完成，可以在相对较短的周期内进行局部整合和定期传递。物理世界对数字世界的数据输入以及数字世界对物理世界的能动改造主要依赖于物联网硬件设备。而在临床医学实践中，采集肿瘤患者的临床医学数据更依赖于各种常规的医学检查，如 MRI、生化及病理检查等检查。

这一阶段重点涉及构建肿瘤数字孪生的物理层、数据层和模型层（尤其是肿瘤机理模型的建立），其中建模技术和物联网感知技术是最核心的技术。通过 3D 测绘、几何建模、三维重建等建模技术，我们可以完成对肿瘤物理实体的数字化，并构建相应的肿瘤机制模型。同时，通过物联网感知接入技术，使计算机能够感知和识别肿瘤物理实体。

（二）分析诊断阶段

在这个阶段，孪生数据传递需要实现实时同步。将孪生数据驱动模型融入肿瘤的精准仿真数字模型中，对肿瘤的物理世界进行全周期动态监测。根据实际临床医学需求，逐步建立肿瘤相关的医学知识图谱，并构建各类可复用的孪生功能模块。通过对相关孪生数据进行分析和理解，并对已经发生或即将发生的孪生演进问题进行诊断、预警和调整，实现对肿瘤演进状态的跟踪、分析和问题诊断与风险预测等功能。

在这一阶段，重点是结合使用肿瘤数字孪生机制模型和肿瘤孪生数据分析型的数据驱动模型。除了采用物联网相关技术，其他核心技术还包括统计计算、大数据分析、知识图谱和计算机视觉、三维重建等，这些技术将应用于肿瘤精准医学治疗领域。

（三）学习预测阶段

数字孪生是一种具有学习预测功能的技术，在肿瘤精准医学治疗领域的应用中，它能够通过将感知数字孪生数据的分析结果与肿瘤机理模型的演进相结合，实现自我学习和孪生数据的更新。基于已知的肿瘤物理实体的机制与生长规则运行模式，数字孪生可以在数字空间中预测、模拟和调试潜在未发觉的以及未来可能出现的肿瘤物理实体的新演化运行模式。数字孪生的预测结果会以人类可以理解和感知的方式呈现在数字世界中。

在这一阶段，核心是由多个复杂的孪生数据驱动模型构成的、具有主动学习功能的半自主型功能模块。数字孪生需要像人类一样灵活地感知并理解肿瘤的物理世界，并根据理解学习到的已知知识进行推理，以获取未知知识。与此相关的核心技术主要集中在机器学习、自然语言处理、计算机视觉和人机交互等领域，这些技术在肿瘤精准医学治疗领域的应用中起到重要作用。

（四）决策自治阶段

结合笔者团队多年的肿瘤精准医学治疗实践，到达这一阶段的肿瘤数字孪生可以被称为成熟的肿瘤数字孪生体系。该体系由具有不同功能和发展方向的数字孪生功能模块构成，但它们遵循共同的设计规则，并提供面向不同层级的临床治疗应用能力。这些功能模块在数字空间中实现了交互沟通并共享数字化智能治疗的结果，其中具有像"中枢神经"处理功能的模块起着重要的临床作用。

肿瘤数字孪生这些"中枢神经"模块通过对各类智能推理结果的进一步归集、整理和分析，实现对复杂肿瘤生长状态的预测分析。它们能够自主提出临床治疗的决策性建议和预见性改造，并根据实际情况不断调整和完善自身体系。这些模块在数字空间中扮演着关键角色，为肿瘤精准治疗的医疗决策提供了有力的数字化技术支持。

在这一数字化治疗过程中，AI孪生数据大模型变得越发复杂多样且逐渐接近肿瘤数字孪生的核心。同时，大量的跨系统论述数据交换甚至涉及数字演进。因此，在这一阶段的核心技术不仅包括大数据和机器学习等AI技术，还包括云计算、区块链和高级别隐私保护等。这些技术的应用可以支持肿瘤数字孪生体系的孪生数据交换、安全性和可信度，以确保肿瘤精准医学领域的数字孪生系统的有效运行，保护敏感信息的安全。

五、肿瘤数字孪生的临床应用

(一) 精准医学

精准医学是一种以个体为中心的医疗模式，旨在根据个体的遗传、生态环境和生活方式等多种因素，为其提供个性化、精准的预防、诊断、治疗和管理方案。精准医学的目标是实现更好的疾病预测和诊断，提供更有效、安全和患者负担得起的治疗方案，以及预防疾病的发生和发展。

初期的精准医学依靠先进的基因测序技术和高通量数据分析，可以识别个体患病风险、病因和药物反应等关键信息。通过准确的基因分析，医生可以针对个体的基因变异选择最适合其基因型的治疗方案，从而提高治疗效果，并减少不必要的不良反应。

更高阶段的精准医学与数字化治疗还包括运用大数据、AI 和生物信息学等数字孪生技术，在患者个体和群体层面进行孪生数据分析和孪生模型构建，以推动疾病机制研究、药物研发和临床决策的精确化。通过整合临床数据、遗传数据和环境数据等多源孪生数据，精准医学能够为医生和患者提供更全面、准确的信息，帮助他们做出更明智的数字化治疗选择。

数字孪生在精准医学中发挥关键作用。通过结合患者个体和群体的临床医学数据、遗传信息和生活方式等多种因素，数字孪生可以为不同患者创建适于各自的虚拟孪生模型，以了解其特定病情和个体特征。这种个体化的数字模型可以用于优化医学影像分析、手术计划和治疗方案的制订，以及评估不同治疗策略的效果，和进行风险评估与预测。

精准医学借助数字孪生技术可以实现个体化医疗。通过将患者的个体特征与数字孪生模型结合，医生可以进行精确的疾病预测和诊断，为患者提供量身定制的治疗方案。此外，数字孪生还可用于模拟药物代谢和药物反应过程，帮助医生选择最有效和最适合患者的药物。另外，数字孪生还可用于医学教育和培训。通过虚拟的数字孪生模型，医学生和医生可以进行仿真手术操作、临床决策模拟和病例讨论，以提高医学技术水平和临床判断能力。

(二) 药物开发

(1) 药物开发通常包括多个阶段，从最初的研究到最后的批准上市，整个过程需要花费很长的时间。具体的耗时取决于药物的性质、疾病的复杂性、临床试验的设计和执行效率等多种因素。药物开发过程的常见阶段及估计的时间范围如下。

①发现与开发阶段：这个阶段主要涉及对潜在药物目标的研究和筛选，以及对候选化合物的开发。这可能涉及大量的实验室研究、动物模型测试和早期毒理学评估。这个阶段耗时通常为 2～10 年，具体取决于目标研究的困难程度和候选药物的复杂性。

②预临床研究阶段：在这个阶段，会对候选药物做进一步体外和体内评估，以确定其安全性和有效性。这包括体外药物代谢、药物相互作用、动力学和动力学研究，以及对动物模型中药物的毒理学和药效学评估。这个阶段通常耗时 1～3 年。

③临床试验阶段：临床试验是评估药物安全性、有效性和剂量的阶段。它可以分为临

床Ⅰ期试验、临床Ⅱ期试验和临床Ⅲ期试验三个阶段。临床Ⅰ期试验主要评估药物的安全性和耐受性，通常在健康志愿者身上进行。临床Ⅱ期试验扩大研究样本规模，评估药物的有效性和剂量范围，并在患者中进行。临床Ⅲ期试验是规模最大的试验，通常在大型患者群体中进行，以确认药物的疗效和安全性。整个临床试验阶段通常耗时 6～10 年。

④批准和上市阶段：如果一种药物在临床试验阶段证明了其安全性和疗效，制药公司可以向监管机构提交申请，以获得批准上市的许可。这个过程通常涉及详细的申请文件、数据分析和监管审查。一旦获得批准，制药公司可以将药物推向市场。整个批准和上市的时间通常为 1～2 年。

（2）药物筛选涉及多种方法，每种方法都有其利与弊。下面是一些常见的药物筛选方法及其特点。

①高通量筛选（HTS）。利：可处理大量样本，快速筛选出具有活性的化合物；自动化和高通量技术可提高效率，缩短筛选时间；可用于广泛的生物活性目标，包括酶、通道、受体等；提供初步的药物候选物。弊：HTS 的结果仅为初步筛选，需要进一步确认和评估；HTS 可能存在假阳性和假阴性结果，需要进行后续验证；无法捕捉复杂的药物相互作用，仅限于体外模型。

②三维细胞培养模型。利：提供更接近实际生理环境的模型，能够更准确地预测药效和毒性；可用于研究细胞间的相互作用和组织特异性反应；可模拟药物在组织内的分布和代谢。弊：构建和维持三维细胞培养模型较为复杂，成本较高；高通量筛选的效率相对较低；模型与实际体内环境之间可能存在差异。

③功能基因组学筛选。利：可用于了解基因与药物反应之间的关联，可帮助鉴定适用于特定基因型的药物，可发现新的疾病标志物和治疗靶点。弊：基因表达和功能的复杂性使结果解释和验证复杂，基因表达的背景噪声和个体差异可能影响结果解读，需要耗费较长的时间和资源。

④计算机辅助药物设计。利：可对大量分子进行快速筛选和优化，加速药物开发进程；通过分子模拟和虚拟筛选，发现具有潜在活性的化合物；可预测药物的 ADME（吸收、分布、代谢、排泄）特性和不良反应。弊：需要准确和可靠的分子结构和性质数据库；模拟结果仅为初步预测，需要实验验证；仍面临复杂的立体构象和多靶点相互作用建模的挑战。

（3）数字孪生在药物开发中的应用包括以下几个方面：

①药物设计和筛选：通过数字孪生技术，可以对目标蛋白质、生物分子相互作用和药物—受体相互作用进行计算建模和仿真，以帮助药物化学家设计新的药物分子结构。这可以加速药物筛选进程，提高候选化合物的理论可行性，以减少实验室研究的时间和资源成本。

②药物代谢和药效预测：数字孪生技术可以模拟药物在体内的代谢过程，预测药物的药代动力学和药效动力学特性。这有助于了解药物在不同人群中的变化情况，提前识别可能的药物安全性问题，优化药物剂量和给药方式。

③临床试验优化：数字孪生可以用于创建虚拟临床试验人群模型，以预测药物在特定患者群体中的疗效和安全性。通过模拟和预测临床试验的结果，可以为研究人员提供更好的指导，优化临床试验设计，减少试验失败率，节省时间和成本。

④剂型开发和优化：数字孪生技术可以模拟药物的制剂制备过程和物理特性，帮助制药工程师设计出更有效和稳定的药物剂型。这有助于提高药物的生物利用度、稳定性和制剂一致性，改善患者的治疗效果和便利性。

第七节　数字孪生系统的医学实践

一、数字孪生系统集成平台

数字孪生系统集成平台建设分科室建设与实践，容易造成系统操作上的割裂和数据之间通信的割裂，以致影响数字孪生数据演化流程的连贯性。互联互通的核心是数字孪生系统平台数据层面和应用层面的整合。具体来说，重点要解决数字孪生系统平台异构集成、数据共享和数据交换传输标准等关键性技术问题。其他科室的数字化医学应用系统均与数字孪生系统平台互联，通过医院信息化系统（HIS）平台实现相互之间的数据交换和临床应用服务的调用。

数字孪生系统集成平台就是实现精准医学数字化治疗信息系统的应用整合。应用整合的首要需求是实现各科室医学应用系统之间的互联互通：从集成来说，需要考虑数据、应用/服务和流程三个层面，即各科室医学应用系统在数据层面可以相互交换，在应用/服务层面可以互相调用，在流程层面可以协同在一起实现精准医学数字孪生系统的业务统一；从集成的手段上，包括点对点集成和通过平台来集成。要达到院级集成，应当通过数字孪生系统平台化和信息集成引擎的技术手段来实现。

（一）采用孪生数据建模方法

应为肿瘤精准医学领域中不同科室的医学应用提供统一的孪生建模工具和方法。肿瘤精准医学数字孪生系统平台集成可采用基于 HL7 RIM 的 EMR 数据建模方法。HL7 研究和开发 RIM 模型的目的是解决肿瘤精准医学领域信息互通互联的标准不一致的问题，需要为标准开发和制定者提供一个最高层次的孪生数据的互通互联参考模型。

（二）采用 HL7 CDA 临床文档架构

CDA（clinical document architecture）是 HL7 第三版标准（HL7V3）的一部分，专门规定临床文档内容的标准化。CDA 只规范文档内容表达，不涉及文档的交换机制。CDA 文档可作为医院信息平台建设的最基本的文档内容格式标准。

（三）数字孪生精准医学系统集成

医学信息系统集成已成为国际性标准化协调组织 HIT 认可的规范，可作为医院信息平台建设在区域卫生信息网络环境下实现信息共享最重要的标准、规范之一，其技术架构选择符合主要的 IHE ITI 规范（包括 IHE ITI 规范中的 XDS 或 PIX 规范）。数字孪生精准医学系统需要按照 IHE ITI 规范继续集成。功能要求如下：

数字孪生精准医学系统应专注医疗 IHE ITI 规范平台，内置医疗行业专用的协议和消息格式，并内置大量过滤器，不需编程即可满足复杂的医疗集成需求。集成平台应支持 IHE 标准，包含 IHE 交换工具。协议转换，具备 Socket、WebService、JMS（MQ）、MQTT、FTP 协议连接能力，以及与其他协议的相互转换能力。

数字孪生精准医学系统的数据库访问应具备 Database 的连接能力，同时支持 JDBC 和 ODBC 连接方式，以及与 Socket 协议和 WebService 的相互转换能力。其格式转换应具备 XML 格式、CSV 消息到 XML 消息的转换能力，另外可以实现 C 结构、COBOL 以及 BLOB 等二进制数据的转换和数据放大的能力。系统的动态路由，可以实现不同协议的动态路由，且路由规则通过配置方式实现。其发布订阅，能够通过请求的数据内容的关键值进行主题发布，编写 Java 程序通过 JMS Subscriber 来订阅不同主题的消息。

（四）数字孪生精准医学系统开发与运行效率

（1）产品的开发和运行，依赖应用服务器中间件，计算机硬件资源消耗多。

（2）内置消息中间件采用数字孪生数据引擎，确保消息不丢失。

（3）提供简单易用的 Web 测试和调试功能，可以在节点连线和配置脚本上设置断点，在友好的图形界面展示消息的变化调试应用。

（4）基于 Eclipse 的友好图形界面，方便临床医生与患者的可视化使用。

二、与其他科室医学应用系统的集成与互通互联

后面章节将陆续介绍肿瘤影像组学与精准医学、肿瘤影像基因组学与数字医疗、肿瘤病理学与数字化、肿瘤的精准放疗与人工智能技术、肿瘤 MRI 与人工智能精准医学、宫颈癌的数字化精准医学。

未来的研究重点，将聚焦如何进一步实现数字孪生精准医学系统与上述各个科室医学应用系统的集成与互通互联，以方便临床医生应用数字孪生精准医学系统为患者提供个性化的精准治疗、更加精准的医学服务和生命健康保障，并降低患者的经济负担。

参考文献

[1] 袁凯琦，邓扬，陈道源，等. 医学知识图谱构建技术与研究进展 [J]. 计算机应用研究，2018，35（7）：1929−1936.

[2] Green E D, Watson J D, Collins F S. Human Genome Project: twenty-five years of big biology [J]. Nature, 2015, 526 (7571): 29−31.

[3] Reuter J A, Spacek D V, Snyder M P. High-throughput sequencing technologies [J]. Mol Cell, 2015, 58 (4): 586−597.

[4] Saeidian A H, Youssefian L, Vahidnezhad H, et al. Research techniques made simple: whole-transcriptome sequencing by rna-seq for diagnosis of monogenic disorders [J]. J Invest Dermatol, 2020, 140 (6): 1117−1126.

[5] Manes N P, Nita-Lazar A. Application of targeted mass spectrometry in bottom-up proteomics for systems biology research [J]. J Proteomics, 2018, 189: 75−90.

[6] Li C, Xiao J, Wu S, et al. Clinical application of serum-based proteomics technology in human

tumor research ［J］. Anal Biochem，2023，663：115031.

［7］ Wörheide M A，Krumsiek J，Kastenmüller G，et al. Multi-omics integration in biomedical research—A metabolomics-centric review ［J］. Anal Chim Acta，2021，1141：144－162.

［8］ Hwang B，Lee J H，Bang D. Single-cell RNA sequencing technologies and bioinformatics pipelines ［J］. Exp Mol Med，2018，50（8）：1－14.

第三章　肿瘤影像组学与精准医学

第一节　影像组学的概念与方法

一、影像组学概念与历史沿革

2012 年，荷兰学者 Lambin 通过改进影像图像分析方法，首次提出了影像组学（radiomics）这一概念。当时定义为：从医学图像中提取海量信息用于高级特征分析。同年，美国 Lee Moffitt 癌症中心与研究所的 Kumar 详细阐述了影像组学的具体步骤，包括原始影像图像的采集和重建、感兴趣区域勾画和图像的分割、影像特征的提取和分析、图像数据库的建立和共享，以及最后的信息分析。2014 年，北美放射学会（Radiological Society of North America，RSNA）峰会主题为"Radiomics：From Clinical Images to Omics"，来自美国 Lee Moffitt 癌症中心与研究所物理科学与肿瘤中心的 Robert J. Gillies 教授在大会报告中提出，通过对影像特征深入分析，能提取可量化的微环境特征，用于预测肿瘤异质性。此后，影像组学研究开始被应用于肿瘤诊断、疗效监测及预后判断，并在过去十年中得到迅速发展。

二、影像组学处理流程

影像组学处理流程主要包括以下 5 个步骤：①图像采集；②图像分割（感兴趣区域勾画和肿瘤重建分割）；③图像特征提取与量化；④建立数据库；⑤分类和预测。影像组学处理流程如附图 1 所示。

（一）图像采集

影像组学分析需要的图像主要来自 X 线、CT、MRI、PET 等原始影像数据，并要求数据具有相同或相似的图像采集参数，以薄层扫描数据为最佳。由于大多数的影像数据来自临床回顾性数据库，而且来自不同的医疗中心，由不同品牌的扫描设备采集，这些非标准化图像数据会给定量分析带来很多混杂因素。由于到目前为止还缺乏统一的标准来规范这个过程，故影像组学的研究要从数据量和入组规范标准中寻找一个折中点，在尽可能保证基本数据量的前提下，为大样本、多特征、多序列和多方法的研究提供一致性保障。近年来一直有建议通过公开图像采集参数的方式来减少混杂因素，从而增加研究的可重复性及可比性。

（二）图像分割

图像分割的方式包括手动、半自动和自动三种。首先勾画出代表肿瘤的感兴趣区域（regions of interest，ROI），然后将其与其他组织分开用于下一步图像特征提取，这是影像组学最重要的一步。由于肿瘤的不规则性和异质性，精准分割出肿瘤是一个非常大的挑战。目前对肿瘤的分割主要通过多名高年资影像医生的评估，采用不同分割算法的组合来增加其鲁棒性。分割方法主要包括图割法（graph cut methods）、基于 CT 的容量分割法（volumetric CT-based segmentation）、区域生长法（region-growing methods）、半自动分割法（semiautomatic segmentations）等。不同的分割方法有其局限性和实用条件，目前尚没有公认度较高的通用分割方法，而全自动、高精度肿瘤分割算法是未来的发展趋势之一。

（三）图像特征提取与量化

将 ROI 分割完成后，就可以提取其特征。目前文献常报道的特征提取方法有肿瘤强度直方图（tumor intensity histogram）、肿瘤形态特征（shape-based features）、纹理特征（texture-based features）、小波特征（wavelet features）等。肿瘤强度直方图主要描述 ROI 内的密度值，如最大值或最小值。肿瘤形态特征描述 ROI 的几何属性，如圆形或毛刺状，是影像组学中相对简单的特征。纹理特征指体素之间的统计关系，如肿瘤的同质性或异质性。小波特征包括傅立叶变换、Gabor 变换和小波变换。此外，还可以通过变换的方法用低维空间表示高维的图像样本空间。为了便于分析，可以对特征降维，选择最具代表性的特征，采用最大相关最小冗余（maximum relevance and minimum redundancy，mRMR）算法或主成分分析（principal component analysis，PCA）筛选合适特征。除了上述影像组学特征，还需要收集多层次、多方面、多维度的信息，如患者的临床特征、基因组学信息、蛋白质组学信息、转录组学信息等，并通过将这些特征信息进行有效整合建立模型，为分类和预测提供更全面和精准的信息。

（四）建立数据库

影像不仅仅是图像，更是有用的数据，建立影像数据库是影像组学发展的关键一步。构建精准的预测模型需要庞大的数据库支持，包括多中心、统一、标准化的数据库。一个好的预测模型应该包含多维度的数据信息，如影像组学、基因组学、蛋白质组学和临床信息，同时也需要更多的数据样本。故有意识地建立标准化数据库是未来影像组学发展的要求，同时可减少数据的流失，提高数据样本的使用率。

（五）分类和预测

构建分类器是影像组学的最终目的，其核心在于利用不同特征的相关性对已知数据进行分类。首先将数据分为训练数据集和验证数据集，通过训练数据集建立预先定义的数据类或概念集分类器。这个过程可以看成通过训练样本学习一个映射或函数，建立起相应的分类模型后即可用于新数据的分类。随后需要进一步验证分类器的性能，判断其是否具有良好的鲁棒性。通常使用受试者操作特征（receiver operating characteristic，ROC）曲线下面积（area under curve，AUC）及灵敏度和特异度来判定其区分度，使用分类器的预测结果和观测结果的一致性来衡量其校准度。独立、多中心、外部验证模型的性能优于单一的内部验证模型。有效分类器中的训练数据集和验证数据集结果应基本一致。

经过上述五个步骤得到的分类器和预测模型，可以用于辅助临床决策。下面详细阐述基于 MRI 的影像组学在肿瘤诊断、分期以及预后预测中的作用。

第二节　MRI 影像组学在肿瘤诊断中的研究现状

一、MRI 影像组学与肿瘤诊断及鉴别诊断

MRI 具有多部位、多序列、多参数成像的特点，也具有无创性、软组织分辨率高、无电离辐射等优点，在实体肿瘤的诊断及鉴别诊断方面具有显著优势。利用 MRI 影像组学技术对整个肿瘤进行全面分析，能够获取反映潜在病理生理信息的高维、可挖掘特征，解决肿瘤异质性的问题。目前，MRI 影像组学用于常见实体肿瘤（脑胶质瘤、乳腺癌、肝细胞癌、胰腺癌、直肠癌、宫颈癌）的诊断及鉴别诊断、疗效预测、生存期预测方面的研究颇多。

（一）脑胶质瘤

胶质瘤是颅内最常见的原发性肿瘤，起源于神经胶质细胞。脑胶质瘤被分为以下几种类型：少突星形胶质细胞瘤、少突胶质细胞瘤、脉络丛肿瘤等。主要分为 4 个级别：1～2 级为低级别胶质瘤，约占脑胶质瘤中的 25%，5 年生存率超过 80%；3～4 级为高级别胶质瘤，其中 4 级 5 年生存率低于 5%；总体脑胶质瘤 5 年生存率约为 20%。1 级脑胶质瘤被划分为良性；3～4 级被划分为恶性；2 级被划分为良性与恶性过渡，但具有较多恶性肿瘤特征。

脑转移瘤是成人中最常见的颅内占位性病变，其发病率大约是原发性颅内肿瘤的十倍以上。脑胶质瘤和脑转移瘤的临床症状基本相似，主要表现为头痛、头晕、恶心、呕吐和由颅内肿瘤压迫导致的中枢神经系统障碍。同时，这两类肿瘤的影像学特征没有特异性，一般临床医师很难通过临床和影像特征对二者进行鉴别诊断，而二者的治疗方案明显不同，直接影响患者预后。

因此，利用 MRI 影像组学将上述两类肿瘤进行鉴别诊断是近年来研究的热点。有研究纳入 412 例脑肿瘤（242 例胶质母细胞瘤和 170 例单发脑转移瘤）图像进行 MRI 影像组学分析，随机分为 227 例（训练组）和 185 例（验证组）。通过手动分割 MRI 图像上的肿瘤，利用 PyRadiomics 软件从训练组的 T_1 加权像（T_1WI）增强图像中提取出 1303 个

影像特征，运用 ROC 曲线的 AUC 评估分类器的性能。在训练组中，13 种不同分类器具有较好的预测性能（$AUC \geqslant 0.95$）。在验证组中，ROC 曲线分析表明，运用最小收缩算子法（least absolute shrinkage and selection operator，LASSO）筛选特征、支持向量机（support vector machine，SVM）构建分类器具有最佳的预测效果（$AUC = 0.90$）。而另外一项研究将 439 例神经肿瘤（212 例胶质母细胞瘤和 227 例单发脑转移瘤）随机分为训练组和验证组，从 T_1WI 增强图像上提取 757 个影像组学特征并降维后，采用机器学习方法（随机森林、SVM、逻辑回归）进行分类，评估模型性能。结果发现 SVM 构建的分类器鉴别胶质母细胞瘤和单发脑转移瘤的效果最佳，其灵敏度为 0.86，特异度为 0.85，AUC 为 0.96。上述研究说明基于 MRI 影像组学技术，鉴别诊断高级别脑胶质瘤和单发脑转移瘤的灵敏度、特异度和准确率都很高。

（二）乳腺癌

乳腺癌诊断的"金标准"是病理活检，由于肿瘤异质性，活检并不能准确反映肿瘤的内部情况，而且活检是有创的侵入性检查。影像组学可用于定量分析乳腺肿瘤组织的内部影像特征，作为诊断的无创检查生物标志物，具有非常重要的应用价值。

有学者通过 MRI 影像组学研究影像标签与不同病理类型乳腺肿瘤之间的相关性，从 98 例乳腺癌和 26 例良性乳腺肿瘤的 T_1WI、T_2WI、动态增强 MRI 和弥散成像序列中发现熵值这一指标最能区分良恶性病变；相比良性病变，恶性病变熵值显著增高（$P < 0.05$），其区分灵敏度为 93%，特异度为 85%，说明能很好地鉴别乳腺肿瘤的良恶性。Fusco 等对 54 例患者 79 个乳腺结节（病理证实 48 个结节为恶性、31 个结节为良性）的增强乳腺 X 线摄影（contrast-enhanced mammography，CEM）及动态对比增强 MRI（dynamic contrast-enhanced MRI，DCE-MRI）图像进行了影像组学分析，结果发现从 CEM 和 DCE-MRI 中提取 18 个影像特征建立的分类器（$AUC = 0.88$）优于单独从 CEM 图像（$AUC = 0.81$）或 DCE-MRI（$AUC = 0.72$）图像提取影像特征构建的分类器。这说明联合多序列多模态 MRI 影像，可提高分类器鉴别诊断乳腺良恶性结节的能力。

（三）肝细胞癌

虽然病理活检是恶性肿瘤诊断的"金标准"，但肝细胞癌（hepatocellular carcinoma，HCC）主要以临床诊断为准，并且不同国家有不同的标准。肝细胞癌临床诊断主要依据典型的"快进快出"影像学表现，具体而言就是 CT 或 MRI 增强扫描动脉期明显强化，门静脉期迅速廓清。因此，影像动态增强在肝细胞癌的诊断中起着至关重要的作用，而在肝细胞癌的疗效评价中也开始发挥越来越重要的价值。

比如有研究将 494 个肝结节分为训练组（434 个）和验证组（60 个），然后基于卷积神经网络的深度学习方法对 MRI 上发现的肝结节进行分类，结果发现该分类器准确率为 92%、灵敏度为 92%、特异度为 98%，诊断肝细胞癌的灵敏度为 90%；而影像医生的准确率只有 60%～70%，虽然其鉴别诊断肝细胞癌的阳性率达 93.5%，假阳性率只有 1.6%。有研究对 86 例肝癌（包括 38 例肝细胞癌、24 例肝内胆管细胞癌、24 例肝胆管混合细胞癌）进行鉴别诊断，基于肝癌的 MRI 和增强 CT，采用机器学习中的 SVM 建立分类器，结果发现基于 MRI 影像组学的分类器从肝细胞癌和肝内胆管细胞癌中鉴别出肝胆管混合细胞癌（$AUC=0.81$），优于基于增强 CT 影像组学的分类器（$AUC=0.71$）；而影像医生将肝胆管混合细胞癌诊断为肝细胞癌或肝内胆管细胞癌的错误率可达 58%。

（四）胰腺癌

胰腺癌由于早期通常缺乏明显的症状，因此很难做到早期诊断。MRI 因其对软组织的分辨率高，对于胰腺癌的诊断及分期能够提供更加详细、准确的信息，目前被广泛应用于胰腺癌诊疗，特别是评估肿瘤累及范围。与传统医学图像分析方法相比，MRI 影像组学利用大量的影像数据信息，提取和分析与肿瘤相关的多种指标（如形态结构、纹理信息、代谢水平等），从而提高胰腺癌的诊断效能，为临床诊疗提供更多更丰富的信息。

目前，MRI 影像组学多用于胰腺癌的鉴别诊断。胰腺癌多为乏血供肿块，增强 MRI 影像上常表现为无显著强化或渐进弱强化肿块。典型的胰腺神经内分泌肿瘤（pancreatic neuroendocrine tumor，pNET）为富血供肿块，影像增强常在动脉期或胰腺实质期呈显著强化，与胰腺癌之间并不难鉴别。但也存在少数 pNET 因为内部纤维间质含量较高，强化特征与胰腺癌极为相似，导致误诊。因此部分学者采用影像组学来解决此类问题。此外，肿块型自身免疫性胰腺炎（autoimmune pancreatitis，AIP）的影像学特征也与胰腺癌相似，极易误诊，但两者治疗效果和生存期不一样，因此准确鉴别两者在临床实践中具有重要意义。有学者将基于 MRI 的影像组学特征与临床特征结合起来构建模型，为胰腺癌的鉴别诊断提供依据。从四个不同的序列中提取影像组学特征，建立基于多参数 MRI 的影像组学特征和临床特征的混合模型，发现其诊断性能比单独使用临床特征或常规影像组学参数构建的模型更高。另一项研究发现，基于 T_1WI、T_2WI 和动态增强的动脉期、门脉期提取的影像组学特征构建的模型性能良好，有助于胰腺癌与肿块型自身免疫性胰腺炎的鉴别。基于体素内不相干运动（intravoxel incoherent motion，IVIM）成像的纹理分析鉴别胰腺癌与胰腺神经内分泌瘤，其结果表明纹理特征（角二阶矩、反差矩、相关性、对比度和熵）较常规 IVIM 参数有更高的诊断性能。

（五）直肠癌

直肠癌（rectal cancer，RC）是全球最常见的消化系统恶性肿瘤之一，病理学检查是其诊断的"金标准"，尚缺乏可靠的影像学定量化评价手段。有研究证实，影像组学有望改变这一现状。目前，多数对直肠肿瘤的影像组学研究集中在肿瘤与非肿瘤性病变的鉴别、直肠癌术前分期、淋巴结转移评估及预后判断等方面，通过对影像数据信息进行深入挖掘和分析，有望辅助临床医生做出合理的诊疗方案。

MRI 检查是确定直肠癌局部侵犯范围的首选影像学检查。临床上，肿瘤的 TNM 分期系统是一种常用于肿瘤诊断和治疗的分期系统，它基于肿瘤的三个主要特征：原发肿瘤（T，tumor）、淋巴结转移（N，node）、远处转移（M，metastasis）。然而，采用 MRI 评估 T 分期具有挑战性，准确的 T2（肿瘤侵及固有肌层）和 T3（肿瘤通过固有肌层生长到浆膜下层）分期经常会失败。MRI 影像组学和机器学习的结合为二者的鉴别提供了新思路。利用治疗前 T_2WI 影像组学特征驱动建立深度学习（deep learning，DL）模型区分 T1/T2 分期与 T3/T4 分期的直肠癌患者灵敏度为 76%、特异度为 74%。针对 115 例患者使用弥散加权成像（diffusion-weighted imaging，DWI）提取影像组学特征也得到了类似的结果，基于逻辑回归（LR）算法的灵敏度为79%、特异度为74%。另一项纳入174名患者的研究使用 T_2WI 图像构建回归模型，发现无论是否采用脂肪抑制技术均可以区分T1/T2分期与T3/T4分期的患者，灵敏度为88%、特异度为61%。而对119例直肠癌患者的横断面高分辨 T_2WI 图像进行影像组学分析，采用LASSO算法提取256个影像组学特征论证其与肿瘤T分期的相关性，结果发现 AUC 为0.852、灵敏度为79.0%、特异度为82.0%。此外，MRI影像组学也可在一定程度上提高直肠癌N分期的准确性。最近一项针对152例患者的回顾性研究将 T_2WI 影像组学与随机森林算法耦合，以创建机器学习分类器，该分类器能够以79%的灵敏度和72%的特异度区分N0级与N1/N2分期的患者。逻辑回归算法和基于DWI的影像组学特征的不同机器学习模型再次发现了类似的结果（灵敏度为81%，特异度为68%）。有研究收集了局部进展期直肠癌（locally advanced rectal cancer，LARC）患者新辅助放化疗（neoadjuvant chemoradiotherapy，nCRT）前后的 T_2WI 图像，并从图像上提取了所有可见淋巴结的影像组学特征，建立组学模型预测患者放化疗后的淋巴结状态，其灵敏度和特异度分别为79.4%和76.22%。虽然目前基于淋巴结的模型灵敏度和特异度尚不足以进行临床诊断，但是它可能为放射科医生评估直肠癌的N分期提供依据。

（六）宫颈癌

宫颈癌是全球女性癌症死亡的第四大原因，发病率居我国女性肿瘤发病率第二位，严重威胁着广大女性的健康。传统实验室检查和影像学检查在宫颈癌诊断准确率和特异度方面存在一定局限性，随着影像组学的迅速发展，其在肿瘤的定性、分期及评估预后等方面显示出巨大潜力。Akita等使用 T_1 增强图像对宫颈癌的检出率为94.7%。对比常规MRI、扩散加权成像和动态对比增强MRI（DCE-MRI）对宫颈癌和宫颈良性病变的鉴别能力，结果发现常规MRI结合DWI准确率较高（95%），与DCE-MRI相比诊断性能无明显差异。随着医学图像配准技术的发展，融合成像技术为医学图像的分析提供了新思路，如超声-MRI可检出宫旁浸润的一致性增加，省时且较单一成像准确率高。影像组学特征也能鉴别良恶性病变。肿瘤表观扩散系数（apparent diffusion coefficient，ADC）值能够有效区分早期肿瘤与正常宫颈组织或良性宫颈病变。ADC全肿瘤熵相关参数也有助于区分宫颈组织的良恶性。分析宫颈癌的DCE-MRI特征数据，通过多种示踪动力学模型得出受试者操作特征曲线的 AUC 为0.961。DCE-MRI药代动力学参数Ve的诊断能力也被证实可达94.3%，并在一定程度上反映肿瘤血管生成的生物学机制。尽管影像特征分析可能不会取代病理活检，但可在一定程度上反映宫颈肿瘤与正常组织间的病理生理差异，从而辅助提高肿瘤早期诊断的灵敏度、特异度和稳定性。

二、MRI影像组学与肿瘤亚型分类

（一）脑胶质瘤

脑胶质瘤的精准分级对临床制定治疗方案和评估预后至关重要。脑胶质瘤主要分为高级别胶质瘤（high-grade glioma，HGG）和低级别胶质瘤（low-grade glioma，LGG），两者在传统影像上表现相似，很难区分开来；而低级别胶质瘤预后显著好于高级别胶质瘤。通过非侵入性的计算机技术实现脑胶质瘤的精准分级，是目前临床迫切需要的。

MRI 影像组学可对脑胶质瘤影像特征量化后实现分级。有研究从 66 例脑胶质瘤治疗前 MRI 检查的 T_2WI-FLAIR、T_1 动态增强、ADC map 序列中提取了 114 个影像组学特征，并选择了 8 个不同级别胶质瘤之间存在的差异显著的影像组学特征联合建立分类器，该分类器的 AUC 为 0.943、特异度为 89%、灵敏度为 90%，显示出良好的分类效果。另一个研究选取了 285 例不同级别的脑胶质瘤（高级别胶质瘤 210 例，低级别胶质瘤 75 例），基于 MRI 的 T_1WI、T_1 动态增强、T_2WI 及 T_2WI-FLAIR 图像，提取了 468 个影像组学特征，采用 mMRM（最小冗余最大关联）算法筛选出 5 个用于脑胶质瘤分级的影像组学特征，运用机器学习方法（随机森林）建立分类器（训练组 AUC=0.9400，验证组 AUC=0.9030），对脑胶质瘤进行精确分级。

精确的脑胶质瘤分级和分子亚型诊断，需要从组织学层面乃至分子层面对大量的胶质瘤样本进行重新、精确的分析，进而与影像组学数据进行比对。TCGA 胶质瘤表型研究小组利用多重反应回归方法确定了多个与 VASARI 特征相关的蛋白质，并且发现 VASARI 特征与 IL-8、PTEN、PI3K/AKT、神经调节蛋白、ERK/MAPK、P70S6K 和 EGF 信号通路的表达有显著相关性。

2016 年，世界卫生组织（World Health Organization，WHO）对中枢神经系统的分类进行了重大调整，首次纳入组织学上的生物标志物，将胶质瘤分为异柠檬酸脱氢酸（isocitrate dehydrogenase，IDH）突变型与野生型，Ⅱ 级和 Ⅲ 级的 IDH 突变型可以基于 1p/19q 共缺失的存在或不存在进一步细分。所有 1p/19q 共缺失的神经胶质瘤合并 IDH1 突变，被归类为少突胶质细胞瘤。在 2016 年的分类中，Ⅱ～Ⅲ 级胶质瘤根据其 IDH 突变型或野生型，1p/19q 是否共缺失、ATRX 和 TP53 是否突变，进一步细分为多个诊断和亚组。2021 年，第五版 WHO 中枢神经系统肿瘤分类中，胶质瘤在保持原有分子标志物的基础上，增加了 CDKN2A/B 纯合性缺失和 IDH 突变作为分类标志物，并将 MYB 或 MYBL1 改变作为儿童型低级别脑胶质瘤良好的预后标志物。影像组学在预测其他胶质瘤关键分子中（如 IDH1/2、1p/19q 共缺失、MGMT 甲基化等）也有报道。

TCGA 研究选择了 165 例胶质瘤（组织学分级 Ⅱ 级和 Ⅲ 级）数据，从胶质瘤 MRI 的 T_1WI、T_1 动态增强、T_2WI、T_2-FLAIR 图像中提取总共 42 个纹理特征，最终选取 4 个特征建立分类器，预测他们的 IDH 基因型以及 1p/19q 共缺失状态，分类器的 AUC 分别为 0.86 和 0.96，获得了不错的分类效果。Chang 等通过回顾性分析 3 个中心经组织学检查证实的 WHO Ⅲ～Ⅳ 级的 496 例脑胶质瘤患者，通过结合 MRI 多模态信息（T_1WI、T_1 动态增强、T_2WI 及 T_2-FLAIR 序列）与患者的年龄数据，采用卷积神经网络建立预测模型；该模型在训练组预测 IDH 基因突变的准确率为 87.3%（AUC=0.93），验证组预测准确率为 87.6%（AUC=0.95），测试组的预测准确率为 89.1%（AUC=0.95）。这些结果表明，使用 MRI 影像组学技术预测脑胶质瘤的分子分型，准确性很高，可帮助临床医生精准制定诊疗方案

针对伴有 MGMT 甲基化的脑胶质瘤患者，采用放化疗或单纯化疗，预后及转归较为理想，可延长患者的生存期；对于没有 MGMT 甲基化的脑胶质瘤患者，化疗效果不理想。治疗前，如果临床医生能实现对脑胶质瘤的 MGMT 甲基化状态进行预测，将对制定

个体化治疗方案有重要帮助。一项回顾性研究分析了多中心数据共计 193 例脑胶质瘤患者的 MRI 多序列数据（T_1WI、T_1 动态增强、T_2WI 及 T_2WI-FLAIR），提取了 4 个感兴趣区域（肿瘤坏死区、水肿区、非强化区及增强区）的 1705 个影像组学特征，最后选择了 6 个相关影像组学特征，采用机器学习方法（随机森林）建立预测模型，预测 MGMT 甲基化状态的准确率为 80%（$AUC = 0.88$）。一项研究回顾性分析了 98 例经病理检查证实为高级别脑胶质瘤（WHO Ⅳ级），其中 48 例为 MGMT 甲基化肿瘤，50 例为非甲基化肿瘤；基于 MRI 的 T_1WI、T_2WI 和 T_1 动态增强序列，共提取了 1665 个影像组学特征，采用 LASSO 降维后 3 个序列的影像组学特征联合建立预测 MGMT 甲基化状态的模型，其训练组的准确率为 86.59%，验证组的准确率为 80%。基于术前脑胶质瘤的 MRI 影像组学研究可很好地预测 MGMT 甲基化状态。

（二）乳腺癌

2013 年，St Gallen 国际乳腺癌治疗专家共识将乳腺癌分为 4 型，即 Luminal A-like 型〔ER 和 PR（+），HER2（−），Ki-67 低表达（<14%）〕、Luminal B-like 型〔ER 和（或）PR（+），HER2（±），Ki-67 高表达（>14%）〕、HER2 过表达型〔ER 和 PR（−），HER2（+）〕及三阴型〔ER 和 PR（−），HER2（−）〕。《中国抗癌协会乳腺癌诊治指南与规范（2017 年版）》亦将其分为 4 型，即 Luminal A-like 型〔ER/PR（+），HER2（−），Ki-67 低表达（<20%）〕、Luminal B-like 型〔ER/PR（+），HER2（−）且 Ki-67 高表达（≥20%）或 PR 低表达（<20%）/HER2（+）〕、ERBB2＋型〔ER 和 PR（−），HER2（+）〕及 Basal-like 型〔ER 和 PR（−），HER2（−）〕。乳腺癌分子分型的提出，为广大学者认识和研究乳腺癌提供了一个全新的方向与视角。乳腺作为性激素依赖性器官，雌激素和孕激素在乳腺癌生长、发育以及乳腺细胞增殖的过程中均起着重要的内分泌调节作用。雌激素受体和雄激素受体的表达水平与乳腺癌的预后密切相关，并有指导临床内分泌治疗的作用。Ki-67 是一种增殖细胞相关的核抗原，是判断肿瘤细胞增殖情况的一个重要指标，乳腺癌组织中 Ki-67 表达越高，细胞增殖越多，组织分化越差，恶性程度越高，对化疗也越敏感。所以上述免疫组化标志物的表达及以此为依据划分的分子分型对乳腺癌的发生、发展及预后有重大的提示作用。有研究发现不同分子分型在不同肿瘤大小、临床 TNM 分期、淋巴结转移数目、组织病理学分级等方面均存在差异，其中预后最差的是三阴型，其复发及远处转移率较高，Luminal A-like 型预后最好，而 ERBB2＋型预后相对较差，Luminal B-like 型预后相对较好。有研究称，Luminal A-like 型、Luminal B-like 型、ERBB2＋型及三阴型乳腺癌患者 5 年存活率分别为 81.9%、72.8%、67.1% 及 62.4%。乳腺癌分子分型的研究及改进，逐步推动了临床的个性化治疗方案制定的发展。Luminal A-like 型对内分泌治疗敏感，ERBB2＋型适合联合使用靶向药物与化疗药物，三阴型乳腺癌对化疗的敏感性较高。由于上述各分子分型的差异，与组织学分型相比，分子分型对临床治疗及预后能提供更大的指导意义。

影像组学可反映乳腺癌异质性，用于预测分子分型具有广阔的应用前景。有研究基于 DCE-MRI 提取影像组学特征用于区分 84 例患者中的三阴型乳腺癌与其他亚型。试验中共提取了 85 个特征，建立了五种不同的分类模型来区分三阴型乳腺癌与非三阴型、ER＋、ER−、Luminal A-like 和 Luminal B-like 乳腺癌，发现三阴型乳腺癌与肿瘤性异质密切相关。另有研究通过使用从 DCE-MRI 提取的影像组学特征并与临床信息（年龄和绝经状态）相结合建立模型，预测乳腺癌分子亚型。该研究回顾性分析了 60 例乳腺癌患者的治疗前乳腺 DCE-MRI，其中 Luminal A-like 乳腺癌有 34 例，Luminal B-like 有 8 例，HER2 阳性型有 7 例，基底细胞型有 7 例，结果观察到反映肿瘤异质性的特征，在预后较好类型的乳腺癌（如基底细胞型乳腺癌）中数值较低，临床上具有侵袭性的 HER2 阳性型数值较高，可能是其升高的血管生成生长速率体现了影像组学特征与分子亚型相关性。Guo 等探讨了 DCE-MRI 的影像基因组学特征与临床变量（肿瘤分期和淋巴结转移）和分子受体状态（ER、PR、HER2）之间的关系。他们从 91 例浸润性乳腺癌中提取了 38 个影像组学特征（包括大小、形状、形态、增强纹理、动力学和方差动力学等）与 144 个基因组特征（70 个基因表达特征、70 个拷贝数特征和 4 个甲基化特征），结果显示肿瘤大小特征与肿瘤分期之间、肿瘤不规则与肿瘤分期之间存在显著正相关，高级别肿瘤趋于更大、更不规则，另外还发现几种基因组学特征与 ER、PR 和（或）HER2 状态显著相关，如极光激酶 B 基因（AURKB）是预测 ER 状态最有用的基因组特征；一些基因组特征与肿瘤分期和淋巴结状态成正相关，与肿瘤分期最相关的影像组学特征是有效直径。因此，相较于传统的医学影像，影像组学不仅限于从视觉层面解读影像信息，还可进一步深入挖掘肿瘤生物学本质，为临床提供可靠的决策支持。Ma 等研究了乳腺癌 DCE-MRI 影像组学与 Ki-67 的相关性，显示采用机器学习方法结合对比度、熵、线像度等纹理特征预测模型的 AUC 为 0.733。而 Sutton 等通过分析 95 例 ER 阳性乳腺癌患者的 DCE-MRI 纹理特征发现，肿瘤基因类型与 DCE 成像的峰度特征及肿瘤分级具有相关性，可用于 ER 阳性乳腺癌患者的复发风险预测。

（三）宫颈癌

宫颈癌根据组织类型和性质可以分为多种亚型，如鳞状细胞癌（squamous cell carcinoma，SCC）、腺癌、腺鳞混合型癌等。每个亚型的生物学特征、临床治疗方案及预后都不同，因此准确地判断宫颈癌亚型至关重要。ADC 直方图有助于鉴别宫颈癌的组织学亚型。研究显示，腺癌 ADC 直方图偏度明显低于 SCC，而 SCC 的峰度有升高的趋势。ADC 直方图的全肿瘤特征分析评估 SCC 的组织学分级性能良好，且不同观察者间重现性较高。一项 23 例患者的前瞻性研究发现，ADC 直方图的 3 个 GLCM 衍生特征与肿瘤分化显著相关（$\varrho=0.53$、-0.49、-0.51）。形态学参数和 DCE-MRI 定量参数均能区分病理类型，以多参数 MRI 特征评估 SCC 病理特征和侵袭性优于解剖图像，可对患者进行风险分层。以临床分期为参考，MRI 分期的准确性和一致性较高，影像组学的分析方法可以反映肉眼无法理解的宫颈肿瘤固有异质性的潜力，在宫颈癌的管理中可能发挥重要作用。

肿瘤的生物学行为差异与潜在的基因表达模式相关，深入挖掘基因组特征和影像数据的联系是目前肿瘤领域的研究热点。Halle 研究发现，接受放化疗的宫颈癌患者的 DCE-MRI 药代动力学参数 A_{Brix} 与缺氧基因集显著相关，免疫组化显示低 A_{Brix} 与缺氧诱导因子 1α（HIF1α）蛋白表达的上调相关，研究结果显示 DCE-MRI 缺氧基因标记对宫颈癌无进展生存期（progression free survival，PFS）和局部控制（locoregional control，LRC）具有一定的预测价值。后续研究从放化疗患者基线 DCE-MRI 得出，A_{Brix} 及 Ktrans 参数值的高低与肿瘤预后相关。T_2WI 图像的 ADC 直方图的偏度有助于区分患者 HER2（＋）和（－）表达。影像组学可在一定程度上反映出基因差异，能够为临床提供更多信息，指导临床医生制定治疗方案。揭示影像数据信息与基因表达的关系，有助于开发通过非侵入性成像生物标志物发现基因突变信息，促进传统影像诊断模式向分子影像学模式转变，突破基因诊断技术在临床应用方面的限制。

第三节 MRI 影像组学在肿瘤分期中的研究现状

一、MRI 影像组学预测肿瘤侵犯脉管

（一）乳腺癌

乳腺癌脉管受侵又名淋巴血管侵犯（lymphovascular invasion，LVI），是浸润性乳腺癌周边淋巴管和血管系统内出现癌栓的一种病理表现。LVI 是导致浸润性乳腺癌不良预后的重要因素之一，同时也是一个重要的组织病理学特征，其预后价值独立于组织学分级；并且与保乳手术切缘是否为阳性、术后是否需要新辅助化疗，以及前哨淋巴结、腋窝淋巴结转移都密切相关。因此，准确识别乳腺癌是否有 LVI 状态非常重要。而目前主要通过术后病理标本诊断 LVI。

MRI 对乳腺疾病有非常高的灵敏度，具有早期发现病变、诊断病变、评价病变范围、评估乳腺其他结构及腋下淋巴结是否受累等独特优势。

一项纳入 204 例乳腺 MRI 图像的回顾性研究，从 DCE-MRI 序列中提取影像组学特征，将主观 MRI 影像特征诊断效能与纹理特征模型诊断效能做比较，发现纹理特征模型诊断效能优于主观 MRI 影像特征诊断效能。另一项前瞻性研究纳入 149 例乳腺癌患者，从 DCE-MRI 序列中勾选感兴趣区并自动提取影像组学特征，筛选出影响 LVI 的独立危险因素并建立预测模型，结果发现放射组学特征和 MRI 腋窝淋巴结状态的组合预测模型可以在术前预测 LVI 状态并具有较好的预测效能（AUC＝0.85），而方差和基于灰度大小区域矩阵的灰度方差是预测 LVI 状态的两个最有价值的放射组学特征。因此，基于 MRI 影像组学建立的预测模型，能更准确地反映肿瘤异质性，是病理活检的一个重要补充。同时，结合患者相关临床资料、肿瘤病灶影像组学特征、病理特征建立的预测模型，对预测乳腺癌 LVI 具有更高的准确性。

（二）肝细胞癌

微血管浸润（microvascular invasion，MVI）是指在显微镜下观察到的癌细胞集团或瘤周血管内的癌栓，术后病理检查是诊断 MVI 的"金标准"。MVI 提示肿瘤细胞早期浸润到肿瘤血管内，对患者术后治疗指导有重要作用。根据与肿瘤的远近及数目，MVI 可分为三种：M0，未发现 MVI；M1（低危组），≤5 个 MVI，且发生于近癌旁肝组织区域（≤1 cm）；M2（高危组），>5 个 MVI，或发生于远癌旁肝组织区域（>1 cm）。MVI 是

肿瘤早期复发和预后不良的最强独立预测因子，运用常规的影像学检测 MVI 非常困难。术前准确预测肝细胞癌是否有 MVI 对治疗方案的制定非常重要，会影响患者的生存期。Song 等基于 601 例肝细胞癌的术前 MRI 图像构建预测 MVI 的模型，结果发现整合患者临床信息和 MRI 影像组学，采用深度学习方法建立模型的预测能力最佳（$AUC=0.931$）。

（三）胰腺癌

肿瘤侵犯胰周血管是导致胰腺癌不可切除、术后复发或转移的重要危险因素之一。近年来，随着影像技术的不断发展，人工智能在医学领域中的应用越来越广泛。影像组学是人工智能的一个重要分支，本质是通过使用计算机软件提取肉眼无法识别的高通量影像特征，根据融合影像、临床及病理信息构建模型，定量评估肿瘤的异质性，从而对疾病进行全面分析、评估，并预测肿瘤的生物学行为，是目前胰腺癌影像领域的热点研究方向。但是影像组学在评估胰腺癌胰周血管侵犯方面的研究相对较少，传统的影像学检查手段对胰腺癌术后生存率及血管侵犯的评估作用较为局限，而影像组学可以探索到更多的影像特征，帮助分析肿瘤的异质性及肿瘤微环境，构建出稳定且适当的模型。此外，除了提取影像特征、临床信息特征，影像组学还要结合相关基因组学、蛋白质组学来评估患者的血管侵犯程度及远期生存率。

二、MRI 影像组学预测肿瘤远处转移

（一）乳腺癌

乳腺癌发生远处转移，在临床上属于晚（Ⅳ）期，预后差。若能提前预测乳腺癌是否会发生远处转移，可有针对性地制定个体化治疗方案，降低远处转移风险，延长患者生存期。

临床上通过对乳腺癌腋窝淋巴结（axillary lymph node，ALN）进行清扫，然后以病理检查确定是否转移。腋窝淋巴清除可能引起患者肩关节功能损伤、腋神经损伤、淋巴水肿等并发症，严重的会影响患者生活质量。术前准确、无创预测腋窝及前哨淋巴结是否转移，减少不必要的 ALN 清扫及过度活检，对乳腺癌分期、治疗和预后都有重要意义。2017 年，Dong 等建立了 MRI 多变量影像组学模型来预测前哨淋巴结的转移情况，结果发现与 ADC 直方图相比，DWI 序列提取的影像组学特征与前哨淋巴结转移有更大相关性。这一研究结果可帮助临床医生制定手术方案，从而避免对前哨淋巴结转移风险较低的患者进行淋巴结清扫。Obeid 等对乳腺癌周围脂肪与早期乳腺癌（T1 期、T2 期）预后的关系进行了回顾性研究，对体重指数（BMI）大于 30 kg/m² 的患者的术前乳腺 MRI 进行影像组学特征提取，结果发现术前 MRI 图像中提取的瘤周脂肪特征与腋窝淋巴结转移相关。

（二）直肠癌

直肠癌易于发生远处转移，从而进一步增加治疗难度和预后复杂性。MRI 影像组学评估是目前研究直肠癌远处转移的主要方法之一。原发肿瘤的影像组学能够为预测同步

（诊断时已经存在）或异时性（治疗后发展）肝转移以及其他部位的远处转移提供有价值的信息。对于异时性肝转移，基于 T_2WI 的影像组学和 T_1 动态增强扫描图像相结合，建立支持向量机（SVM）和 LR 两个机器学习预测模型，并在 108 名患者中进行交叉验证，结果显示，LR 性能更好，但并不明显优于 SVM，灵敏度为 83%，特异度为 76%。结果表明，影像组学和机器学习在识别直肠癌肝转移方面具有一定潜力。

（三）宫颈癌

影像学检查能够提供宫颈癌的肿瘤大小、淋巴结状态、局部或全身扩散情况等信息，辅助确定国际妇产科联盟（FIGO）分期，进而指导临床决策。淋巴结转移（lymph node metastases，LNM）是影响患者预后的高危因素，且是术后放疗的适应证之一。影像组学方法对于预测 LNM 有一定价值，多模态磁共振显示出良好的预测性能。采用基于 ADC map 的 MRI 影像组学区分转移和非转移淋巴结，在训练集和验证集中，AUC 分别达到 0.864 和 0.870。血管淋巴管间隙浸润（lymphovascular space invasion，LVSI）对宫颈癌分期无明显影响，但会影响治疗方案。T_1 增强扫描图像特征联合红细胞计数的列线图在训练集中的特异度和灵敏度分别为 0.756 和 0.828，在验证集中的特异度和灵敏度分别为 0.773 和 0.692。影像组学结合深度学习也是发展趋势，组合模型判断 LVSI 的表现良好。影像组学在一定程度上填补了治疗前无创评价 LNM 和 LVSI 方法的空缺，提高了预测的准确率，为早期宫颈癌患者的诊疗引入了新思路。

第四节　MRI 影像组学在肿瘤预后评价中的研究现状

一、MRI 影像组学预测肿瘤外科术后复发

（一）脑胶质瘤

神经肿瘤学反应评估（response assessment in neuro-oncology，RANO）工作小组针对高/低级别胶质瘤，提出了基于不同 MRI 序列的高/低级别胶质瘤疗效监测标准。RANO 在临床应用过程中还存在诸多不足，加上监测实效性较差（确诊疾病的进展需要至少 3 个月的随访），其应用受到限制。当前 RANO 标准是基于一维或二维 MRI 图像的监测手段，精确胶质瘤体积信息的提取能够更好地反映肿瘤大小的动态变化过程。在临床实践过程中，影像组学具有标准化、定量及能够反复验证等特点，可以满足脑胶质瘤疗效监测的需求。

为了建立脑胶质瘤术后复发预测模型，有研究回顾性分析了 64 例 II 级脑胶质瘤外科术后 72 小时以内的 T_1WI、T_2WI、动态增强 T_1WI 序列，从上述 3 个序列中提取并筛选了 9 个与脑胶质瘤术后复发密切相关的影像特征，建立了多模态 MRI 影像组学预测模型，该模型在验证集中显示出良好的预测性能（$AUC=0.93$）。

另有研究基于 172 例接受贝伐珠单抗治疗的脑胶质瘤术后复发的 MRI 影像组学，共

提取到 4842 个肿瘤影像组学特征，最后纳入 72 个与疗效相关性最高的影像组学特征建立疗效预测模型，在训练集中成功地预测了预后情况（无疾病进展生存期和生存期）；基于 MRI 影像组学的预测模型能够用于识别可能从抗血管生成疗法中获得最大益处的患者，提高了对脑胶质瘤定量影像学特征的认识，同时也对复发脑胶质瘤治疗方案的制定有一定帮助。值得一提的是，影像组学技术的发展并不是为了取代以上某种监测标准，而是互相补充，使影像学技术对脑胶质瘤疗效监测更加精准，从而提高脑胶质瘤疗效的评估准确性，改善患者的生活质量。

不同级别的脑胶质瘤预后存在很大差异，低级别局限性胶质瘤术后常年保持惰性，疾病进展缓慢或无进展，术后生存期长，预后好。而 IDH 野生型胶质母细胞瘤生存期短，即使采取手术、术后放化疗的多模式治疗方式，预后仍然很差。另外，少部分低级别胶质瘤，即使进行了根治性切除，术后仍有转化为高级别胶质瘤的潜力。MRI 征象虽然可以反映病灶变化，但仅依靠常规 MRI 增强扫描、肿块效应以及病灶周围水肿变化情况，很难评价肿瘤复发、假性进展和放射性坏死。影像组学风险模型可用于更好地预测治疗反应、无进展生存期（PFS）和总生存期（OS）。临床上，通过非侵入性获取肿瘤的放射基因组图谱，并结合影像组学提供的信息，能够有效监测肿瘤实际的治疗反应，进而有助于肿瘤进展之前制定合理的治疗策略。

（二）乳腺癌

局部区域复发往往是乳腺癌治疗失败的主要原因，随着保乳手术和前哨淋巴结活检的比例升高，乳腺癌局部区域复发率也发生了改变，保乳术后同侧乳房肿瘤复发及区域淋巴结复发的比例显著升高。对乳腺癌术后复发的预测，有助于制定更为合理的治疗策略。

一个针对乳腺癌术前乳腺 MRI 影像与其无复发生存期的相关性研究，选取了 203 例经病理检查确诊为浸润性导管癌患者，提取 T_2WI 及动态增强 T_1WI 的肿瘤图像影像组学特征（熵和均匀性）进行分析，计算出了 T_1WI 均匀性、T_1WI 熵、T_2WI 均匀性、T_2WI 熵的平均临界值，分别为 0.034、5.057、0.019、6.013。结果发现，乳腺 MRI 影像 T_2WI 均匀性等于或高于上述界值的患者比低于这一界值的患者无复发生存期更长，这说明 T_2WI 均匀性高的乳腺癌患者在病程中发生复发或转移的风险低于 T_2WI 均匀性低的患者；而乳腺 MRI 影像 T_2WI 熵等于或低于上述界值的患者比高于这一界值的患者无复发生存期更长，这说明 T_2WI 熵值较低的乳腺癌患者在病程中发生复发或转移的风险低于 T_2WI 熵值较高的患者；在动态增强 T_1WI 图像中结果刚好相反，T_1WI 熵值较低和 T_1WI 均匀性较高预示无复发生存期短。Li 等对 84 例乳腺浸润性癌患者进行了回顾性分析，以乳腺癌 MRI 影像组学特征与多基因分析技术相结合对复发风险进行预测，经多重线性回归分析发现，影像组学特征与多基因分析复发评分密切相关，而单纯影像组学特征模型能很好地区分复发高低危组，其性能优于联合模型（影像组学联合多基因分析结果）；MRI 影像组学能够很好地预测浸润性乳腺癌的复发风险。

（三）肝细胞癌

手术切除是早期肝细胞癌的首选治疗方案，术后 5 年复发率达 70%。肿瘤复发是影响生存期的主要原因之一。提高早期识别高危复发的能力，有助于指导术后管理。基于术前 MRI 的影像组学模型可作为预测肝细胞癌术后早期复发、无复发生存期和总生存期的新工具。采用增强 MRI 影像组学模型评估肝细胞癌患者完成切除术后的生存期，结果显示，术前临床特征和影像组学特征与生存期显著相关，同时肝细胞癌的巴塞罗那分期、肿瘤边缘不规则、综合评分与生存期独立相关，联合影像组学和临床特征的预测模型具有更好的预测性能。

（四）胰腺癌

胰腺癌的预后评估主要依赖 TNM 分期。然而，即使在肿瘤分期相同的患者中，胰腺癌预后也有很大的不同。这反映了目前 TNM 分期提供的预后信息不足。越来越多的研究表明，基于 MRI 的影像组学分析在肿瘤的预后预测方面有潜在价值。Tang 等利用基于 MRI 影像组学的诺模图（结合 CA19-9 水平和临床指标）来预测胰腺癌的早期复发风险，并识别复发风险增加的患者，结果显示，影像组学对预测胰腺癌的早期复发具有较好的潜力。有研究基于机器学习算法对胰腺癌患者术前 MRI 图像进行影像组学分析，对术后辅助化疗的患者总体生存期进行有效预测，其 AUC 为 0.90。上述研究表明，基于 MRI 的影像组学有助于对肿瘤细微变化的定量分析，能有效预测胰腺癌患者的预后情况，帮助制定患者的个体化治疗方案。

虽然影像组学在胰腺癌诊疗领域中取得了一定进展，但是大多数研究均为回顾性研究，且样本量相对较小，建立的模型可能存在过度拟合的风险。此外，很多研究都缺乏多中心外部队列的验证，有效、标准化及可重复的特征提取系统有限，提取特征的质量、模型的构建都受到图像采集、后处理和分割类型的影响。并且，大多数研究中感兴趣区多采用手动分割方式勾画，不仅耗时耗力而且可重复性差。目前，影像组学的应用研究已在胰腺癌鉴别诊断、疗效评估及预后预测等方面取得了一定成果，但是尚缺乏在术后术区软组织成分鉴别以及术后胰瘘风险评估中的研究，并且仍需要进行前瞻性研究来验证结果。

（五）直肠癌

MRI 影像组学在直肠癌预后评估方面具有很大的潜力，可以提供更加准确的预测结果，帮助临床医生更好地制定个性化的治疗方案，提高患者的生存率和生活质量。MRI 影像组学评估直肠癌患者预后主要包括：①预测患者生存期：MRI 影像组学可以通过对直肠癌患者的 MRI 影像的分析和量化，挖掘出与生存期相关的影像特征，并将其纳入机器学习算法中进行预测。例如，研究人员可以利用 MRI 数据对肿瘤的形态、大小、强度等特征进行分析和建模，从而预测患者的生存期。这种预测方法具有一定优势，可以提供更加准确的预后信息，帮助医生更好地指导对患者的治疗方案。此外，MRI 影像组学还可以利用机器学习算法挖掘出与生存期相关的新特征，进一步提高预测准确率。②预测治疗效果：MRI 影像组学可以通过评估直肠癌患者的肿瘤特征，预测不同治疗方案的疗效。例如，在肿瘤手术前，医生可以利用 MRI 影像组学评估肿瘤的生物学特征，并根据这些特征选择最佳的手术方案。另外，MRI 影像组学还可用于评估放疗、化疗等治疗方案的效果，为临床医生制定合理的诊疗方案提供依据。③判断病灶复发：MRI 影像组学可以通过对直肠癌患者的影像进行定量分析，帮助医生更加准确地判断病灶的复发情况。例如，在肿瘤手术后，医生可以利用 MRI 影像组学监测患者的病情及时发现复发病灶，采取有效的治疗措施。有研究对 108 例局部进展期直肠癌患者进行了轴位动态增强 MRI 扫描，用 LASSO 算法提取了 485 个影像组学特征，并证实其可以有效预测患者的无病生存期。

二、MRI 影像组学预测肿瘤新辅助治疗效果

(一)脑胶质瘤

IDH1/IDH2 分子表型是脑胶质瘤重要且相对独立的预后因素之一，其突变状态与患者临床治疗决策密切相关。首先，IDH1/IDH2 突变提示脑胶质瘤预后良好。有研究发现在Ⅲ级脑胶质瘤中，IDH1/IDH2 突变型患者的平均生存期比野生型延长约 45 个月。其次，IDH1/IDH2 突变状态对患者个体化治疗方案的选择具有重要的指导意义。Bujko 等的研究发现，脑胶质瘤患者对药物替莫唑胺的敏感程度与 IDH1/IDH2 的突变状态存在一定相关性，替莫唑胺和（或）放疗治疗脑胶质瘤的研究发现 IDH1 突变型病例 3 年生存率可高达 60%，而野生型 3 年生存率仅为 29%，两组间差异有统计学意义（$P<0.05$）。

综上所述，区分 IDH1/IDH2 分子表型能对脑胶质瘤患者制定个体化精准治疗方案及预后评估提供非常大的帮助，然而其突变状态的诊断主要依赖于有创的分子病理学检测，易受术中肿瘤组织取材不完全的影响，结果常存在偏倚；另外，对于无法实施手术者仍缺乏有效的评价手段。因此，寻找非侵袭性且高效的术前评价手段有望为脑胶质瘤分子表型预测提供新思路。

(二)乳腺癌

乳腺癌的新辅助治疗是通过化疗、靶向治疗及内分泌治疗等手段将不可手术乳腺癌转化为可切除乳腺癌，将不可保乳乳腺癌转化为可保乳乳腺癌，以及获得体内药物敏感性的相关信息，指导后续治疗方案的制定，改善患者预后。新辅助治疗广泛应用于局部晚期乳腺癌患者术前治疗，若能早期准确预测其疗效，有助于治疗方案的制定。

影像组学通过挖掘影像的深层次特征，量化肿瘤特征，比常规疗效评估方法更精准。为预测乳腺癌患者新辅助治疗后的效果（评价指标：病理完全缓解，pathologic complete response，pCR），有研究回顾性分析了 91 例乳腺癌患者在新辅助治疗前的 MRI，从动态增强 T_1WI 和 ADC 图像中提取影像组学特征，结果显示动态增强 T_1WI 联合 ADC 建立的模型性能（$AUC=0.848$）优于单独使用动态增强 T_1WI（$AUC=0.750$）和 ADC 图谱（$AUC=0.785$）构建的模型。Thibault 等通过从治疗前、6~8 个新辅助治疗周期后的动态增强 T_1WI 图像中提取数百种纹理特征，发现三维灰度共生矩阵（gray-level co-occurrence matrix，GLCM）特征可用于早期预测新辅助治疗效果，AUC 为 1，灵敏度、特异度均达 100%。这些研究对 MRI 不同序列图像构建的组学模型进行了探索，一旦应用于临床，对新辅助治疗临床方案的制定将具有重大意义。

(三)肝细胞癌

MRI 常规的 T_1WI 和 T_2WI 图像可呈现经肝动脉化疗栓塞术（transarterial

chemoembolization，TACE）治疗前后肝细胞癌的形态学改变。增强 MRI 图像对 TACE 治疗后肝细胞癌的血容量和血管通透性的变化灵敏度很强，这些变化主要与肝细胞癌的肿瘤血管分布有关，特别是对 TACE 治疗后肝细胞癌的残留或复发病灶强化的判断。经 TACE 治疗后，肝细胞癌残留病灶在动脉期持续强化，而坏死病灶不强化，避免了碘油对活性病灶判断的干扰，故基于 MRI 影像组学构建的预测 TACE 疗效的模型具有显著优势。基于大肝癌（肿瘤直径>5 cm）TACE 治疗前 MRI 的 T_2WI 图像分割肿瘤区域提取特征图像特征，利用 mRMR 特征排序方法选出影像组学标签，最后采用 LASSO 回归建立 TACE 治疗大肝癌短期效果的预测模型。

弥散加权成像（DWI）是功能磁共振成像的代表技术之一，在 TACE 治疗后的评价短期疗效和无疾病进展中发挥着重要作用。基于 99 例 TACE 治疗前肝细胞癌（BCLC-B/C 期）的 T_2WI 图像影像组学研究，根据 TACE 治疗后 3 个月的疗效评价（mRECIST）分为有效组和无效组，结合临床信息（AFP、BCLC 分期、Child-Pugh 评分），采用 LASSO 回归建立 TACE 治疗效果预测模型（$AUC=0.884$）。结果发现，联合肝细胞癌多期增强扫描（动脉期、门静脉期、延迟期）影像组学与临床信息（总胆红素、肿瘤形状、肿瘤包膜）可以成功建立 TACE 疗效预测模型（$AUC=0.878$）。而基于 TACE 治疗前动态增强 MRI 图像和 T_2WI 图像的双中心数据，利用机器学习的方法可以成功建立预测 TACE 短期疗效和长期疗效的模型。

上述基于 TACE 治疗前肝细胞癌的 MRI 图像数据及临床信息，成功建立了预测 TACE 疗效的模型。而对基于 TACE 治疗前肝细胞癌的 MRI 图像数据，通过影像组学的方法是否也可以建立预测 TACE 治疗后复发的模型？随后有人基于 TACE 治疗前肝细胞癌的 MRI 图像数据及临床信息构建模型预测无复发患者的生存情况。研究采用影像组学的方法对 MRI 的 T_2WI、T_1WI 及增强图像进行图像分割，使用 ITK-SNAP 软件分割肿瘤区域，每个肿瘤区域获得 4 个感兴趣区域（肿瘤区域、肿瘤边缘外扩 1 mm 区域、肿瘤边缘外扩 3 mm 区域、肿瘤边缘外扩 5 mm 区域），获取肿瘤图像数据后建立预测模型，结果发现，门静脉期分割的肿瘤边缘外扩 3 mm 区域为最佳影像组学模型。采用 LASSO 回归将影像组学模型与临床模型（性别、肿瘤边缘、肿瘤边缘强化、BCLC 分期、AFP）整合构建成临床—影像组学联合模型，该模型可成功预测 TACE 治疗后肝细胞癌的 1 年、2 年、3 年 PFS 率。

《原发性肝癌诊疗指南》推荐的中晚期肝细胞癌联合治疗方案有局部治疗联合局部治疗（TACE 联合 RFA）、局部治疗联合系统治疗（TACE/RFA 联合系统治疗），但不是所有联合治疗的患者疗效都显著，需要对患者进行筛选。目前尚没有最佳的筛选手段。基于联合治疗（TACE 联合 RFA）前肝细胞癌的增强 MRI，以 LASSO 回归降维筛选出最佳特征；通过 Cox 回归模型的单因素和多因素分析，找出 BCLC 分期和 AFP 是影响无进展生存时间的独立危险因素；最后通过列线图将影像组学中的最佳特征和临床信息（BCLC 分期及 AFP）建立预测联合治疗的预测模型。该模型将患者分为低危组和高危组，训练数据集和验证数据集中的低危组的 PFS 时间显著长于高危组（$P<0.05$）。

（四）胰腺癌

目前，对胰腺癌治疗效果评价的无创指标主要有 CA19-9 水平和实体肿瘤的疗效评价标准 1.1 版（Response Evaluation Criteria in Solid Tumors Version 1.1，RECIST1.1）两类。然而，这些指标对新辅助治疗的评价均存在不足。CA19-9 水平并非诊断胰腺癌特异性的指标，胆囊癌、胆管癌和壶腹癌等消化系统肿瘤均会导致 CA19-9 水平的升高。此外，急性胰腺炎、胆囊炎、梗阻性黄疸也会导致 CA19-9 水平不同程度地升高。Lewis A 阴性、细胞表面被封闭、机体体液中一些抗体与 CA19-9 抗原形成免疫复合物或肿瘤本身血液循环差等会导致 CA19-9 抗原不能分泌到外周血中，这部分患者的 CA19-9 水平表现在正常范围内。由此可见，CA19-9 水平并非胰腺癌治疗效果评价的可靠指标。RECIST1.1 是根据肿瘤在横断面影像上最大直径的变化对新辅助治疗进行动态观测的。然而已有较多研究发现，RECIST1.1 并非评价肿瘤化疗反应的好方法，其评价结果与病理评估指标肿瘤退缩分级（tumor regression grading，TRG）结果无显著相关性。

近年来，利用影像组学特征评估胰腺癌的放化疗效果和预后预测具有重要的临床进展。基于 MRI 的影像组学可以对肿瘤的异质性进行分析，提高 MRI 对胰腺癌患者疗效评估的能力，主要应用于全身立体定向放射治疗（stereotactic body radiotherapy，SBRT）及新辅助化疗。Simpson 等纳入 20 例接受 SBRT 的胰腺癌患者，构建随机森林模型（random forest，RF）与 LASSO 分类模型来预测治疗效果，发现两者 AUC 均为 0.81。需注意的是，由于不同疗效的患者在肿瘤复发风险上存在差异，因此也可以通过评估复发风险来反映患者的疗效。例如，研究发现影像组学特征、CA19-9 和临床分期可以作为评估早期复发的独立因素，并且结合 RS、CA19-9 和临床分期构建多因素 Logistic 回归模型，其 AUC 在训练组及验证组中均大于 0.8。

上述研究均证实了 MRI 影像组学在胰腺癌疗效评估中的应用，包括可切除及不可切除胰腺癌，由于 MRI 有良好的软组织分辨率，MRI 的影像组学可以对胰腺癌异质性进行分析，从而提高 MRI 对胰腺癌疗效的预测效能，但目前多数研究均为回顾性研究，仍需要做进一步的前瞻性及多中心研究。

（五）直肠癌

临床上分期相同的患者通常接受同样的治疗方案，但疗效和预后却不尽相同。这与肿瘤异质性有关，活检所取标本无法反映肿瘤全部的异质性。影像组学分析结合人工智能技术，使用高通量的方法从医学影像中提取和分析大量肉眼不可见的定量放射特征（如空间异质性、纹理或形状等），将其与肿瘤疗效、预后等信息联系起来，利用机器学习建立描述性和预测性模型，从而指导临床个体化治疗。总结应用影像组学方法分析多模态 MRI 图像进行直肠癌新辅助治疗效果及预后评估研究的规范性，我国业内专家在数据采集与预处理、定量特征提取与筛选、构建模型及模型评价等方面达成了共识，进一步促进相关研究成果进入临床转化阶段。近年来有越来越多的研究运用影像组学技术来预测局部进展期直肠癌患者新辅助放化疗的疗效，这些研究通过对 MRI 各个序列图像的数据分析和信息挖掘，运用影像组学技术建立了一系列疗效预测模型，这些模型可获得比常规 MRI 更好的诊断效能，表明基于 MRI 影像组学的模型在局部进展期直肠癌患者的疗效预测方面具有良好表现。

（六）宫颈癌

影像组学可定量表征肿瘤血供、增强、代谢等信息，协助临床医生更准确地识别高危患者，提供决策支持，实时监测疗效，量化并追踪可变的肿瘤异质性，结合预后信息及时优化治疗方案并制定随访策略。一项多中心研究采用多参数 MRI 预测患者对新辅助化疗的反应，在训练集和验证集中 AUC 分别为 0.998 和 0.999。影像组学以定量方式辅助临床医生发现肉眼无法识别的宫颈癌早期改变，在治疗前评估患者能受益于哪种治疗方案，评估复发风险，区分潜在的不良预后群体，监测治疗过程中的表型变化，调整相适应的治疗计划，改善生存预测指标等。

如何从海量数据中准确识别真正有意义、信息量大、辨识度高、相关性和独立性强且可重复的影像标志物是宫颈癌影像组学研究最大的挑战。影像组学工作流程中很多因素都会影响特征的提取和量化，降低结果的准确性。全肿瘤体积或二维肿瘤中心切片特征、肿瘤分割方法、灰度离散化、重建算法，以及体素大小、高斯滤波都会导致宫颈癌患者的图像特征存在明显差异。

总之，作为新兴的图像分析技术，影像组学仍存在许多关键问题亟待解决，但因其客观、快捷、无创且可重复等优点，可为优化医疗决策、推动精准医学的发展，尤其是肿瘤的个体化医疗提供新途径。目前，影像组学对宫颈癌的研究在诊断、治疗和预后等方面已经取得了较为可靠的结果，未来将趋向于多中心大样本临床研究，挖掘更多有价值的生物学信息，从循证医学的角度应用于精准医学。

第五节　影像组学的机遇与挑战

一、影像组学促进肿瘤精准医学

人工智能和大数据促进了影像组学的发展，在精准医学的大背景下，影像组学研究从单中心、小样本向多中心、大样本发展，又进一步促进了肿瘤的精准医学发展。精准的诊断、个体化治疗方案的制定、疗效的预测，体现了影像组学在精准医学中的价值。整合影像组学、基因检测、肿瘤标志物、临床表现等信息，可为患者"量体裁衣"制定诊疗方案，帮助肿瘤诊治过程中的规范化管理。

针对肿瘤的诊治，临床医生主要以临床症状和常规检查结果为导向进行诊断和治疗，常规影像检查结果是临床决策依据的关键信息。影像组学研究进一步挖掘了肿瘤内部特征，为揭示肿瘤发病和复发的潜在机制做出了巨大贡献。我们可通过多维度信息的整合进一步完善对肿瘤发病和疗效相关机制的理解，发现影像组学和其他组学（基因组学、蛋白质组学和转录组学）的内部联系，达到多组学的深度融合，从而更全面地认识肿瘤，以做出最佳的临床诊疗决策。

从经验医学到精准医学，从常规影像检查结果到多模态影像组学，再到多组学的深度整合，我们在肿瘤的诊疗方案中不断革新，取得了一系列瞩目的成果。但影像组学的临床转化仍未达到广泛推广的程度，原因在于临床对肿瘤的影像组学认识不足，影像组学特征与临床表型关联不够。

如何实现影像组学推动精准医学快速发展呢？我们认为进行 AI 和大数据驱动的影像组学研究人员和临床医生应加强合作。对某一特定肿瘤，应考虑整合肿瘤的临床症状表型、影像组学、基因组学、蛋白质组学等多组学的多维度信息来进行研究。肿瘤大数据精准医学不仅需要尽可能全面地收集各种肿瘤信息形成专病数据库，还需要通过 AI 技术，从海量信息中萃取各种肿瘤病理机制相关信息，在实验研究与临床实践中深入探索并验证这些新发现，打造多层次、多组学、多维度信息的肿瘤防治机制研发网络和体系。在影像组学的临床应用层面，应建立肿瘤临床症状表型—影像组学型—临床干预的大数据临床决策系统（附图 2），不仅可辅助临床医生对常见肿瘤的诊疗，还可及时整合罕见肿瘤相关的碎片化信息，提升临床医生对肿瘤的全面认知。由于同种肿瘤在不同个体之间也存在遗传背景差异，应有的放矢，改变传统均一化的治疗方案，制定个体化的诊疗方案，真正达到肿瘤的精准化、个体化诊疗。

二、影像组学面临的挑战

影像组学的发展不仅依赖于医疗大数据，对数据质量也有较高的要求。常规影像检查（CT、MRI 等）数据量庞大，但是不同的医疗中心、不同品牌的扫描设备，缺乏统一标准的扫描参数，导致提供的数据信息存在很大差异。这些都是影像组学在临床转化应用方面面临的挑战。其应对措施如下：

第一，数据质量控制。目前研究主要来源于单中心、回顾性数据，存在局限性，可重复性差。建立标准化的数据库是解决这个问题的首要任务。所有数据以及影像组学的各个环节都应该有标准的质控：①扫描仪的统一（品牌和参数）以及图像的扫描参数（包括层厚、间距、对比度等）；②感兴趣区域（ROI）的勾画，为了减少人为因素误差，需要研发更智能的 AI 软件自动识别和勾画 ROI；③筛选影像特征的流程及方法，需要标准化；④多组学（影像组学、基因组学、蛋白质组学、转录组学）的联合分析提取特征建立模型，以及不同组学特征的相关性；⑤标准的建模方法；⑥标准的模型评价方法（包括统计学方法、P 值、置信区间），与目前的"金标准"（肿瘤的 TNM 分期）对比，预测生存期；⑦建立前瞻性、多中心数据共享研究平台。

第二，数据安全和患者隐私保护。每个患者的影像数据具有高度敏感性和隐私性，涉及个人隐私和疾病信息，因此对数据库安全性的保障至关重要。可以通过数据使用权限设置等方法保证数据的安全和个人信息不被泄漏。

第三，卫生经济学考量。影像组学研究及应用，需要大量的专业技术人员和高端设备，如计算机软件和硬件设施费用相对昂贵，在经济不发达地区配置数量有限。此外，对研究和临床实践所需要的专业技术人员的培训也是一笔不小的开支，这也限制了影像组学在临床的转化应用。随着技术的发展，相关设备和计算平台等软硬件费用有望降低，同时也需要加大相关领域的医疗卫生费用投入，从而为影像组学的临床转化应用提供经济保障。

总之，肿瘤影像组学研究在肿瘤精准医疗过程中体现出一定的价值。影像组学特征不仅与其他组学（基因组学、蛋白质组学、转录组学）信息间存在关联，还可提供整个肿瘤体积上肿瘤异质性的补充信息，一定程度上推动着肿瘤精准医学的发展。但是影像组学也面临着数据质量及数据安全性等问题，需要通过合作和共享数据以及开发新的技术和算法来解决。同时，未来需要建立统一规范的公开数据库，助力影像组学的发展，促进影像组学在肿瘤精准医疗领域的应用发展，并为患者提供更好的医疗服务。

参考文献

［1］Lambin P，Rios-Velazquez E，Leijenaar R，et al. Radiomics：extracting more information from medical images using advanced feature analysis ［J］. Eur J Cancer，2012，48（4）：441－446.

［2］Kumar V，Gu Y，Basu S，et al. Radiomics：the process and the challenges ［J］. Magn Reson Imaging，2012，30（9）：1234－1248.

［3］中国抗癌协会乳腺癌专业委员会. 中国抗癌协会乳腺癌诊治指南与规范（2017 年版）［J］. 中国癌症杂志，2017，27（9）：695－759.

［4］Guiu S，Michiels S，Andre F，et al. Molecular subclasses of breast cancer：how do we define them? The IMPAKT 2012 Working Group Statement ［J］. Ann Oncol，2012，23（12）：2997－3006.

［5］Kim J H，Ko E S，Lim Y，et al. Breast cancer heterogeneity：MR imaging texture analysis and survival outcomes ［J］. Radiology，2017，282（3）：665－675.

［6］Yan H，Parsons D W，Jin G，et al. IDH1 and IDH2 mutations in gliomas ［J］. N Engl J Med，2009，360（8）：765－773.

第四章 肿瘤影像基因组学与数字医疗

第一节 肿瘤影像基因组学的现状与研究

一、肿瘤影像基因组学的现状与发展

肿瘤影像基因组学（tumor imaging genomics，TIG）整合了肿瘤学、影像学和基因组学技术，旨在通过对肿瘤影像和基因组数据的综合分析，提高肿瘤诊断、治疗和预后的精度和个体化水平。随着基因组学和影像学技术的不断发展和应用，肿瘤影像基因组学也得到了快速发展，已取得重要进展。

（一）肿瘤影像和基因组学技术的进展

肿瘤影像基因组学主要用于研究医学影像成像与肿瘤基因组之间的关系，下面将概述肿瘤影像技术、基因组学技术的进展，以及基因组学和影像学的融合。

1. 肿瘤影像技术的进展

肿瘤影像技术是肿瘤影像基因组学研究的基础，通过成像技术直观地观察肿瘤的形态、大小、位置和特征等，为肿瘤的诊断、治疗和预后提供重要信息。随着成像技术的不断发展，肿瘤影像技术也得到了极大发展。常见肿瘤影像技术包括数字化 X 线、CT、MRI、PET-CT、正电子发射磁共振扫描（positron emission tomography/magnetic resonance imaging，PET-MRI）等。

随着计算机技术的不断发展，CT、MRI 等成像技术的图像分辨率和对比度得到了显著提高，能够更加准确地显示肿瘤的形态和结构，帮助医生识别及鉴别出微小的病变和转移灶，特别是功能影像技术的发展更加推动了组织结构与功能的精准融合诊断，如肿瘤PET-CT/MRI 成像技术能在分子水平成像，通过注射放射性标志物，不仅能显示空间位置、大小、组织毗邻关系，更能直观显示肿瘤代谢和分子活性，在肿瘤的早期诊断、分期和评估治疗效果等方面具有显著优势。

2. 基因组学技术的进展

随着基因组学技术的快速发展和应用，可以帮助医生更深入地理解肿瘤的基因组变异

和表达特征，为肿瘤诊断、治疗和预后提供更加精确和个体化的信息。常见的基因组学技术包括基因测序、基因芯片、全基因组测序、单细胞测序等。

基因测序技术：通过对 DNA 序列的测定和分析，识别肿瘤中的致病基因、突变、融合基因等，深入研究肿瘤的分子特征和治疗靶点。

基因芯片技术：能高通量测定基因表达情况，为肿瘤分子分型和个体化治疗提供依据。

全基因组测序技术：高通量测定个体的全基因组序列，包括基因突变、结构变异、拷贝数变异等，全面展现肿瘤基因组变异的全貌。

单细胞测序技术：通过二代基因测序（next-generation sequencing，NGS）技术，分析单个细胞的基因表达和突变情况，揭示肿瘤异质性和进化机制。

（二）肿瘤影像基因组学发展的趋势和挑战

随着肿瘤影像和基因组学技术的不断进步，肿瘤影像基因组学在肿瘤诊断、治疗和预后评估中的作用越显重要。下面将简要概述肿瘤影像基因组学的主要发展趋势、面临的挑战及展望。

1. 肿瘤影像基因组学发展的趋势

多模态数据融合：将肿瘤影像、组织病理、分子病理、基因组数据进行融合，不仅能为医生提供影像学支持（大小、位置、病灶侵犯关系），还能为评估肿瘤生物学功能提供支持，继而更准确地评估肿瘤的分期和预后。例如在乳腺癌诊疗中，乳腺摄影（乳腺彩超、钼靶、MRI 等）和基因组数据的结合，可以提高肿瘤的预后评估准确性，同时可以为个体化治疗提供更准确的临床证据。

基于机器学习的肿瘤影像基因组学分析：机器学习技术已经成为肿瘤影像基因组学分析的重要工具。通过对大量的肿瘤影像和基因组学数据进行训练，机器学习算法可以识别与肿瘤相关的影像和基因组学特征，从而更加高效、精确地分析大量影像和基因组学数据，提高肿瘤的诊断和预后评估的准确性。例如在肺癌诊断中，利用机器学习算法对 CT 影像和基因组数据进行分析，可以精准地识别手术适应证，预判手术风险。

个体化治疗：随着对肿瘤生物学认识的不断深入，基于循证医学的肿瘤精准治疗（个体化治疗）已成为肿瘤治疗的发展方向。肿瘤影像基因组学可以更全面地诠释肿瘤的物理和生物学特性，为肿瘤个体化治疗提供更细致的诊疗依据，辅助医生选择最适合患者的治疗方案。

数据共享和合作：构建基于大数据支撑的肿瘤影像基因组学模型，囊括数字化影像数据、基因组数据和格式化临床数据等，促进肿瘤诊断、治疗和预后评估的进步。但在模型构建中，多模态数据的整合不仅对格式化数据共享、数据交叉融合、数据安全、数据传输及数据处理能力提出了更高的要求，更对全数据链标准化接口提出了全面的需求。

2. 肿瘤影像基因组学面临的挑战

虽然肿瘤影像基因组学在肿瘤诊断、治疗和预后评估中已展现出高效、准确的特点，并具有广阔潜力，但其发展仍面临挑战。

影像基因组学数据量：肿瘤影像基因组学需要大量数据支持，包括影像数据、基因组数据和临床数据等。获取高质量、完整的数据是肿瘤影像基因组学高水平发展的基础。

影像基因组学数据标准化：各影像中心所使用的影像设备、采集参数以及图像预处理方法不一致可导致数据质量参差不齐，特别是在多模态数据应用时，数据质量问题可呈现出指数级的放大，对研究结果的稳定性和可重复性产生显著影响。

影像基因组学数据隐私和安全：大数据中必然包含患者个人隐私信息，如何保证数据的隐私和安全，防止数据泄漏和滥用，特别是伴随着 GPT-4/5（generative pre-trained transformer-4/5）的成熟，目前人工智能神经化处理能力高速发展，为肿瘤影像基因组学的发展提出了更高的数据安全和权限规范要求。

影像基因组学数据分析和解读：对大数据的整合分析与解读是肿瘤影像基因组学的核心问题之一，需要大数据储存与处理、人工智能分析、图形处理器（GPU）算力及算法的支持。因此，为肿瘤影像基因组学开发有效、高效的专用数据分析和解读算法是肿瘤影像基因组学发展的核心技术需求之一。

影像基因组学临床转化：虽然肿瘤影像基因组学研究在实验室中取得了很大进展，但如何更好地应用于临床实践，仍是一个亟待解决的问题。在用于临床实践前，必须保证具有高质量的大数据样本用于研究训练预测模型。但目前我国缺乏足够数量的高质量数据，需要建立更加完善的临床试验和评估体系，以支持肿瘤影像基因组学的临床转化。

3. 肿瘤影像基因组学的展望

随着高通量阵列和 NGS 技术的发展，基因组分析得到广泛应用。影像基因组学是结合了影像技术和基因组学技术的跨学科技术，是肿瘤诊断、治疗和预后评估中的一个新学科。其将影像学和基因组学相结合，利用大数据、人工智能等技术手段，能对肿瘤进行多维度的分析和评估。通过有机整合影像特征与基因组数据，不仅可推测肿瘤的生物学机制，还可进一步预测基因组的宏观层面影像生物标志物，从而实现对肿瘤的非侵入式诊断、预后评价和疗效评估，将基因密码用影像学语言表达出来。

现阶段，肿瘤影像基因组学的发展仍面临挑战，如数据量和标准化、数据隐私和安全、数据分析和解读以及临床转化等。这些挑战需要肿瘤影像基因组学研究者和临床医生共同努力面对。未来，随着肿瘤影像基因组学技术的完善和普及，对不同肿瘤的精准诊断、分层、治疗方案选择和预后评估等都将受益，向着更加个体化、精准化、智能化和全面化的方向发展，最终为肿瘤患者带来更好的治疗效果，提高生活质量。

二、肿瘤影像基因组学的研究方法

肿瘤影像基因组学旨在探索影像表型与基因表型之间的关系，以期发现和更深入探索肿瘤的标志物、治疗方案和预后指标。下面简要介绍影像分析方法及基因组数据分析方法。

（一）影像分析方法

影像分析方法主要包括影像特征提取、影像特征选择、影像标准化、影像分析模型建立等。

1. 影像特征提取

影像特征提取是从肿瘤影像中提取数字化、量化的特征，用于描述肿瘤的形态、大小、组织结构、灌注、代谢等方面的信息。常用的影像特征包括纹理特征、形态学特征、动力学特征、代谢特征等。其中，纹理特征是指肿瘤内部的灰度分布规律，包括对比度、信号等特征信息；形态学特征是指肿瘤的大小、形状、轮廓、边缘等形态特征；动力学特征是指肿瘤内部的血流灌注情况、代谢活性等；代谢特征是指肿瘤组织的代谢水平、代谢物浓度等。

2. 影像特征选择

影像特征选择是从 CT、MRI、PET-CT、PET-MRI 等影像数据中筛选出最具区分度、生物学意义的特征。常用的特征选择方法有过滤式方法（filter）、包裹式方法（wrapper）和嵌入式方法（embedded）。

过滤式方法：根据特征与肿瘤生物学特征的相关性进行筛选，包括 Pearson 相关系数、互信息等。其使用发散性或相关性指标对各个特征进行评分，选择分数大于阈值的特征或者选择前 K 个分数最大的特征。该方法较简单，对运行环境要求较低，易于理解，但对特征优化、提高模型泛化能力有限。

包裹式方法：通过建立预测模型以筛选特征，包括支持向量机（SVM）、随机森林等。其需要在模型内部进行特征选择，通过不断地调整特征子集，来寻找最优的特征组合。优点在于，它可以更准确地选出对模型性能有重要影响的特征，同时，通过在模型内部进行特征选择，避免过度拟合的问题。

嵌入式方法：将特征选择与模型训练过程相融合，通过优化模型的目标函数以选择最优特征，常见方法包括 LASSO 回归、Ridge 回归、Elastic Net 等。其优点在于可以自动选择最优特征，从而避免手动选择特征的主观性和烦琐性，同时避免过拟合，提高模型的泛化能力。

3. 影像标准化

影像标准化的目的是将不同来源、不同设备、不同参数的影像数据转化为标准格式，以符合影像分析和比较要求。常用的影像标准化方法包括线性标准化、非线性标准化和基于模板的标准化。线性标准化方法较为简单，通过将图像的灰度值进行线性缩放，以使其具有相同的均值和标准差；非线性标准化方法基于变形场（deformation field）进行图像变换，以实现不同图像间的匹配；基于模板的标准化方法则是先选定一个标准图像作为参考，再将其他图像与该参考图像进行配准和变换。

4. 影像分析模型建立

影像分析模型是利用影像特征进行肿瘤诊断、分类、预后和治疗反应预测的数学模型。常用的影像分析模型包括机器学习、深度学习和人工神经网络。机器学习是一种通过训练数据学习规律并应用于新数据的方法，包括支持向量机、随机森林、决策树等；深度学习是一种基于神经网络的方法，具有强大的学习和自适应能力，包括卷积神经网络、循环神经网络等；人工神经网络是一种仿生学模型，模拟人类神经系统的运行原理，包括感知器、多层感知器、自组织神经网络等。

（二）基因组数据分析方法

基因组数据分析方法主要包括基因表达谱分析、基因突变分析、基因拷贝数变异分析、基因结构变异分析等。

1. 基因表达谱分析

基因表达谱分析是指对肿瘤样本中的基因表达情况进行分析，以探索不同基因之间的相互作用及其与肿瘤生物学特征之间的关系。常用的基因表达谱分析方法包括聚类分析、差异表达基因分析、生存分析等。聚类分析是将基因表达谱中具有相似表达模式的基因分组，以寻找具有生物学意义的基因集群；差异表达基因分析是比较不同样本间基因表达水平的差异，以寻找与肿瘤特征相关的基因；生存分析是根据基因表达水平与患者生存期之间的关系进行分析，以预测患者预后。

2. 基因突变分析

对肿瘤样本中的基因突变情况进行分析，可以探索不同基因突变类型之间的差异及其与肿瘤生物学特征之间的关系。常用的基因突变分析方法包括单核苷酸多态性（single nucleotide polymorphism，SNP）分析、基因突变频率分析、差异突变基因分析等。SNP分析是通过比较不同样本间基因的单个核苷酸变异来寻找与肿瘤相关的SNP位点；基因突变频率分析是计算不同基因突变类型在样本中的出现频率，以寻找具有生物学意义的基因；差异突变基因分析是比较不同样本间基因突变水平的差异，以寻找与肿瘤特征相关的基因。

3. 基因拷贝数变异分析

对肿瘤样本中的基因拷贝数变异情况进行分析，可以探索不同基因拷贝数变异类型之间的差异及其与肿瘤生物学特征之间的关系。常用的基因拷贝数变异分析方法包括基因拷贝数分析、差异拷贝数基因分析等。基因拷贝数分析是指计算不同基因在样本中的拷贝数，并进行差异比较，以寻找与肿瘤相关的基因；差异拷贝数基因分析是比较不同样本间基因拷贝数变异水平的差异，以寻找与肿瘤特征相关的基因。

4. 基因结构变异分析

对肿瘤样本中的基因结构变异情况进行分析，可以探索不同基因结构变异类型之间的差异及其与肿瘤生物学特征之间的关系。常用的基因结构变异分析方法包括外显子组测序、基因融合检测、转录组测序等。外显子组测序是指对所有外显子区域进行测序，并进行差异比较，以寻找与肿瘤相关的基因；基因融合检测是指检测不同基因之间的融合事件，并进行差异比较，以寻找具有生物学意义的基因；转录组测序是对所有转录本进行测序［主要包括信使RNA（mRNA）和非编码RNA（non-coding RNA，ncRNA）］，并进行差异比较，以寻找与肿瘤特征相关的基因。

第二节 肿瘤影像基因组学在肿瘤研究中的应用

一、肿瘤影像基因组学的应用

肿瘤影像基因组学的应用主要包括以下几个方面。

（一）肿瘤分子分型

对肿瘤组织或血液样本进行基因组测序或基因芯片分析，可以确定肿瘤的分子分型和表达谱，为肿瘤个体化治疗提供依据。

（二）肿瘤早期诊断

肿瘤影像基因组学能够为肿瘤的诊断提供更加准确和全面的依据。肿瘤组织中的突变或基因表达谱可以通过基因组学技术进行检测和分析，肿瘤影像技术和分子标志物的结合能够提高临床诊断的准确性和灵敏度；同时，肿瘤影像基因组学应用于肿瘤早期诊断和筛查，可以提高肿瘤早期诊断的准确性。

（三）肿瘤精准治疗

肿瘤异质性阻碍精准治疗的应用。随着影像技术和基因检测技术的发展，在影像学基础上能进一步深入挖掘出肿瘤生物信息，基于肿瘤影像基因组学找出肿瘤异质性特点，并给予针对不同异质性的靶向治疗、免疫治疗等，实现基于肿瘤异质性的肿瘤精准治疗。

（四）肿瘤分期和预后评估

对肿瘤影像和基因组学数据的综合分析，可以对肿瘤进行分期和预后评估，为个体化治疗提供依据。以肿瘤影像基因组学在肺癌预后评估中的应用为例，基因组学数据和影像数据可以辅助医生评估肿瘤的分期和预后，基于影像学分期、分子标志物表达、基因表达等指标制定精准、合理的治疗方案，提高治疗的成功率。

（五）肿瘤治疗效果监测

通过肿瘤影像技术和分子标志物对肿瘤治疗效果进行监测和评估，为调整治疗方案提供依据。

二、肿瘤影像基因组学在中枢神经系统肿瘤中的应用

中枢神经系统肿瘤是指发生在大脑、脊髓和周围神经系统的肿瘤。传统的治疗方式包括手术、放疗和化疗等，但疗效有限。近年来，肿瘤影像基因组学的发展为中枢神经系统肿瘤的诊断、预后评估和治疗提供了新的思路和手段。下面介绍中枢神经系统肿瘤的特点、肿瘤影像基因组学在中枢神经系统肿瘤中的应用等。

（一）中枢神经系统肿瘤的特点

中枢神经系统肿瘤生长速度快、恶性程度高、易浸润和转移，包括原发性和继发性两种。其中原发性中枢神经系统肿瘤较为常见，包括脑胶质瘤、脑膜瘤等；继发性中枢神经系统肿瘤为其他部位的肿瘤转移至中枢神经系统而形成。由于中枢神经系统肿瘤的复杂性和多样性，对其的诊断和治疗面临着许多挑战。

（二）肿瘤影像基因组学在中枢神经系统肿瘤中的应用

在中枢神经系统肿瘤的诊断和治疗中，肿瘤影像基因组学具有以下优势。

1. 提高诊断准确性

中枢神经系统肿瘤的影像学表现具有多样性，鉴别诊断困难。肿瘤影像基因组学通过分析肿瘤影像和基因组数据的关联性，可以提高诊断准确性。在脑胶质瘤的诊断中，肿瘤影像基因组学可以通过分析影像特征和分子标志物等信息，将脑胶质瘤分为不同亚型，并预测其生物学行为和治疗效果，从而更加准确地进行诊断和治疗。

脑胶质瘤诊断中，不仅需要借助 MRI、CT 等影像学资料，更需要 IDH、1p/19q、MGMT、TERT 等分子标志物作为脑胶质瘤分级的重要指标。例如，1p/19q 是 IDH（+）成人弥漫胶质瘤区分星形胶质细胞瘤与少突胶质细胞瘤的关键分子标志物，既往研究中，Han、Zhou 及 Akkus 等结合 1p/19q 分子诊断及 MRI 影像组学特征，预测了 MRI 影像中脑胶质瘤的 1p/19q 染色体表型状态，结果显示预测灵敏度为 93.3%、特异度为 82.22%、准确率为 87.7%，证明 MRI 可以有效预测 1p/19q 的状态，从而为 IDH（+）成人弥漫胶质瘤非侵入性病理诊断预测提供支撑。MGMT 有助于 DNA 修复，MGMT 甲基化则会抑制 DNA 修复，抑制 MGMT 的活性及降低修复作用，因此使肿瘤细胞对替莫唑胺等烷化剂更加敏感。Kanas 等通过 MRI 3D 容积模型计算得出脑胶质母细胞瘤区域的水肿/坏死容积比、肿瘤/坏死容积比、水肿容积、肿瘤分布及增强特点，预测胶质母细胞瘤的 MGMT 甲基化状态。同时，Korfiatis 等结合 SVM 及 RF 分类器实现了预测胶质母细胞瘤的 MGMT 甲基化状态，证明影像学有可能成为无创诊断胶质母细胞瘤 MGMT 甲基化的影像学标志物，为早期评估治疗效果及预后判断发挥作用。Wang 等的研究发现，脑胶质瘤高表达 CDC6 是一种预后生物标志物，与胶质瘤的免疫浸润相关，CDC6 可成为脑胶质瘤的潜在免疫治疗靶点。

2. 指导治疗方案选择

中枢神经系统肿瘤的治疗方案选择基于病理学类型、肿瘤分级和分子标志物等因素。而肿瘤影像基因组学可以提供更为全面的肿瘤分子信息和生物学行为预测，帮助医生更加准确地选择治疗方案。在脑胶质瘤治疗中，肿瘤影像基因组学可以预测肿瘤对放疗和化疗的敏感性，从而指导临床医生制定个体化的治疗方案。

Zhang 等通过纳入 120 例Ⅲ级和Ⅳ级高级别脑胶质瘤患者的术前 MRI 影像和临床特征数据，构建机器学习算法用于预测 IDH 状态，在训练组和验证组中准确率分别达到 86% 和 89%。该研究工具为胶质瘤 IDH 状态提供了更详细的相关影像学信息，表明影像基因组学可作为一种非侵入性工具，提供重要的预后信息，帮助指导个性化治疗。另外，仅依靠 MRI 影像难以确定高级别脑胶质瘤浸润边缘，继而在手术切除时无法明晰手术范围，过大地扩大切除范围将影响脑功能，切除范围过小将导致复发风险增高。针对该问题，Chang 等纳入 36 例具有病理结果的脑胶质瘤患者，通过 MRI 影像训练卷积神经网络模型，发现卷积神经网络可生成细胞密度图谱，从而实现无创性识别胶质瘤浸润边缘，该全自动分析系统可用于病情评估、疗效监测以及外科手术范围评估。

3. 监测治疗效果

肿瘤影像基因组学可以动态监测肿瘤影像和基因组数据，评估患者的治疗效果和预后风险。一方面，在放疗后的脑胶质瘤治疗中，通过分析肿瘤影像和基因组学数据的变化，可以评估治疗效果和预测肿瘤的复发和转移风险，从而及时调整治疗方案，提高治疗效果。Kickingereder 等从复发胶质母细胞瘤患者的影像中提取了 4842 个特征生成预测模型，用以对实验组患者的无进展生存期和总生存期进行分层。另一方面，胶质母细胞瘤术后难以鉴别诊断是真实肿瘤进展（true tumor progression，TTP）还是假性进展（pseudo progression，PSP）。在既往研究中，Qian 等应用稀疏表示与字典学习模型区分 TTP 及 PSP 的影像特征，结果显示，该模型平均准确度达 0.867，AUC 为 0.92，证明该模型可为临床 TTP 及 PSP 的早期诊断起到辅助诊断和病情监测的作用。

三、肿瘤影像基因组学在乳腺癌中的应用

肿瘤影像基因组学可以帮助医生更好地了解肿瘤的生物学特征和临床表现，并预测患者的治疗反应和预后。在乳腺癌中，肿瘤影像基因组学已经被广泛应用于诊断、治疗、预后、复发等方面。

（一）乳腺癌的诊断

肿瘤影像基因组学可以不同的成像技术（如乳腺 X 线摄影、乳腺超声、MRI 等）和分子生物学技术（如基因组学、转录组学和蛋白质组学）识别乳腺癌。

一方面，最常用的是乳腺 X 线摄影（乳腺钼靶检查）及乳腺彩超。通过该技术，医生可以获得肿瘤的大小、位置、形态和密度等信息，以诊断乳腺癌的存在。除乳腺 X 线摄影、乳腺彩超，乳腺 MRI 成像技术亦用于乳腺癌的诊断和评估。医生可通过乳腺 MRI 进一步评估乳腺癌的大小、形态、位置及与相邻组织的关系等，并可以获得更加详细的图像数据信息。Chamming 等利用不同的空间比例因子提取了平均像素强度、标准差、熵、偏度、峰度等特征，发现在非三阴型乳腺癌患者中，空间比例因子为 2 的峰度和预后之间的关系差异存在统计学意义，并且 T_2WI 和 T_1WI 增强峰度图的多变量模型对三阴型乳腺癌的鉴别有较好的效果（$AUC=0.834$）。

另一方面，分子生物学技术也应用于乳腺癌分子病理诊断，包括 BRCA、ER、PR、HER2、Ki-67 等与乳腺癌分型及预后密切相关的分子检测。

（二）乳腺癌的治疗

肿瘤影像基因组学可以辅助医生预测患者对不同治疗方法的反应，并选择最合适的治疗方案。如在激素受体阳性乳腺癌（HR+）中，ER 和 PR 的表达水平可用于预测患者对激素治疗的反应。人表皮生长因子受体 2 阳性乳腺癌（HER2+）患者可以通过分析 $HER2$ 基因的扩增水平来确定是否需要接受抗 HER2 治疗。同时，肿瘤影像基因组学可以通过分析肿瘤的基因组学、转录组学和蛋白质组学来预测化疗的反应。

既往研究结果表明，选择三阴型乳腺癌治疗方案时，临床表现为进展较慢的肿瘤和乳腺 X 线摄影显示钙化较少的肿瘤可能对化疗更敏感；Parikh 等通过检测肿瘤熵（不规则性）和均匀性（灰度分布）的变化发现，治疗后肿瘤变得更加均匀，T_2WI 上信号均匀性的提高和熵的降低可能比肿瘤大小变化更早提示病理完全缓解（pCR），为乳腺癌治疗效果判断提供了 MRI 依据。

此外，肿瘤影像基因组学还可监测患者对治疗的反应，并调整治疗方案。如在接受化疗的患者中，医生可以通过分析患者血液中循环肿瘤细胞（CTCs）的数量和特征来监测

治疗的效果，并及时调整治疗方案。

（三）乳腺癌的预后

肿瘤影像基因组学可以帮助医生预测患者的预后。在 HR+乳腺癌中，可通过分析肿瘤细胞中的基因表达来预测患者的复发风险，并根据预测结果选择最合适的治疗方案。HER2+乳腺癌患者可以通过分析肿瘤细胞中的基因表达来预测预后及生存期，并决定是否需要接受更加积极的治疗及制定个性化的随访和治疗计划。

Tsukada 等的研究表明，肿瘤生长方向和廓清速率是预测新辅助治疗后与 pCR 相关的 2 个 MRI 关键衍生特征；结合病理学数据可见，与 Cooper 韧带平行的肿瘤生长方向（即肿瘤前后径长于内外径）和治疗前多参数 MRI 的快速廓清速率是 pCR 的预测指标。Kim 等利用 MRI 纹理分析开展乳腺癌预后研究，结果显示，肿瘤在 T_2WI 有较高熵值（异质性高）的患者表现出较低的无复发生存率。由此可见，肿瘤影像基因组学可辅助预测患者生存期，并在此基础上为患者提供更加个性化的随访和治疗方案。

（四）与乳腺癌复发的相关性

影像学检查是乳腺癌治疗期间及治疗后复查中的关键手段。随着基因检测技术的发展，癌型检测（OncotypeDx©）和预测分析微阵列 50（PAM50）、Prosigna 等多基因检测方法对肿瘤复发风险预测已应用于临床。其中，OncotypeDx© 主要用于检测 ER 阳性的早期乳腺癌。已有研究证实，该检测方法能比临床病理学指标更准确地预测 ER 类型及腋窝淋巴结转移情况，从而在肿瘤随访中较影像学更早地提示肿瘤复发及转移风险。

Woodard 等的研究发现，乳腺密度与 OncotypeDx© 复发评分（Oncotype Dx recurrence score，ODxRS）呈负相关，肿瘤边界模糊和乳腺内微小钙化与 ODxRS 高评分显著相关。不仅包括乳腺 X 线摄影的影像学特征，MRI 中的动态增强特征也是乳腺癌复发风险的影像学生物标志物。Hui Li 等利用玛普润（MammaPrint©）、OncotypeDX© 和 Prosigna 等多种多基因检测手段评估乳腺癌预后，并与乳腺 MRI 表型进行对照研究。结果显示，肿瘤大小和增强纹理是影像组学中的关键特征，其与多基因检测的复发评分之间存在显著相关性，即肿瘤越大、越不均质强化，其复发的风险越高。

四、肿瘤影像基因组学在肺癌中的应用

肺癌是最常见的癌症之一，其发病率和死亡率在全球范围内均居高不下。肿瘤影像基因组学通过对肿瘤组织的影像和基因组学数据进行分析，为肺癌的诊断和治疗提供重要信息。

（一）肺癌的影像学表现

肺癌的影像学表现因病理类型、肿瘤分期和治疗前后不同而异。常见的影像学表现包括肺内结节、肺实质占位、胸膜增厚、纵隔淋巴结肿大、胸膜牵拉征、胸腔积液等。肺癌的诊断需要结合临床表现、影像学表现、组织病理学检查及分子病理学检查等进行。

（二）肺癌的基因组学特征

肺癌的基因组学特征包括基因突变、染色体重排和表观遗传学改变等。*EGFR*、

ALK、*ROS*1、*BRAF* 等为肺癌常见的相关基因。

（三）肿瘤影像基因组学在肺癌中的应用

肿瘤影像基因组学可以为肺癌的诊断和治疗提供重要信息，包括以下方面。

1. 肺癌的早期诊断

肺癌的早期诊断可提高治疗成功率和生存率。肺癌的早期诊断主要依靠影像学检查，如 CT、MRI 等。肿瘤影像基因组学可以结合影像学表现和基因组学信息，提高肺癌早期诊断的准确率。如使用基因组学信息可以识别早期肺癌和肺结节的恶性转化风险，指导患者的随访和治疗方案。

2. 肺癌的分期和预后评估

肺癌的分期和预后评估是指根据肿瘤的大小、淋巴结转移和远处转移等因素评估肺癌的严重程度和预后。肿瘤影像基因组学可以通过结合影像学表现和基因组学信息，提高肺癌的分期和预后评估的准确率。如使用基因组学信息预测肺癌的生存期和治疗反应，指导患者治疗方案和随访计划的制订。

3. 肺癌的精准靶向治疗评估

肺癌根据肿瘤的影像学表现、组织病理学结果和基因组学特征进行分类。在此基础上，结合肿瘤影像基因组学，可以筛选出适合患者的靶向药物治疗方案。如采用基因组学信息，可以将肺腺癌进一步分为 *EGFR* 突变型、*ALK* 融合型、*KRAS* 突变型等亚型，因此，可以利用无创影像组学技术探索肺癌驱动基因的影像生物标志物，并基于影像生物标志物进行靶向治疗评估。

既往研究结果已证实，可以通过传统的毛刺征、半岛征、胸膜凹陷征等肺癌影像特征和（或）CT 的定量特征（CT 值均数、标准差和偏度、纹理特征）对非小细胞肺癌（NSCLC）中的 *EGFR* 突变进行预测，从而实现针对 EGFR 靶点采用酪氨酸激酶抑制剂（TKI）治疗。一项纳入 180 例 NSCLC 患者的研究显示，采用 MRM、LASSO 回归降维和十倍交叉验证，并从训练组患者的 CT 图像中筛选出 10 个独立预测因子，利用多因素逻辑回归分析建立 *EGFR* 突变预测模型，结果显示出良好的预测性能。另一项融合 CT 和[18]F-FDG PET 用于建立影像基因组学模型的研究证实，利用[18]F-FGD-PET 和 CT 图像开展纹理分析，可用于无创鉴别 *EGFR* 突变的 NSCLC，其中基于[18]F-FDG PET-纹理特征建立的 LR 模型（Logistic Regression 模型）鉴别 *EGFR* 突变型和野生型的曲线下面积（AUC）、灵敏度、特异度和准确率可分别达到 0.87、0.76、0.66 和 0.71。综上所述，既往研究已证实传统影像特征及影像组学特征对 *EGFR* 突变有较好的预测价值，虽然无法取代穿刺活检，但其具有的无创性、可重复性等特点可为临床治疗决策提供很大帮助。

4. 肺癌的免疫治疗

肿瘤影像基因组学通过分析肿瘤的基因组学信息，可以预测肺癌的免疫相关基因的表达水平，预测肺癌的免疫治疗反应和预后，指导选择免疫治疗方案。

5. 肺癌的治疗监测

定期的影像学和生物学检查可以评估治疗反应和疾病的进展情况。肺癌的预测模型可以根据肿瘤的影像学表现和基因组学特征来建立，并通过预测模型提高肺癌的治疗监测准确性，指导患者的治疗调整和随访计划。

五、肿瘤影像基因组学在结直肠癌中的应用

结直肠癌是常见的消化系统肿瘤，下面介绍肿瘤影像基因组学在结直肠癌中的应用。

(一) 结直肠癌的影像学特征

结直肠癌的影像学特征主要表现为结肠壁增厚、结肠腔狭窄和肿块形成。结肠壁增厚主要是由结直肠黏膜下层和肌层的增生导致的，表现为结肠腔明显变窄，甚至完全闭塞。结肠腔狭窄是由肿瘤内部的组织增生和浸润导致的，表现为肠腔直径缩小。肿块形成是结直肠癌的典型表现，通常为局部肿块形成，常伴随结肠壁增厚和结肠腔狭窄。

传统的结直肠癌影像学诊断主要采用 CT、MRI 和超声等技术，能提供高分辨率的肿瘤图像，帮助医生确定肿瘤的大小、形态、浸润深度和位置。此外，随着 PET-CT 技术的发展，肿瘤的代谢活性也可以通过 PET-CT 技术进行检测，提高肿瘤的诊断准确性，指导手术、放疗和化疗等治疗方案的制定。但是，传统的肿瘤影像学诊断方法对于早期肿瘤的检测和肿瘤异质性的诊断具有局限性。

(二) 结直肠癌的基因组学特征

结直肠癌发生的过程中，涉及多种基因的异常改变，如增殖相关基因（如 *K-RAS*、*BRAF* 等）的突变、DNA 甲基化和组蛋白修饰等。基因的异常改变直接影响肿瘤细胞的增殖、生长、侵袭和转移等关键生物学过程，也为靶向治疗提供了重要的靶点。

基因组学技术在结直肠癌的诊断和治疗中发挥了重要作用，基于肿瘤细胞基因组学的分析，可以揭示肿瘤发生、进展的分子机制，为肿瘤提供精准靶向治疗方案。最常用的基因组学技术是基于 DNA 测序的分子诊断技术，分析基因序列的突变、插入和缺失等异常。

此外，基于 RNA 测序技术的转录组学和蛋白质组学等技术也逐渐应用于结直肠癌的分子诊断。转录组学技术可以揭示基因在转录水平上的差异表达情况，从而更好地了解肿瘤细胞的生物学特征。蛋白质组学技术可以揭示肿瘤细胞内部的蛋白质组成和蛋白质水平的差异表达情况，为靶向治疗提供更加全面的信息。

(三) 肿瘤影像基因组学在结直肠癌中的应用

肿瘤影像基因组学通过分析肿瘤的遗传变异，可以预测结直肠癌的生物学行为和治疗反应。

1. 诊断和分期

利用影像数据和基因组学数据构建的计算机辅助诊断系统模型，可用于诊断结直肠癌及确定其分期。

2. 预测治疗反应

在使用靶向药物治疗时，肿瘤细胞 *KRAS*、*NRAS* 和 *BRAF* 基因的表达状态会影响治疗的有效性。基于肿瘤影像基因组学分析结果，可以更好地了解患者的肿瘤基因变异状态，辅助医生预测肿瘤对不同治疗方案的反应，从而选择更为有效的治疗方案，提高治疗

成功率。

结直肠癌患者的 *KRAS* 突变状态是肿瘤影像基因组学研究的重点。一项基于直肠癌 MRI 影像数据的研究发现，肿瘤形态、轴向长度、轴向与纵向长度比和 N2 淋巴结状态与 *KRAS* 突变呈现出正相关。另一项纳入 77 例结直肠癌肝转移患者肝增强 CT 的研究发现，纹理参数与肿瘤分级、血清癌胚抗原（CEA）与 *KRAS* 突变状态相关，其中偏度与 *KRAS* 突变呈负相关。进一步，通过分析结直肠癌患者 CT 增强门静脉期图像，并采用 RELIEF 算法和支持向量机方法建立模型，最终用于评估 *KRAS/NRAS/BRAF* 基因突变的研究发现，影像组学特征与 *KRAS/NRAS/BRAF* 突变有相关性，从而有助于辅助制定治疗策略。

3. 监测治疗效果

在治疗期间采用影像学技术对肿瘤进行检查，可以观察肿瘤的变化，从而评估治疗是否有效。同时，对肿瘤基因变异进行监测，可以更准确地预测治疗效果，为患者提供更好的治疗建议。一项基于增强 CT 影像学特征和基因表达数据的研究发现，结直肠癌中 ATP 结合盒转运蛋白 C2（ABCC2）的表达变化与 CT 影像中的特征性纹理具有相关性，同时，*ABCC2* 基因表达与 N 分期和 M 分期亦存在相关性，因此可见，利用影像基因组学（CT 影像＋*ABCC2* 基因）的预测模型，可提高影像学检查对结直肠癌预后的判断能力。

4. 个体化治疗

结直肠癌的遗传变异复杂，针对不同患者需要制定个体化治疗方案。利用肿瘤影像基因组学可高通量分析肿瘤的基因变异并结合影像学评估，为患者选择更为有效的化疗方案，同时也可更好地确定治疗的剂量和时间。

第三节　肿瘤影像基因组学与数字临床决策系统

一、数字临床决策系统简介

（一）背景

数字临床决策系统（CDSS）是一种基于计算机技术和临床医学知识的智能化诊疗系统。CDSS 的发展源于医学数据的快速增长和医学知识的复杂化，以及医疗信息化技术的不断进步。CDSS 可以利用大数据、人工智能等技术，对医学数据进行深入分析和处理，辅助医生做出更加准确、科学的诊疗决策，提高医疗质量和效率，降低医疗成本。

（二）现状

目前，CDSS 已在临床中得到应用，可以辅助医生进行疾病诊断、治疗方案选择、药物剂量计算等。在肿瘤诊疗方面，CDSS 可以根据患者的病情、病史、家族史等信息，结合肿瘤学、放射学、化疗学等专业知识，为医生提供专科诊疗建议。

此外，CDSS 也用于医学教育和科学研究。对大量的医学数据进行分析和挖掘，能发现新的医学知识和规律，推动医学科学的发展。

然而，CDSS 在应用过程中也存在一些问题和挑战。首先，系统的建设和运行需要投入大量的资金和人力，对医疗机构的技术水平和管理能力提出了较高的要求。其次，系统的可靠性和安全性是系统应用的重要保障，需要加强对系统的测试和监测，防止出现故障和数据泄漏等问题。最后，CDSS 需要与医生的临床实践结合，只有在医生的理解、信任和支持下，才能真正发挥其作用。

（三）发展趋势

CDSS 是医疗信息化的重要组成部分，其发展将呈现以下趋势。

1. 数据共享和整合

随着医学数据的不断增长和多样化，CDSS 需要实现不同医疗机构之间数据的共享和整合，以提高医疗数据的价值和利用效率。

2. 人工智能技术的应用

人工智能技术在医学领域的应用将越来越广泛，CDSS 也进一步借助人工智能技术实现更加智能化的诊疗决策。

3. 移动医疗和远程医疗的发展

移动医疗和远程医疗的快速发展将为 CDSS 的推广和应用提供更为广阔的场景和机会。

4. 多学科协同和知识共建

CDSS 需要吸收不同领域的专业知识，实现多学科协同和知识共建，以提高系统的诊疗准确性和可靠性。

因此，CDSS 是医学信息化发展的重要方向之一，可以辅助医生做出更加准确、科学的诊疗决策，提高医疗质量和效率，降低医疗成本。未来，CDSS 将借助人工智能和移动医疗等技术，促进医学科学高效发展。

二、基于肿瘤影像基因组学的 CDSS 的设计

随着医疗技术的不断发展，数字医疗已成为医疗领域的研究热点。CDSS 是数字医疗领域的重要组成部分之一，其利用大数据技术和人工智能技术来协助医生做出更为精准的诊断和治疗决策。

（一）CDSS 的设计

CDSS 可以通过整合影像学和基因组学信息，辅助医生做出更为准确的肿瘤诊断和治疗决策。CDSS 的设计包括以下几个方面。

1. 数据采集和预处理

采集患者的肿瘤影像和基因组信息。通过医学影像技术如 CT、MRI、PET 等采集肿瘤影像信息，并通过测序技术如基因芯片、全基因组测序等采集基因组信息。采集到的数据需要进行预处理，包括数据清洗、标准化、降维等，以保证数据的质量和可用性。

2. 特征提取和选择

数据预处理之后，需要对数据进行特征提取和选择。对于肿瘤影像信息，可以提取形态学特征、纹理特征、血管特征等；对于基因组信息，可以提取基因表达量、突变信息等；特征选择可以根据特征的重要性和相关性进行，以减少数据维度，提高模型的准确性。

3. 模型训练和验证

特征提取和选择之后，需要对数据进行模型训练和验证。采用机器学习算法进行模型训练和优化，如支持向量机、随机森林等；在模型训练和优化之后需要进行模型的验证和评估，以确保模型的准确性和可靠性。

4. 决策支持

模型训练和验证之后，CDSS 就具备了对患者的影像和基因组学信息进行分析的能力，继而能根据患者的病情和病史，提供个性化的诊断和治疗方案，同时能参考相关的科学知识和临床指南，辅助医生更好地应用 CDSS 的推荐结果，以做出更为准确的诊疗决策。

5. 反馈和更新

CDSS 需要不断地进行反馈和更新。CDSS 可以通过监测患者的疗效和预后，收集患者的反馈和意见，进一步完善系统的功能和性能，同时还可以更新系统的数据集和算法，以提高系统的可靠性和可用性。

（二）CDSS 的应用前景

综上所述，CDSS 可以辅助医生更为准确地预测肿瘤的生长和扩散趋势，从而制定更为个性化的治疗方案。同时，可参考科学的医学知识和临床指南，并在人工智能的参与下，辅助医生更好地在诊疗过程中应用 CDSS 提供的决策参考。在将来，CDSS 还可以结合大数据和人工智能技术，实现更为精准的肿瘤预测和治疗，为临床诊疗活动提供更为高效和准确的方案。

（三）CDSS 的挑战和解决方案

CDSS 在数据质量、算法可解释性、数据隐私等方面面临着诸多挑战。

1. 数据质量

CDSS 需要大量的高质量数据来支持模型的训练和验证，但在临床实际工作中，医疗数据往往存在噪声、缺失值和错误等问题，影响模型的性能和效果。为解决这些问题，可以采取以下措施：开展数据清洗和预处理工作，包括去除噪声和异常值、填充缺失值、纠正错误等；加强数据标注和质量控制，确保数据的准确性和可信度；利用多模态数据进行模型训练和验证，如融合影像学和基因组学信息，提高模型的鲁棒性和稳定性。

2. 算法可解释性

CDSS 采用的黑盒模型难以解释其决策依据和逻辑，将会影响医生和患者的信任度和接受度。为了解决这个问题，可以采取以下措施：采用具有可解释性的机器学习算法，如决策树、逻辑回归等，以更为清晰地呈现模型的决策过程和规则；开展模型解释和可视化工作，如特征重要性分析、梯度 CAM 可视化等，以帮助医生理解模型的决策依据和逻辑；加强算法验证和评估工作，如采用交叉验证、置换测试等方法，确保模型的稳定性和可靠性。

3. 数据隐私

CDSS 处理的是敏感的医疗数据，如患者的影像和基因组学信息，存在着数据隐私和安全性风险。为了保障数据隐私和安全，可以采取以下措施：采用加密技术和安全协议，如差分隐私、同态加密、区块链技术等，保护患者的隐私和敏感信息；加强数据访问和使用权限管理，建立数据安全和隐私保护的制度和规范；遵守相关法律法规和伦理准则，如 HIPAA 法案、GDPR 等，保障患者数据安全。

（四）CDSS 的优势

CDSS 在肿瘤诊疗活动中的应用有以下优势。

（1）提高诊断准确性：CDSS 可以通过对肿瘤影像和基因组学数据的综合分析，快速、准确地对肿瘤进行诊断和分类，避免人为判断的主观性和误差。

（2）个性化治疗方案：CDSS 可以根据患者的肿瘤特征和基因组学信息，为患者提供个性化的治疗方案，提高治疗效果和患者生存率。

（3）提高诊断效率：CDSS 可以自动处理和分析大量的肿瘤影像和基因组学数据，提高诊断效率和工作效率。

（4）可远程使用：CDSS 可以实现远程访问和使用，为临床医生提供及时、便捷和高效的临床决策支持，也为远程医疗服务提供诊疗支撑。

三、基于肿瘤影像基因组学的 CDSS 在肿瘤自动诊断中的应用

首先，通过对大量的数据进行学习和分析，基于肿瘤影像基因组学的 CDSS（TIG-CDSS）可快速、准确地判断肿瘤的类型、大小、位置、分级和分期等信息，并可识别出肿瘤的特征和规律，自动生成报告和建议，辅助医生掌握全面的诊断信息并做出准确诊疗。

其次，TIG-CDSS 能辅助医生为患者提供个体化的治疗方案。基于患者的影像和基因组数据，TIG-CDSS 能够预测不同治疗方案的效果和不良反应，并基于循证医学基础制定个体化的治疗方案，使患者获得更加精准和有效的治疗，提高治疗效果和生存率。

此外，TIG-CDSS 能帮助医生在海量医疗数据中提取关键数据，并进行复杂数据分析和数据可视化呈现。在人工智能技术的支撑下，TIG-CDSS 通过对大量的数据进行学习和分析，可发现肿瘤的潜在规律和趋势，并将复杂的数据转化为直观的可视化结果，发现早期病变。

最后，TIG-CDSS 能帮助医生进行预后评估和随访管理。通过对患者的影像和基因组学数据进行分析和处理，TIG-CDSS 能够预测患者的生存率和复发率，并为医生提供针对性的随访管理建议，辅助医生更好地跟踪患者的病情，及时发现异常变化，并采取相应的治疗措施。

综上所述，TIG-CDSS 能为医生提供更加全面、精准和个体化的诊断和治疗方案参考，进而提高肿瘤的准确诊断率和疗效。随着数字医疗技术的不断发展和完善，TIG-

CDSS 的应用前景将会更加广阔。

第四节　影像学融合分子病理学临床应用实例

临床实际诊疗中，通常需要将影像学检查、组织病理学检查、分子病理学检查与基因测序等多模态检查融合，方能做出完整的临床诊断，并制定相应治疗方案。

一、病例一：基于影像基因组学的右额叶胶质母细胞瘤诊疗

现病史：出现记忆力减退，偶有头痛。1 个月后突发剧烈持续性头痛。当地医院头部 MRI：右额叶占位，伴脑疝形成，考虑胶质瘤可能。入我院后头部 CT（术前，图 4−1A）提示右额叶见一囊实性肿块影，大小约为 6.2 cm×3.2 cm，形态欠规则，周围大片水肿带，侧脑室受压，局部中线结构左移，多系肿瘤性病变。

手术：全麻下行右侧额叶巨大占位切除术＋窦损伤修补术＋脑脊液漏修补术。

术后病理学检查：右额叶胶质母细胞瘤（*IDH* 野生型，WHO Ⅳ 级），具体分子检测指标见表 4−1。

表 4−1　术后主要分子检测指标

标号	分子检测指标		检测结果	临床诊断及预后意义
1	免疫组化	*EGFR*	＋	/
2		*ATRX*	未缺失	若突变，提示相对于 *IDH* 突变型胶质母细胞瘤预后较好
3		*IDH*1	－	
4		Ki-67	＋，约70%	提示肿瘤细胞增殖活跃
5	基因检测	*IDH*1	未检出第 132 号密码子突变	*IDH* 突变提示预后相对良好；在临床试验中常作为重要分组指标，与 *MGMT* 甲基化密切相关；对放疗和烷化剂相对敏感，是潜在的治疗靶点
6		*IDH*2	未检出第 172 号密码子突变	
7		*MGMT*	未检出其启动子区域甲基化	*MGMT* 甲基化提示在胶质母细胞瘤中预后较好；替莫唑胺治疗效果较好，与 *IDH* 突变和 G-CIMP 亚型相关
8		*TERT*	检出 228 位点突变（C→T）	在少突胶质细胞瘤和胶质母细胞瘤中常见；*TERT* 突变提示在 *IDH* 野生型胶质瘤中预后较差，在 *IDH* 突变型胶质瘤中预后较好
			未检出 250 位点突变	

该患者疾病诊断如下。

（1）影像学诊断：患者头部 CT 提示右额叶占位，支持空间诊断为"右额叶"。

（2）组织病理学诊断：组织及分子病理学检查提示为胶质细胞瘤，*IDH* 检测无突变，

支持病理学诊断为"胶质母细胞瘤,WHO Ⅳ级"。

(3)分子病理学诊断:*MGMT* 无甲基化、*TERT* 突变提示患者预后较差。

结合影像学、组织病理学、分子病理学结果,最终诊断为右额叶胶质母细胞瘤(*IDH* 野生型,WHO Ⅳ级,*TERT* 突变,*MGMT* −)。

术后影像复查:术后 24 小时头部 CT(图 4−1B)提示头部水肿,未见复发征象,提示术后病灶切除完整。

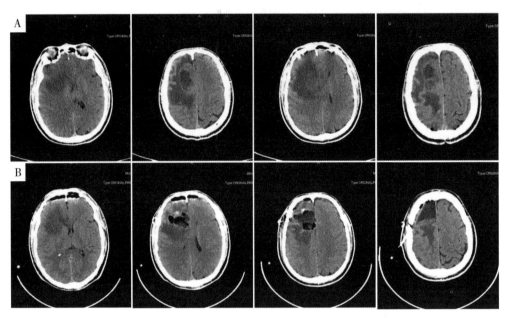

A—术前头部 CT:右额叶见一囊实性肿块影,大小约为 6.2 cm×3.2 cm,形态欠规则,
周围大片水肿带;B—术后 24 小时头部 CT:术区周围水肿

图 4−1 头部 CT 影像

术后治疗:根据病理学诊断,符合 STUPP 方案治疗指针,术后给予替莫唑胺同步放疗治疗方案,并同步给予肿瘤电场治疗(TTF),具体治疗方案如图 4−2 所示。

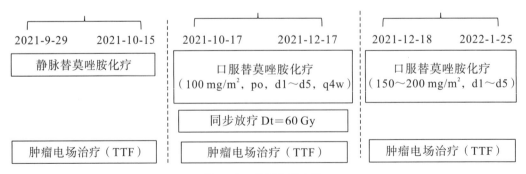

图 4−2 术后治疗方案

病情随访:治疗后复查头部多模态 MRI 提示右额叶强化肿块影,结合多模态表现,考虑假性进展/放疗后坏死可能性较大,肿瘤复发不完全排除,左侧侧脑室体部室管膜下见强化结节,不能排除肿瘤播散(图 4−3)。

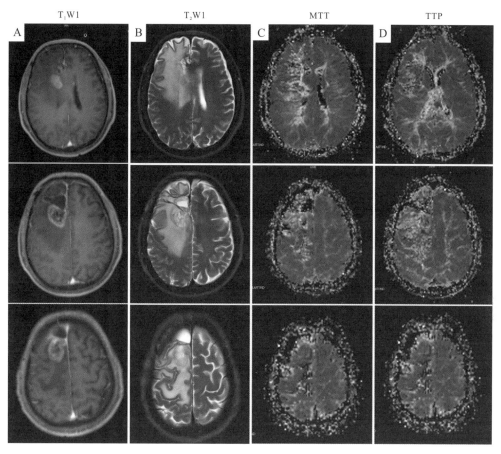

图 4-3　复查头部多模态 MRI

注：右额叶强化肿块影，伴周围水肿。结合多模态表现，考虑假性进展/放疗后坏死可能性较大，肿瘤复发不完全排除。

二、病例二：基于影像基因组学的弥漫中线胶质细胞瘤诊疗

现病史：患者无明显诱因出现视力下降、走路不稳的症状，伴有反应迟钝、饮水呛咳。头颅增强 MRI：左侧基底节区、左侧丘脑及中脑团块状异常信号影，T_2WI-FLAIR 上呈高信号影，大小约为 5.9 cm×3.8 cm×4.4 cm，考虑胶质瘤（图 4-4）。

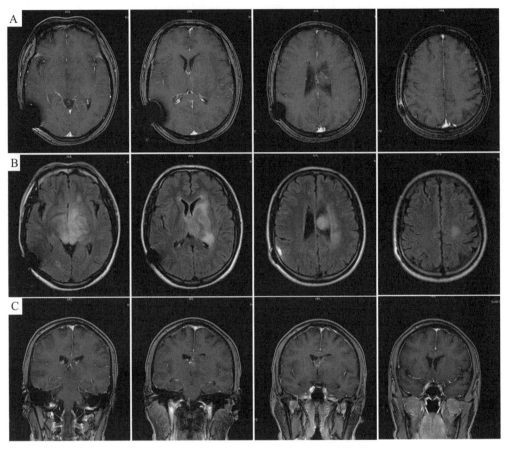

A—MRI T_1WI 增强序列，可见左侧基底节区、左侧丘脑及中脑内见团块影像；

B—MRI T_2WI-FLAIR 序列，可见 FLAIR 上呈高信号影，大小约为 5.9 cm×3.8 cm×4.4 cm，

左侧侧脑室受压变窄，中线结构受压稍向右侧偏移，周围脑实质稍肿胀；

C—MRI 冠状面，空间显示病灶解剖位置

图 4—4　头颅增强 MRI

手术：全麻下行左侧丘脑占位病变切除术。

术后病理学检查：弥漫中线胶质瘤，H3K27 突变型，WHO Ⅳ 级，具体分子检测指标见表 4—2。

表 4-2　术后主要分子检测指标

标号	分子检测指标		检测结果	临床诊断及预后意义
1	免疫组化	H3K27M	+	诊断弥漫性中线胶质瘤，是 H3K27 突变型的关键参考指标
2		ATRX	未缺失	ATRX 核表达缺失和（或）P53 突变阳性，可在不检测 1p/19q 的情况下诊断为 IDH 突变型星形细胞瘤
3		IDH1	－	/
4		Ki-67	+，约 20%	提示肿瘤细胞增殖活跃
5		P53	+	ATRX 核表达缺失和或 P53 突变阳性，可在不检测 1p/19q 的情况下诊断为 IDH 突变型星形细胞瘤。可用于鉴别弥漫或非弥漫性 WHO Ⅰ级胶质瘤及胶质增生
6		Oligo-2	+	
7	基因检测	IDH1	未检出第 132 号密码子突变	IDH 突变提示预后相对良好；在临床试验中常作为重要分组指标，与 MGMT 甲基化密切相关；对放疗和烷化剂相对敏感，是潜在的治疗靶点
8		IDH2	未检出第 172 号密码子突变	
9		MGMT	未检出其启动子区域甲基化	MGMT 甲基化提示在胶质母细胞瘤中预后较好；替莫唑胺治疗效果较好，与 IDH 突变和 G-CIMP 亚型相关
10		TERT	未检出 228 位点突变	TERT 突变提示在 IDH 野生型胶质瘤中预后较差，在 IDH 突变型胶质瘤中预后较好
			未检出 250 位点突变	
11		H3F3A	检出第 27 号密码子突变（K27M）	ATRX 完整时，该指标缺失用于诊断 IDH 野生型弥漫中线间质瘤

该患者的疾病诊断如下：

（1）影像学诊断：患者头部 MRI 提示左侧丘脑及中脑内见占位，支持空间诊断为"弥漫占位"。

（2）组织病理学及分子病理学诊断：组织病理学及分子病理学提示为胶质细胞瘤，IDH 检测无突变，结合 H3F3A 基因突变分析检出第 27 号密码子突变，免疫组化提示 H3K27M（＋），支持病理诊断为"弥漫中线胶质瘤，H3K27 突变型，WHO Ⅳ级"。

（3）分子病理诊断：MGMT 无甲基化提示患者预后较差。

结合影像学、组织病理学、分子病理学结果，最终诊断为弥漫中线胶质瘤，H3K27 突变型，WHO Ⅳ级。

术后影像复查：术后 1 个月复查头部 MRI 提示头部水肿，术区可见异常信号影，不排除假性进展或复发影像学表现（图 4-5）。需进一步通过磁共振波谱分析（MRS）等多模态检查明确诊断。

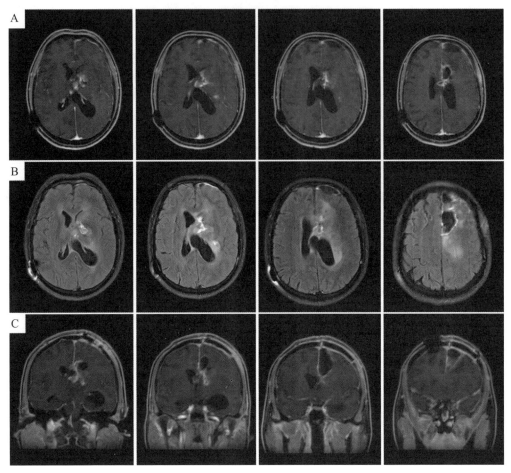

A—MRI T$_1$WI 增强序列，可见左侧基底节区、左侧丘脑及中脑内见异常信号影；

B—MRI T$_2$WI-FLAIR 序列，可见 FLAIR 上呈高信号影，左侧侧脑室前脚受压变窄、后脚扩张，脑水肿及脑积液明显，中线结构受压稍向右侧偏移；C—MRI 冠状面，空间显示病灶解剖位置

图 4-5 复查头部 MRI

术后治疗：根据病理学诊断，可给予 STUPP 方案治疗，放疗期间同步使用替莫唑胺治疗，并同步给予肿瘤电场治疗（TTF）。

三、病例三：基于影像与分子病理学的 ALK 阴性的小脑组织细胞肉瘤术后诊疗

现病史：患者无明显诱因出现头晕、头痛症状。头颅增强 MRI：右侧小脑肿瘤性病变伴脑水肿，第四脑室及脑干受压，伴梗阻性脑积液，双侧脑室周围白质间质性水肿（附图 3）。

手术：右侧小脑病损切除术＋脑脊液漏修补术。

术后病理学检查：右侧小脑组织细胞肉瘤，具体分子检测指标见表 4-3。

表 4-3　术后主要分子检测指标

标号	分子检测指标		检测结果
1	免疫组化	ATRX	+
2		H3K27M	−
3		H3K27ME3	+
4		ALK	−
5		P53	+
6		Oligo-2	−
7	FISH 检测	*BRAF*	未检出基因易位
8	基因检测	*BRAF*（V600E）	未检出
9		*H3F3A*	未检出
10		*HIS1H3B*（K27/G34/K36）	未检出
11		*TERT*	未检出 228 位点突变
			未检出 250 位点突变

该患者疾病诊断如下：

（1）影像学诊断：患者头部 CT 及 MRI 提示右侧小脑半球占位，支持空间诊断为"右侧小脑半球病变"。

（2）组织病理学及分子病理学诊断：结合组织病理学及分子病理学检查结果，免疫组化提示 ALK（−）；FISH 及基因检测提示 *BRAF*（−）。支持病理诊断为"组织细胞肉瘤"。

结合影像学、组织病理学、分子病理学结果，最终诊断为右侧小脑组织细胞肉瘤，ALK（−）。可见仅通过影像学检查无法获得脑肿瘤准确数据，特别是罕见肿瘤类型。融合影像学、分子病理学数据方能做出准确诊断，并制定适合的治疗方案。

术后影像复查：术后复查头部 MRI 提示右侧小脑术后残腔影（附图 4）。进一步复查全身 PET-CT，明确小脑病灶来源，检查结果提示全身未见确切肿瘤残留及转移征象。右侧小脑半球见边界不清的低密度影，相应部位及右侧小脑半球其余皮质摄取 ^{18}F-FDG 水平减低；双侧大脑、丘脑及脑干 ^{18}F-FDG 分布对称，未见 ^{18}F-FDG 摄取异常增高或减低区，CT 提示余脑实质内未见异常密度，各沟裂池未见增宽，脑室系统未见扩张，中线结构居中（附图 5）。

术后治疗：基于头部 MRI 及全身 PET-CT 影像数据，证实小脑病灶为原发小脑病变，而非小脑转移性病灶；进一步结合病理学诊断，制定局部放疗方案治疗，同时因 ALK（−），暂不联用 ALK 抑制剂治疗。

四、病例四：基于影像与分子病理学的鼻咽非角化型鳞状细胞癌诊疗

现病史：患者发现右侧颈部包块，约蚕豆大小，行超声引导下右侧颈部淋巴结穿刺涂片查见恶性肿瘤，倾向淋巴瘤，建议手术切除活检及免疫组化进一步诊断。

影像学检查：鼻咽部增强 MRI 提示鼻咽壁明显不规则增厚，较厚处约为 1.6 cm，局部呈肿块样突入后鼻孔，增强扫描明显不均匀强化，病变边界不清，对应咽腔变形、变窄，双侧咽隐窝及咽鼓管咽口变窄，累及右侧颈动脉鞘周围。咽旁间隙及颏下、双侧颌下、颈动脉鞘旁、颈后三角区、右侧颈根部淋巴结增多、增大，大者约为 3.6 cm×2.4 cm，增强扫描均匀强化。考虑鼻咽癌，累及右侧颈动脉鞘周围，伴颈部多发淋巴结转移（附图6）。胸部普通 CT、腹部彩超、骨扫描未见转移病灶。

病理学检查：鼻咽部非角化型鳞状细胞癌。术后分子检测指标具体见表4−4。

表4−4　术后主要分子检测指标

标号	分子检测指标		检测结果	临床意义
1	免疫组化	EGFR	+	评估对 EGFR 抑制剂的敏感性
2		EGFRvⅢ	−	/
3		VEGFR2	−	/
4		VEGF	+，约70%	评估对 VEGFR 抑制剂的敏感性
5		PD-1	癌细胞阴性 免疫细胞阳性率约60%	评估对 PD-1 抑制剂的敏感性
6		PD-L1	TPS：30%；CPS：<1%	
7	EB 病毒检测	EBER	+	鼻咽癌分子标志物

该患者疾病诊断如下：

（1）影像学诊断：患者鼻咽部增强 MRI 提示鼻咽壁明显不规则增厚，咽腔变形、变窄，双侧咽隐窝及咽鼓管咽口变窄，累及右侧颈动脉鞘周围。咽旁间隙及颏下、双侧颌下、颈动脉鞘旁、颈后三角区、右侧颈根部淋巴结增多、增大，大者约为 3.6 cm×2.4 cm，增强扫描均匀强化，支持空间诊断为"鼻咽部恶性肿瘤，分期为 T1N3Mx"。

（2）组织病理学诊断：非角化型鳞状细胞癌，EBER（+），支持病理学诊断为"鳞状细胞癌"。

（3）分子病理学诊断：EGFR（+）、PD-L1（+）。

结合影像学表现、组织病理学、分子病理学，最终诊断为鼻咽非角化型鳞状细胞癌（cT1N3M0，AJCC 第八版Ⅳa 期，EGFR+、PD-L1+）。

治疗方案：根据病理学诊断及临床分期，治疗方案为 TPF（白蛋白紫杉醇+顺铂+氟尿嘧啶）诱导化疗联合免疫治疗，及同步放化疗，放疗期间给予 EGFR 抑制剂治疗。

参考文献

［1］贾宇珊，吴慧. 影像基因组学研究进展［J］. 磁共振成像，2022，13（3）：166−170.

［2］Wang F，Zhao F，Zhang L，et al. CDC6 is a prognostic biomarker and correlated with immune infiltrates in glioma［J］. Molecular Cancer，2022，21（1）：153.

［3］Kickingereder P，Bonekamp D，Nowosielski M，et al. Radiogenomics of glioblastoma：machine learning-based classification of molecular characteristics by using multiparametric and multiregional MR imaging features［J］. Radiology，2016，281（3）：907−918.

［4］Hiroko T J T，Simone S，Kevin S，et al. Accuracy of multi-parametric breast MR imaging for predicting pathological complete response of operable breast cancer prior to neoadjuvant systemic therapy [J]. Magn Reson Imaging, 2019, 62: 242-248.

[5] Jae-Hun K E S K, Yaeji L, Kyung S L, et al. Breast cancer heterogeneity: MR imaging texture analysis and survival outcomes [J]. Radiology, 2017, 282 (3): 665-675.

[6] Hui L Y Z, Elizabeth S B, Karen D, et al. MR imaging radiomics signatures for predicting the risk of breast cancer recurrence as given by research versions of mammaprint, oncotype DX, and PAM50 gene assays [J]. Radiology, 2016, 281 (2): 382-391.

[7] Nair J K R, Saeed U A, McDougall C C, et al. Radiogenomic models using machine learning techniques to predict EGFR mutations in non-small cell lung cancer [J]. Can Assoc Radiol J, 2021, 72 (1): 109-119.

[8] Badic B, Hatt M, Durand S, et al. Radiogenomics-based cancer prognosis in colorectal cancer [J]. Sci Rep, 2019, 9 (1): 9743.

第五章　肿瘤病理学与数字化

第一节　病理学概述及其在肿瘤诊断中的作用

一、病理学介绍

病理学在医学教育、临床医疗和科学研究中都十分重要。加拿大著名医生和医学教育家 Sir William Osler（1849—1919）曾说过："As is our pathology, so is our medicine."（病理为医学之本）。在临床医疗实践中，活体组织检查（简称活检）是目前诊断疾病的最可靠的方法之一，并不断深入治疗领域，如分子靶向治疗、个体化医疗等。细胞学检查在发现早期肿瘤等方面也有重要作用，如妇科阴道细胞学检查。尸体解剖检查则可对不幸去世的患者所患疾病和死因进行诊断，是提高临床诊断能力、总结临床诊治经验和提高医疗水平的重要方法。同时，病理学检查在鉴定新出现的疾病方面也具有不可替代的作用，如新型冠状病毒感染（corona virus disease 2019，COVID-19）、重症急性呼吸综合征（SARS）、禽流感等。此外，病理学诊断和尸体解剖在医疗纠纷和医疗事故鉴定中也起着十分重要的举证作用。

（一）病理学是什么

病理学（pathology）是用自然科学的方法研究疾病的形态结构、代谢和功能等方面的改变，从而揭示疾病的病因、发病机制和转归的医学基础学科。病理学的目的是认识和掌握疾病的本质和发生发展的规律，为疾病的诊治和预防提供理论基础。在临床医学实践中，病理学又是诊断疾病的最重要的方法之一，因此病理学也属于临床医学。对于医学生，病理学是基础医学和临床医学之间的桥梁学科。

（二）病理学的主要任务

病理学的主要任务是研究和阐明疾病发生的原因，病因作用下疾病的发生、发展的过程，疾病过程中机体的功能、代谢和形态学变化，病理变化引起的临床表现。按照研究对象的不同，病理学可分为人体病理学和实验病理学，前者以患者或从患者体内得到的材料

（器官、组织、细胞、体液等）为研究对象，后者以疾病的动物模型或在体外培养的细胞为研究对象。

（三）病理学的重要性

在医学研究中，病理学除对疾病的病因、发病机制、病理改变进行研究外，对整个医学研究均是重要的、不可替代的基础和平台。各种疾病的医学研究均需要以正确的病理学诊断为依据。病理学检查积累的数据和资料，包括大体标本、石蜡包埋组织和切片等，不仅是医学研究的材料，也是病理学教学和病理科医生培训的重要资源。

对于医生来说，病理学是一门极其重要的课程，是医学生成长为临床医生的必修课程。医学生通过学习病理学，能掌握疾病的基本病变、机体相应的功能和代谢改变及临床表现，掌握疾病的发生发展规律，为今后临床医学课程的学习打下坚实的基础。

（四）病理学与其他学科的联系

病理学是以解剖学、组织胚胎学、生理学、生物化学、细胞生物学、分子生物学、微生物学、寄生虫学和免疫学等为基础，密切联系病理生理学、药理学和临床的学科。随着基础医学的发展，病理学出现了许多新的分支学科，如免疫病理学（immunopathology）、分子病理学（molecular pathology）、遗传病理学（genetic pathology）和定量病理学（quantitative pathology）等，使得对疾病的研究从器官、组织、细胞和亚细胞水平深入到分子水平，并使形态学观察结果从定位、定性走向定量，更具客观性、可重复性和可比性。在临床上，根据不同系统又可分为消化系统、呼吸系统、内分泌系统、泌尿及生殖系统、神经系统、骨关节系统、软组织及淋巴造血系统等不同方向的亚专科病理学。

（五）病理学的未来

如今，随着 5G 网络时代的到来，借助图像数字化及数字存储传输技术的发展，将病理学切片通过全载玻片成像扫描（whole slide imaging，WSI）技术进行数据存储已成为现实。病理科医生可以不通过显微镜而直接在个人计算机终端上进行 WSI 的阅片、教学、医学研究、远程诊断及疑难病例的会诊。以 WSI 为代表的技术被称为数字化病理学（digital pathology）。人工智能技术在病理学中的研究和应用已成为一个热点。

二、病理学技术的发展

病理学是在人类探索和认识自身疾病的过程中应运而生的，因此，它的发展受制于人类对自然的认知和所处时代的科技水平。自病理学诞生以来，经历了器官病理学（organ pathology）、细胞病理学（cellular pathology）、超微结构病理学（ultrastructural pathology）和分子病理学（molecular pathology）的发展阶段，目前已进入数字化病理学时代。

（一）尸体解剖/器官病理学

我国大约在周、秦时期就有"若夫八尺之士，皮肉在此，外可度量切循而得之，其死可解剖而视之"（《灵枢·经水》）的记载。由此可见，当时就已经有了尸体解剖之说。欧洲在文艺复兴后，由于自然科学的兴起，尸体解剖得以发展，意大利的 Giovanni Battista Morgagni（1682—1771）医生根据他经历的 700 余例尸体解剖编写了《疾病的位置与原因》一书，并提出了器官病理学的概念，由此奠定了病理学发展的基础。19 世纪，Baron Carl von Rokitansky（1804—1878）解剖了约 3 万例尸体，并掌握了约 6 万例尸体解剖的材料。他详细描述了全身各器官的各种病变，极大地丰富了病理学内容，器官病理学时代从而达到顶峰。

（二）细胞病理学

1843 年，德国病理学家 Rudolf Ludwig Karl Virchow（1821—1902）开始使用显微镜观察病变部位的细胞和组织的结构；1858 年，Virchow 发表了《细胞病理学》一书，从而开创了细胞病理学时代。19 世纪上半叶，显微镜研究主要集中在从组织中提取的细胞标本上，后来，各种各样的组织固定技术获得发展，1876 年，化学家 Wissowzky 联合使用苏木精（hematoxylin）和伊红（eosin）进行染色，HE 染色方法正式建立，使显微镜可以直接观察并识别组织。另外，免疫组织化学技术通过抗原抗体特异性结合的免疫学原理，可检测人体组织中存在的蛋白质、多肽和碳水化合物等抗原分子，该技术根据标记抗体的示踪剂种类不同，可分为免疫荧光技术、免疫酶技术等，近年来均被广泛应用于医学生物学研究和病理学诊断。

（三）超微结构病理学

1932 年，Knall 和 Rusha 发展了透射电镜；1938 年，Ardenne 首创了扫描电镜，随着这些电子显微镜的问世，病理学从细胞层面深入到亚细胞结构，由此产生了超微结构病理学。目前，应用于临床病理学诊断的电镜主要是透射电镜和扫描电镜，前者注重细胞核内的超微结构，后者则用于观察组织和细胞的表面特征。

（四）分子病理学

1953 年，Watson 和 Crick 发现了脱氧核糖核酸（DNA）的双螺旋结构。20 世纪 80 年代末及 90 年代，分子病理学开始崭露头角，如酶切多态性分析、核酸杂交反应、聚合酶链式反应、核酸测序等被广泛应用于病理学诊断。近年来，下一代测序（next generation sequencing，NGS）、液体活检等技术也在飞速发展，使人类对疾病的认识提高到了基因水平。分子病理学既可以揭示诱发疾病的外源性基因在体内的存在与定位，又可以检测内源性基因（DNA）变异与其表达产物（mRNA、多肽、蛋白质）的异常。这些新技术拓宽了病理学诊断的视角，发展了新的研究领域，在临床上被应用于肿瘤诊断与靶向治疗、感染因子的检测、遗传性疾病筛查及药物基因组学。

（五）数字化病理学

数字化病理学最早应用于 1985 年，20 世纪 90 年代在美国开始被应用于商业领域。数字化病理学是一个概括性术语，它集成了病理学切片数字化和相关元数据的工具和系统，将病理学信息的采集、管理、共享和解读结合在数字环境中。推动数字化病理学的关键技术包括 WSI 技术、数据存储与压缩技术、5G 网络技术、万/千兆光网技术、人工智能技术等。

WSI 技术具有分辨率高、放大倍数可调及全切片浏览等特点，成为当前数字化病理学的主要图像处理技术，是从传统病理学转变为数字化病理学的标志性技术。随着数字化病理学的大规模开展，数字切片的存储与数据压缩将成为数字化病理学推进的重要挑战。当前数据存储与压缩厂商通过技术迭代和规模产业化降低硬盘存储成本，并通过数据压缩、重复数据删除、自动精简配置、自动分层存储和存储虚拟化等高效存储技术，一定程度上降低了数字化病理学的建设成本。5G 网络与万/千兆光网互补互促，具有超大带宽、超低时延、先进可靠等特征，大大提升了远程病理学诊断的效率和质量。2016 年，斯坦福大学的 Snyder 教授团队在 *Nature Communications* 上报道，通过人工智能技术为非小细胞肺癌患者提供预后预测指标，由此拉开了人工智能在病理学领域的应用。当病理大数据积累到一定程度时，人工智能有机会参与算法优化及深度学习，有望推动数字化病理学取得突破性进展。

三、病理学在肿瘤诊断中的作用

病理学诊断是病理科医生应用病理学知识、相关技术和个人专业实践经验，对送检的患者标本（或称检材，包括活体组织、细胞和尸体等）进行病理学检查，结合有关临床资料，通过分析、综合后，做出的关于该标本病理变化性质的判断和具体疾病的诊断（图 5-1）。病理诊断能为临床医师确定疾病诊断、制定治疗方案、评估疾病预后和总结诊治疾病经验等提供重要的、有时是决定性的依据，并在疾病预防特别是传染病预防中发挥重要作用。

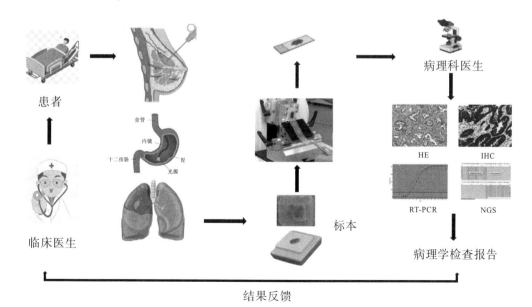

图 5-1　病理学诊断的基本流程

注：IHC，免疫组织化学染色；RT-PCR，实时聚合酶链式反应。

在肿瘤诊断中，只有找到了肿瘤细胞才有机会得到明确的诊断，该项任务是由病理学诊断承担的。虽然肿瘤的生化、免疫和影像学诊断有了很大发展，但要确定肿瘤的性质，目前仍主要依赖病理学诊断，病理学诊断被认为是"金标准"。肿瘤病理学是外科病理学的一个重要分支，通常分为组织病理学和细胞病理学两大部分。病理学诊断不仅可判断肿瘤的良性、恶性及预后，而且还可根据世界卫生组织制定的《肿瘤国际组织学分类》中的标准化指标对其进行分类，以寻求肿瘤诊断和命名的统一。这不仅有利于国际交流，而且有利于临床合理地采取针对性治疗方案和随访措施。

具体地说，病理学在肿瘤诊断中的主要作用如下。

（1）明确疾病的性质：如身体某处有一肿块，临床医生给予切除或活检做病理学检查，目的就是明确肿块的良恶性（附图 7、附图 8）。

（2）判断肿瘤的来源：肿瘤有很多来源，不同来源的肿瘤有不同的名称，一旦确定为恶性肿瘤，根据肿瘤的来源即可给予相应的名称，如来自上皮的恶性肿瘤被称为上皮癌，来自间叶的恶性肿瘤被称为肉瘤。通常所说的"癌症"是所有恶性肿瘤的总称。

（3）对肿瘤进行分型、分类：确诊为恶性肿瘤后，病理学诊断还要进一步对肿瘤进行分型和分类，同一来源的恶性肿瘤往往有多个类型，如来自鳞状上皮的恶性肿瘤为鳞状细胞癌，它们又有疣状癌、角化性鳞状细胞癌、非角化性鳞状细胞癌、基底细胞鳞状细胞癌、梭形鳞状细胞癌等类别，不同类别的鳞状细胞癌治疗措施不尽相同（附图 9）。

（4）评价肿瘤的分化程度：恶性肿瘤的分化程度提示恶性程度的高低，不同恶性程度的肿瘤治疗方案亦不尽相同，病理学诊断可对恶性肿瘤的分化程度进行评价。

（5）作为肿瘤分期的重要指标：病理学诊断能够评价肿瘤向周围破坏的范围、是否侵犯血管和神经、是否有淋巴结转移和（或）有多少个淋巴结转移、是否远处转移等。上述内容均为肿瘤分期的客观指标（附图 10）。

（6）为选择药物治疗提供依据：如乳腺癌能否使用曲妥珠单抗（赫赛汀）治疗、胃肠道间质瘤能否使用甲磺酸伊马替尼片（格列卫）治疗等，必须进行相关的靶向蛋白或分子检测。目前该项检测任务亦是由病理学诊断承担的。

肿瘤的病理学诊断固然重要，但它也有局限性，主要表现在两大方面。

一是小活检组织（如内镜标本、穿刺标本）是临床工作中常见的标本类型，其作为一种抽样标本，无法反映主体病变的全貌。当小活检组织中包含代表性病变成分时，病理学诊断可做出明确诊断；当小活检组织中未包含代表性病变成分时，病理学诊断存在假阴性结果的可能。

二是受医学和病理学发展水平的局限，对新近出现的疾病或肿瘤存在逐步加深认识的过程，短时间内暂无法明确诊断。

第二节　病理学数据的数字化

一、WSI 技术

数字化医疗已经成为现代医学的重要领域，数字化病理学作为其中的重要组成部分，在疾病诊断和研究中发挥着越来越重要的作用。WSI技术的原理是利用高分辨率的数字化设备对组织切片进行数字化扫描，然后将扫描得到的数据处理成数字图像。WSI技术的主要步骤包括组织标本采集、数字化扫描和数字图像处理。组织标本采集通常是通过传统的病理学方法进行的，即将组织标本切割成 $4\sim5~\mu m$ 厚的切片。然后将这些切片进行数字化扫描，这一过程通常使用高分辨率的数字化显微镜或扫描仪完成。数字图像处理包括图像去噪、颜色校正和图像拼接等，以保证数字图像的高质量和准确性。

WSI技术是数字化病理学的重要技术之一，其在数字化医疗中的应用已经得到广泛认可，可以用于病理学诊断、教育和培训、研究和科研等领域。

（一）WSI技术的具体应用

1. 病理学诊断

WSI技术可以提供高质量、高分辨率的数字图像，使医生可以在计算机上对组织切片进行高精度的病理学诊断。数字图像可以增加医生对细节的观察和评估，从而提高病理学诊断的准确性和效率。通过数字图像，医生可以跨越时空限制，对患者进行远程会诊，为患者提供更好的医疗服务。

2. 教育和培训

WSI技术的另一个重要应用场景是医学教育和培训。数字图像可以用于学生的教育和培训，帮助他们更好地理解组织结构和病变特征，并提高对病理学知识的掌握和理解。数字图像还可以用于医生和技术人员的持续专业发展和培训，帮助他们了解最新的病理学知识和技术。

3. 研究和科研

WSI技术可以用于医学研究和科研。通过数字图像，研究人员可以快速、精确地对组织切片进行分析，以研究病变的病理特征、病理机制等。数字图像还可以用于医学统计学分析，帮助研究人员分析疾病的流行病学特征和趋势。

（二）WSI技术的优点与局限性

（1）与传统的光学显微镜技术相比，WSI技术具有以下优点：

①多样性：WSI技术可以应用于不同类型的组织标本，包括组织切片、细胞学标本、液基细胞学标本等。数字图像可以用于各种病理学研究和诊断，具有广泛的应用前景。

②远程传输：WSI技术可以将数字图像传输到远程地区，实现远程会诊和数据共享，有助于提高病理学诊断的准确性和效率。

③可重复性：数字图像还可以存储在数据库中，以便于检索和分析，有助于病例回顾和医学研究。

（2）尽管WSI技术在数字化病理学中有许多优点，但其在实际应用中也存在一些挑战，主要表现在以下方面：

①设备成本：WSI技术需要高分辨率的数字化扫描设备和计算机硬件支持，因此投资成本较高。此外，数字图像的存储和管理也需要额外的成本。

②专业技能：数字图像需要进行图像去噪、颜色校正和图像拼接等处理，这需要操作人员具备一定的专业技能和专业知识，而数字图像的处理也需要消耗大量的计算机资源。

③质量控制要求：数字图像的质量对病理学诊断非常重要，因此必须进行严格的质量控制。数字图像必须通过标准的质量控制流程进行审核和验证，以确保质量达到病理学诊断的要求。

④隐私保护：数字图像存储和共享需要遵守相关法律和隐私政策，特别是涉及敏感信息和患者隐私的医学图像，因此在数字图像共享和存储方面需要特别注意隐私保护。

（三）WSI 技术的未来发展方向

WSI 技术在数字化病理学中的应用已经非常广泛，但其在病理学诊断、教育和培训、研究和科研方面的潜力还有待深入发掘。

1. 智能化和自动化

WSI 技术的智能化和自动化发展将使其能够更好地支持疾病诊断和研究。通过机器学习、计算机视觉和人工智能等技术可以开发出自动诊断和病理学分析算法，以提高病理学诊断的效率和准确性。

2. 移动化

随着移动设备的发展，WSI 技术可以实现在移动设备上的应用。医生可以使用移动设备对数字图像进行观察和分析，以提高病理学诊断的效率。

3. 大数据和云计算

WSI 技术产生的数字图像可以存储在云端数据库中，以便于数据共享和分析。通过大数据和云计算技术可以对数字图像信息进行分析和挖掘，以揭示疾病的病理学特征和机制。

4. 虚拟现实化

WSI 将逐渐实现虚拟现实化，通过虚拟现实技术将病理学图像转换为三维虚拟病理学场景，以帮助医生更加直观地观察和分析病理学图像，并进行病理学诊断和研究。

5. 与其他医学技术的结合

WSI 技术可以与其他医学技术结合，如分子病理学、基因组学、蛋白质组学等，以揭示疾病的分子机制和生物学特征。这将有助于推动个性化医学的发展，实现更好的病理学诊断和治疗。

（四）WSI 拓展技术

WSI 技术除了图像数字化技术，还涉及图像处理技术、计算机辅助诊断技术和虚拟现实技术等。

1. 图像处理技术

图像处理技术可以对数字图像进行处理和分析，以提高病理学诊断和研究的效率及准确性。图像处理技术主要包括图像增强、去噪、分割、特征提取和分类等。这些技术可以帮助医生更好地观察和分析标本的病理学特征，从而提高病理学诊断的准确性和效率。

2. 计算机辅助诊断技术

计算机辅助诊断技术可以通过数字化技术和图像处理技术，对数字图像进行分析和诊断。计算机辅助诊断技术主要包括自动分割、自动识别和自动诊断等，这些技术可以帮助医生快速而准确地识别数字图像中的病理学特征，从而做出正确的诊断。

3. 虚拟现实技术

虚拟现实技术是一种新兴技术，可以将数字图像转换为三维虚拟病理学场景，让医生在虚拟环境中观察和分析数字图像。虚拟现实技术可以帮助医生更加直观地观察数字图像，并在虚拟环境中进行病理学诊断和研究。虚拟现实技术主要包括虚拟现实设备、虚拟现实软件和虚拟现实交互技术等。

WSI技术是数字化病理学的重要组成部分，已经被广泛应用于病理学诊断、教育和培训、研究和科研。WSI技术具有高分辨率、多样性和数据共享等优点，但也存在设备成本、图像处理、质量控制和隐私保护等挑战。随着人工智能和移动设备的发展，WSI技术将进一步实现智能化和自动化，可以在移动设备上使用，并与其他医学技术结合，以揭示疾病的分子机制和生物学特征。这将有助于推动个性化医学的发展，实现更好的病理学诊断和治疗。总之，WSI技术的应用将进一步推动数字化病理学的发展，提高病理学诊断和研究的效率和准确性，同时也将带来更多的机会和挑战。

二、数字化病理科

数字化病理科是现代病理学的一个新兴分支。它将数字化技术与病理学相结合，以实现病理学的数字化、自动化和智能化（附图11）。数字化病理科不仅可以提高病理学诊断和研究的效率和准确性，还可以促进个性化医学的发展，为患者提供更好的医疗服务。

（一）数字化病理科的发展

目前，临床病理科医生仍然主要通过显微镜观察切片上的组织病理图像，做出病理学诊断。几十年前，病理科医生开始尝试在诊断中使用数字图像，但早期的技术限制了数字图像的分辨率和传输速度。随着WSI技术的出现，病理科医生可以高分辨率地将整个病理切片图像数字化，并存储为数字图像，这些图像可以存储在本地查看或通过网络传输远程查看。虽然WSI技术用于远程病理学诊断展现出了很多优势，但由于其所需的扫描时间、远程传输速度和硬件储存空间等限制，直到最近几年才有可能将其用于临床或实验室的常规诊断。随着互联网和大数据技术的发展，数字化病理学将会给传统病理学诊断带来革命性的改变，病理学诊断报告的质量和准确性都将获得大幅度提高。

数字化病理学的核心内容是将传统的保存于玻片上的病理学信息进行电子数据化和网络化，而数字图像数据将使病理学的服务模式和流程发生根本性变革。数字图像数据可以被存储、传输、分析和共享，这将使得远程病理学诊断成为可能，医生可以在任何地点获取数字图像数据进行诊断。数字图像数据还可以被用于计算机辅助诊断，通过人工智能和机器学习等技术，辅助医生进行病理学诊断和病理图像分析。

数字化病理学将会改变整个病理服务流程。未来的病理学服务可能会从医院中心化转变为病理中心化，以提高规模化、专业化和标准化。病理科医生可能会按照年资和能力划分等级和亚专业。数字化的病理图像数据将为病理学研究和教育提供更广阔的空间和更丰富的资源。总的来说，数字化病理学将为医生提供更准确、更高效的诊断和治疗方案，进一步提高医疗水平和医疗质量。

数字化病理学在临床应用方面的发展比较缓慢，但"互联网＋"数字化病理科的新模式有望打破这种瓶颈，提高病理学科整体水平，为临床医疗服务提供更好的支持。该模式的建设需要注重技术与理念的创新，将数字化病理学技术与互联网技术相结合，建立一个全方位的数字化病理学诊断服务平台。这个平台将充分挖掘病理科医生的潜能，尤其是基层医院病理科医生所蕴藏的巨大诊断潜力，帮助基层医院病理科医生通过网上获得的病例，积累更多的诊断经验，提高诊断水平，分担上级医院的诊断量。同时，这个平台还可以提供远程病理学会诊、学术培训交流等服务，促进病理科医生团队的发展，提高病理学诊断的质量和效率，进一步满足临床和患者的需求。

（二）数字化病理科的模式

对于传统病理科向"互联网＋"数字化病理科的转型，需要改变病理科的运行模式。具体而言，病理科需要将部分切片数字化变成全部切片数字化，并且改变病理科的网络交互模式，从只连接医院内网到联通互联网。一个完整的"互联网＋"数字化病理科的功能可以分为三个主要方面：病理科内部工作使用、院内多学科会诊使用，以及院外病理学会诊使用。

（1）病理科内部工作使用：包括使用数字化扫描设备将传统玻片扫描成数字图像，以便进行保存、查阅和分析。这一功能的实现可以分为两个阶段，开始时可能面临科室人员不足、对数字化模式不适应、储存资源不丰富等问题，此时可以先将小规模的传统玻片使用数字化手段扫描，主要作为教学和研究使用。随着病理科医生对 WSI 技术熟悉程度的提高，可以将玻片的数字化扫描作为日常工作，并且病理科医生都通过阅读计算机上的数字图像进行诊断和发出诊断报告。后期，随着数字化病理科的发展，还可以实现诸如用图像分析软件进行定量分析和辅助诊断、用手机或计算机上的应用程序或网页远程访问科室的 WSI 系统等功能。

（2）院内多学科会诊使用：指将病理切片的数字图像和院内其他科室共享，使得病理学信息可在院内任意终端进行查询和分析。这样不仅使得病理信息能够用来进行多学科会诊，还可以帮助患者建立更完整的数字化病历档案。

（3）院外病理学会诊使用：通过网络的方式，在不同级别的医院之间按照由下往上、逐级申请的方式申请和处理在线病理学会诊，并在指定网络内接受质量控制。此功能可以让医生们在不同的医院之间进行病例交流和协作，提高病例的诊断准确率。

（三）数字化病理科的优越性

在数字化病理科的流程中，实现制片过程的标准化和数字化管理非常重要。使用条码/二维码和电子标签进行全程控制，技术人员和病理科医生可以实时检索到制片流程的每一个环节，从而更方便地进行统筹安排和质量控制。这样的流程不仅能够减少识别错误，还能大大提高工作效率。

数字化病理科带来的诊断方面的数字化与智能化可以提高诊断效率和准确性。数字化技术可以将病理切片扫描成数字图像，使医生能在计算机上进行观察和分析，提高病理学诊断的准确性和可靠性；同时还能进行多学科会诊和远程诊断，提高诊断效率和准确性。智能化技术可以通过图像处理、机器学习等方法，对数字图像进行分析和识别，辅助医生进行病理学诊断；还可以通过自然语言处理等方法，分析病历中的文本信息，提供病理学诊断的建议和诊断报告的撰写。

总的来说，病理学诊断数字化和智能化发展，可以提高病理学诊断的准确性和效率，减少诊断误差和漏诊的风险，同时也可以降低医疗资源的浪费，提高医疗效益。

（四）总结

数字化病理科的设想是可行的，并且结合人工智能、移动互联网、云计算、大数据和物联网等技术可以进一步发展成为"互联网＋数字化病理科"的潜力，可以给病理学科带来三个方面的改变。首先，它可以充分调动病理科医生的潜能，提高他们的诊断水平和工作效率。其次，它可以提高专科病理学诊断的准确性。最后，它可以实现数字化病理科的模式，推动病理学科的。

然而，数字化病理科相对传统病理科而言，对计算机软硬件、网络条件、操作人员的数字化素养等方面都有更高的要求，并且面临经济可持续性和法律监管等问题，需要循序渐进地发展。尽管存在一些困难和难点，但通过不断的摸索与总结，一定能够建设起一个完善的"数字化病理科"模式，推动我国病理学科的发展。

第三节 数字化病理数据的综合应用

一、数字化病理数据的应用

数字化病理数据的应用有很多方面，主要包括以下几个。

（一）指导治疗质量管理和医疗资源配置

数字化病理数据的应用可以延伸到医疗质量管理、医疗资源配置等领域。关于指导医疗质量管理，通过数字化病理数据的分析可以发现病理学上的一些规律和趋势，从而更好地指导医疗质量管理。例如，通过对大量数字化病理数据的分析可以发现某些病变的发病率和死亡率随着年龄的增长而增加，从而为医疗机构提供了更具针对性的年龄层次化疾病防治方案。关于指导医疗资源配置，通过数字化病理数据的分析可以了解某些病变的诊断和治疗情况，为医疗机构提供更科学的资源配置建议。例如，在某个地区发现了一种新的肺癌病变，通过对该病变的分析和诊治情况的统计，可以推算出该地区未来可能需要多少医疗资源来处理这种病变，从而更好地分配医疗资源。

（二）支持病理学诊断和病理学研究

数字化病理数据可以为病理科医生提供更加全面、精准的病理信息，促进疾病的早期诊断和治疗。此外，数字化病理数据还可以为病理学研究提供更加便捷、高效的数据来源，为疾病的深入研究提供支持。

（三）加强质量控制

数字化病理数据可以帮助医院对病理科工作进行全面、系统的监管和管理，加强对病理科工作的质量控制，确保诊断准确性和治疗效果。

（四）共享医疗资源

数字化病理数据可以帮助不同医院之间进行数据共享，提高诊断的准确性和效率。此外，数字化病理数据的共享还可以为公共卫生领域提供支持，加强对疾病流行趋势和公共健康问题的监测和预警。

（五）支持医院信息化建设

数字化病理数据是医院信息化建设的重要组成部分，可以为医院信息化建设提供支持。同时，数字化病理数据还可以为医疗机构的管理和决策提供依据，促进医院的现代化管理和运作。

综上所述，数字化病理数据的应用可以为病理学科的发展带来更多的机遇和挑战，促进医疗机构提供更精准、更高效、更科学的医疗服务，提高患者的治疗效果和满意度，为病理学科的发展和医疗卫生事业的进步提供有力支持。

二、病理学中的人工智能技术

（一）人工智能技术用于病理学研究

数字化病理学近年来受益于数字化扫描技术的快速发展，同时计算机存储和计算能力的增强，以及新的高通量图像分析和机器学习算法（如深度学习）的研究和开发，使得计算机辅助分析高分辨率病理切片数字图像成为可能。为了方便起见，这些图像分析和机器学习算法在本文中统称为"人工智能技术"。

人工智能技术辅助病理学诊断类似于一个经过多年训练的病理科医生的作用，对于新的病例具有较准确的预测和诊断能力。此技术具有多个优势：

首先，人工智能技术不仅可以减少人为主观因素的影响，还可以为医生提供更准确、客观和定量的分析结果。

其次，人工智能技术可降低医生的工作量并提高工作效率，将医生从烦琐的低层次、重复劳动中解放出来，让他们有更多的时间从事病理学诊断中的高层次工作。

再次，人工智能技术可以实现定量和自动的图像分析和检测，自动分析、分割和检测感兴趣的区域，并提供基于风险的案例优先级（附图12）。

最后，人工智能技术可以避免人类视觉上的不足。虽然人的视觉具有很多人工智能技术不具备的优势，但人的视觉也存在先天不足，如人的视觉只能看到很有限的光谱；人的视觉具有先天的"亮度感应现象"，这可能会在评估病理图像中的染色强度时产生不良影响，如果这种"亮度感应现象"发生在乳腺癌 HER2 染色的评估中，可能会带来严重的问题。此外，它还可以用于病理科医生的教育和培训。

实验结果表明，经过大量训练的机器可以代替人类病理科医生进行某些简单的识别任务，如识别良恶性肿瘤切片，其准确率可以达到 $85\%\sim90\%$。目前，病理科医生需要经过长时间的训练才能达到较高的准确率，并且每天需要重复执行类似的图像识别任务。然而，随着数字化病理学的发展和计算机视觉和机器学习领域的不断进步，人工智能技术的准确率将很快超过人类病理科医生。这不仅可以提高诊断的准确性，还可以快速实现鉴别诊断，减少不必要的检查和治疗。

（二）人工智能技术与病理科医生

尽管人工智能技术在图像识别领域取得了惊人的进展，但它仍然存在一些限制。与AlphaGo等可以超越人类专家的人工智能技术不同，在数字化病理学领域，人工智能技术缺乏基本的人类视觉能力，如抽象理解和处理质量较差的图像的能力。虽然通过大数据驱动的训练模式，人工智能技术在图像识别任务上能够达到较高的准确率，但目前它还无法达到人类的认知水平。因此，它只能在某些小领域达到或者略微超越人类的水平。

此外，人工智能技术无法复制或取代病理科医生的工作，因为这是在错误地比较两种不同的活动：高水平的认知（医生的专长）和高性能的计算（人工智能技术的专长）。病理学诊断需要病理科医生的深思熟虑和长期的经验和训练，因此最终问题应转化为"人工智能技术＋病理科医生"vs"病理科医生"。

病理科医生与人工智能技术各自存在着一些缺陷和不足，这些缺陷和不足正好可以相互补充。因此，人工智能技术和病理科医生应该是自然的合作者，而非竞争者。如果两者能够协同工作，就可以避免各自的不足，并充分利用各自的优势，从而提高准确率和效率。因此，人工智能技术将成为病理科医生的有力辅助，而不是取代他们。

随着人工智能技术在识别、分类能力方面的提升，未来人工智能技术将会越来越多地整合到病理科医生的临床工作流程当中，这是不可逆的趋势。人工智能技术可以帮助解决病理科医生面临的难度较大的问题，提高诊断的准确性。例如，在有丝分裂计数和免疫组织化学定量方面，人工智能技术的准确率更高；在液基细胞学的恶性细胞自动检测系统方面，人工智能可以快速、自动地识别病变细胞，减少病理科医生对显微镜的过分依赖，潜在地使病理科医生能够将更多认知资源应用到更高级别的诊断和咨询任务中。

未来的病理学诊断过程可以区分为低水平识别和高水平认知两个部分，人工智能技术的优势在于高性能计算，因此可以承担低水平识别任务，而病理科医生的优势在于高水平认知和理解，因此诊断中的高水平认知可以交给病理科医生来完成。按照这种人机协作的工作模式，可以充分发挥人工智能技术和病理科医生的优势，避免各自的不足。

举例来说，病理科医生现在每天工作 8 小时，其中约有 4 小时用于简单重复的劳动，如果未来人工智能技术能替代病理科医生的简单重复劳动，病理科医生可以把节约下来的4 小时用于高水平的认知工作，为患者提供更加精确的诊断报告。

此外，人工智能技术还可以在学习和教育方面协助病理科医生，如利用人工智能算法对病例进行分类和分析，从而为病理科医生提供更加准确和全面的知识。同时，人工智能技术还可以通过智能化的知识库和辅助决策系统为医生提供实时的临床指导和决策支持，帮助医生更加科学地制定治疗方案，提高患者的治疗效果和生存率。

（三）病理学诊断中人工智能技术的挑战和风险

尽管人工智能技术在病理学诊断中具有广阔前景，但也存在一些挑战和风险。首先，人工智能技术的准确性和可靠性需要得到验证和评估，以避免因算法错误而导致诊断错误或漏诊的风险。其次，人工智能技术的引入可能会引起病理科医生的抵触情绪，因为他们担心人工智能技术会威胁到他们的工作岗位。最后，人工智能技术的使用还会引发一些道德和法律方面的问题，如如何保护患者的隐私和数据安全，如何确保算法的公正性和透明性等。

尽管基于人工智能技术的病理学诊断系统具有多种优点，但由于病理图像具有高度的复杂性，自动分析病理图像是一个极具挑战性的研究课题。每张全扫描数字图像的尺寸都非常大，高分辨率、大尺度的图像对计算机硬件和图像分析算法都具有很大挑战。目前无法同时将整张切片的数字图像输入计算机进行处理，只能采用将图像分割成小块进行处理的方法。病理组织结构和类型非常复杂，形态差异性很大，一张病理切片包含了许多病理结构类型，形态各异，构成一个微小的世界，因此无法用一个固定的模型来描述它们。所有这些结构都存在一个小切片中，使其结构非常复杂。因此，采用传统的图像分析算法检测和分割这些区域及结构非常困难，有时甚至是不可行的。待检测和分割的目标数量很多，包括淋巴细胞、肿瘤细胞、纤维细胞等多种细胞类型，它们没有规律地交织在一起。由于病理图像是三维病理组织在二维平面的成像，因此存在大量细胞重叠、紧靠、没有明确边界的现象。如何同时检测和分割这些细胞，解决细胞重叠、紧靠、没有明确边界的问题，对于视觉和图像处理算法来说是一个巨大的挑战。在病理图像中，正常区域的形态相对规则，但癌变区域的异质性很高，尤其是肿瘤细胞具有多种核形态和不规则染色质纹理。因此，癌转移区域和肿瘤细胞的分割难度很大。组织图像的背景复杂、噪声大，存在染色不均匀性和成像质量不高的问题。此外，不同的扫描仪成像差异和成像质量等问题，也会给图像处理及分析算法带来极大的挑战。

引入人工智能技术可能会引起病理科医生的抵触情绪，这是一个普遍存在的问题。这种情绪可能源于对未来的不确定性，特别是对于工作岗位可能被机器替代的担忧。这种担忧并不是完全没有根据的，随着人工智能技术的不断发展和进步，某些病理学诊断的步骤可能会被机器替代。然而，人工智能技术不是取代病理科医生，而是帮助他们更好地完成工作。人工智能技术可以快速地处理大量数据，并提供更精确的诊断结果，从而提高病理学诊断的准确性和效率。同时，病理科医生可以利用机器学习算法提高自己的诊断水平和技能，从而更好地适应数字化医疗的发展趋势。因此，消除病理科医生抵触情绪的关键在于向他们传达人工智能技术对他们工作的积极影响，同时也要关注他们的合法权益。可以通过提供相关的培训和技术支持，让他们了解和掌握人工智能技术的应用方法，从而更好地适应数字化医疗的发展趋势。同时，也可以通过建立透明的评估标准和监管机制，保障病理科医生的权益和利益，实现人工智能技术与病理科医生的协同发展，促进病理学诊断水平的不断提高。

此外，人们可能担心人工智能技术的使用会引发一些道德和法律方面的问题，其中包括患者的隐私和数据安全，以及算法的公正性和透明性等。首先，对于患者的隐私和数据安全问题，人工智能技术的使用必须遵守相关的法律法规，包括《数据安全法》和《基本医疗卫生与健康促进法》等。算法使用的所有数据必须得到患者的明确授权，并且必须进行有效的安全保护措施，以确保数据不会被滥用或泄漏。此外，算法的开发者和使用者还应该定期进行安全审核和风险评估来保障数据的安全性和隐私性。其次，关于算法的公正性和透明性，算法开发者应该采用一系列的技术和方法来确保算法的公正性和透明性。这包括采用公正的数据集和算法设计、避免偏见和歧视，以及对算法的决策过程进行解释和保持透明度。此外，算法的使用者应该了解算法的局限性和适用范围，并明确地向患者和其他相关方披露算法的使用情况和结果。

总的来说，病理学诊断是一项极其重要的工作，而人工智能技术的发展和应用将对病理科医生的工作产生深远的影响。我们需要认真研究人工智能技术在病理学诊断中的应用，并不断改进算法和技术。同时，为了确保患者的权益和利益，我们也需要采取一系列措施，促进人工智能技术与病理科医生之间的协同发展，以提高病理学诊断水平。

三、病理科数字数据与多学科数据联合

在数字化病理学的发展过程中，一个重要的趋势是病理科的数字数据与多学科数据联合，这为疾病的早期预测、预防、治疗和疾病的预后评估提供了更多的信息和可能性。

病理科数字数据与多学科数据的联合应用已经在临床实践中得到推广。在实现精准医疗的过程中，病理科数字数据与其他学科的数据协同分析可以为医生提供更加全面和准确的信息，为患者提供更加个性化的诊疗方案。

（一）病理科数字数据与医学影像数据的联合应用

数字化病理学与医学影像学是两个不同的学科，但是它们之间有着天然的联系，都为疾病的诊疗提供了宝贵的信息。病理科数字数据与医学影像数据相结合，可以更全面地描述患者病情，为医生提供更多的信息，从而更好地确定疾病的类型和程度，制定更合理的治疗方案。病理科数字数据与医学影像数据是两种不同的医学数据类型，但它们都能提供有价值的诊断和治疗信息。病理科数字数据可以为病理学诊断提供组织结构、细胞形态、病变范围、病变类型等信息，而医学影像数据则提供了身体内部结构的信息。两者的联合应用可以大大提高病理学诊断和治疗的准确性和效率。

病理科数字数据和医学影像数据的联合应用主要体现在以下几个方面。

（1）病理科数字数据和医学影像数据的融合：病理科数字数据和医学影像数据的融合可以提供更加全面的病理学信息和解剖学信息，使医生更好地了解病变的性质和范围。一些研究者通过将病理切片数字图像与医学影像图像进行融合，可以更好地定位病变，从而提高病理学诊断的准确性。例如，在肿瘤治疗中，医生可以将病理切片数字图像与 CT 或 MRI 图像进行融合，定位肿瘤位置、大小和形态，提高治疗方案的准确性。

（2）病理科数字数据和医学影像数据的比对：病理切片数字图像和医学影像图像可以相互比对，帮助医生更好地了解病变的性质和范围。例如，在肺癌病理学诊断中，医生可以将病理切片数字图像与 CT 图像进行比对，评估肿瘤的生长方式、病变范围和淋巴结转移情况等，提高病理学诊断的准确性。

（3）病理科数字数据和医学影像数据的共享：病理科数字数据和医学影像数据的共享可以为医生提供更多的参考信息，帮助医生做出更准确的诊断和制定更适宜的治疗方案。例如，医生可以将病理切片数字图像和医学影像图像共享给其他专家，进行远程会诊和共同决策。

（4）基于人工智能技术的病理科数字数据和医学影像数据的联合分析：人工智能技术

在医疗领域的应用已经成为热点研究之一，病理科数字数据和医学影像数据也不例外。基于人工智能技术的病理科数字数据和医学影像数据的联合分析可以为医生提供更多的辅助。

（二）病理科数字数据与基因组学数据的联合应用

数字化病理学和基因组学是两个快速发展的学科，它们在研究人类疾病的发生机制、预测疾病的风险和制定个体化治疗方案中发挥着重要作用。病理科数字数据与基因组学数据的联合应用，可以更好地了解疾病的发病机制、预测疾病的风险、选择个体化治疗方案。

病理科数字数据包括病理切片数字图像、病理学报告等。通过病理科数字数据，医生可以了解病变的形态、大小、位置、侵袭深度，血管、淋巴管侵犯情况和肿瘤免疫微环境等重要信息，这些信息对于疾病的诊断和治疗至关重要。基因组学数据则包括基因测序数据、转录组学数据、蛋白质组学数据等。基因组学数据可以提供对疾病发生机制的深入理解，包括基因突变、蛋白质表达异常等，这些信息可以帮助医生了解疾病的病理生理机制和生物学特征，从而为疾病的预防、诊断和治疗提供更多的思路和方法。将这两种数据进行联合应用，可以帮助医生更好地理解疾病的本质。此外，病理科数字数据与基因组学数据的联合应用还可以促进疾病的早期诊断和预防。对早期疾病患者的病理科数字数据和基因组学数据进行分析，可以发现一些潜在的生物标志物，从而提高疾病的早期诊断率和治疗效果。

病理科数字数据与基因组学数据的联合应用可以为疾病诊断和治疗提供更加准确、精细和个体化的指导，同时也可以促进疾病的早期诊断和预防。这种数据联合应用可以通过以下几种方法进行：

（1）基于病理图像的分析：病理科数字数据中的病理切片数字图像可以被用来进行基于病理图像的分析。病理科医生和计算机科学家可以开发算法来自动识别和定位肿瘤、血管、肿瘤免疫微环境和其他重要结构（附图13）。这些算法可以帮助医生更好地确定肿瘤的位置和大小，以及判断肿瘤是否已经扩散到周围组织和淋巴结。

（2）基于基因组的分析：基因组学数据可以被用来识别患者的基因突变和蛋白质表达异常。这些信息可以帮助医生了解肿瘤的病理生理机制和生物学特征，从而为肿瘤的治疗提供更多的思路和方法。

（3）基于机器学习的分析：病理科数字数据与基因组学数据的联合应用可以利用机器学习算法（如深度学习、随机森林等）来发现患者数据中的模式和关联。这些模式和关联可以用来发现新的生物标志物、预测疾病的发展，以及为患者提供更加个体化的治疗方案。

（4）基于数据融合的分析：病理科数字数据和基因组学数据可以通过数据融合来整合。数据融合是将不同来源的数据整合到一个数据集中，并对其进行联合分析。可以先将基因组学数据和病理科数字数据整合到一个数据集中，然后使用机器学习算法来分析这个数据集。

在未来，病理科数字数据与基因组学数据的联合应用将成为疾病诊断和治疗的重要手段。随着新技术和算法的不断涌现，病理科数字数据与基因组学数据的联合应用将进一步推动医学研究和临床实践的发展。

（三）病理科数字数据与临床数据的联合应用

病理科数字数据与临床数据的联合应用，是数字化病理学发展的一个重要趋势。临床数据包括患者的个人信息、病史、体征、实验室检查、治疗记录等。病理科数字数据和临床数据联合应用的潜在优势如下：

（1）提高疾病诊断的准确性：病理科数字数据与临床数据的联合应用可以帮助医生更好地理解疾病的生理机制，以及更好地评估患者的病情。这些信息可以帮助医生更准确地诊断疾病。

（2）更好地预测疾病进展：病理科数字数据与临床数据的联合应用可以帮助医生更好地预测疾病的发展和进展。这些预测可以帮助医生制定更加个体化的治疗方案，以及更好地评估治疗效果。

（3）更好地制定个体化治疗方案：病理科数字数据与临床数据的联合应用可以帮助医生更好地理解每位患者的独特情况，并制定更加个体化的治疗方案。这可以提高患者的治疗效果，并降低治疗的不良反应。

（4）更好地理解药物作用：病理科数字数据与临床数据的联合应用可以帮助医生更好地理解药物的作用机制，以及更好地评估患者对药物的反应。

参考文献

［1］步宏，李一雷. 病理学［M］. 9 版. 北京：人民卫生出版社，2018.

［2］Griffin J，Treanor D. Digital pathology in clinical use：where are we now and what is holding us back［J］. Histopathology，2017，70（1）：134－145.

［3］Nakhleh R E. Role of informatics in patient safety and quality assurance［J］. Surg Pathol Clin，2015，8（2）：301－307.

［4］Pare G，Meyer J，Trudel M C，et al. Impacts of a large decentralized telepathology network in Canada［J］. Telemed J E Health，2016，22（3）：246－250.

［5］Dennis J，Parsa R，Chau D，et al. Quantification of human epidermal growth factor receptor 2 immunohistochemistry using the Ventana Image Analysis System：correlation with gene amplification by fluorescence in situ hybridization：the importance of instrument validation for achieving high（＞95%）concordance rate［J］. Am J Surg Pathol，2015，39（5）：624－631.

［6］Helin H O，Tuominen V J，Ylinen O，et al. Free digital image analysis software helps to resolve equivocal scores in HER2 immunohistochemistry［J］. Virchows Arch，2016，468（2）：191－198.

［7］Goacher E，Randell R，Williams B，et al. The diagnostic concordance of whole slide imaging and light microscopy：a systematic review［J］. Arch Pathol Lab Med，2017，141（1）：151－161.

［8］Snead D R，Tsang Y W，Meskiri A，et al. Validation of digital pathology imaging for primary histopathological diagnosis［J］. Histopathology，2016，68（7）：1063－1072.

第六章 肿瘤的精准放疗与人工智能技术

第一节 精准放疗的现状与未来发展需求

放疗是肿瘤治疗的三大手段之一，其目的是用放射线杀死肿瘤细胞的同时最大限度地保护周围正常组织。随着放射物理学、放射生物学、计算机技术的飞速发展，以及准确勾画放疗靶区和减少放疗不良反应等的需要，以"精确定位、精确计划、精准放疗"为特征的精准放疗技术成为未来放疗的主要发展方向。人工智能技术通过深度学习，能够自动提高任务的处理性能，其在放疗领域的应用可以协助靶区勾画、自动化分割影像、优化治疗流程和预测放疗不良反应，提高治疗的同质化和可及性。

一、放疗在肿瘤治疗中的应用

放疗是一种利用放射线，如放射性核素产生的 α、β、γ 射线和各类 X 线治疗机或加速器产生的 X 线、电子线、质子束及其他粒子束等治疗恶性肿瘤（有时也可治疗良性病变）的临床治疗策略。放疗的根本原则是在给予肿瘤靶区精准剂量照射以杀死肿瘤细胞的同时，尽可能地保护周围正常组织，以达到根治肿瘤、延长患者生存时间、提高患者生活质量的目的。

（一）放疗概述

肿瘤的主要治疗手段包括手术治疗、放疗、化疗及新兴的靶向治疗、免疫治疗等。据统计，约 70％的肿瘤患者在治疗过程中需要接受放疗，约 40％的肿瘤患者经过放疗即可治愈。WHO 最新统计资料显示的不同治疗方式的肿瘤临床治愈率占比：肿瘤临床治愈率为 67％（附图 14），其中手术占 30％、放疗占 30％、化疗占 7％，可见放疗在肿瘤治疗中占有很重要的地位。同时，放疗是一种极具成本—效益的治疗方式，放疗费用仅占肿瘤治疗总费用的 5％。医学影像技术、计算机技术、放疗设备的进步，以及放疗技术与人工智能技术的深度结合推动了放疗的快速发展，"人工智能精准放疗"成为可能，未来放疗将在肿瘤治疗中扮演更加重要的角色。

1898 年，居里夫妇分离出放射性核素镭，为放射诊断学和放疗学奠定了基础。20 世纪 50 年代至 70 年代，许多国家先后研究开发了各种不同类型的医用加速器。在确立了医用电子直线加速器在放疗领域的主导地位之后，如何提高病灶定位的精确性及治疗精确性成为放疗技术的主要研究方向。

（二）放疗的临床应用

放疗是肿瘤治疗的重要方式，具有效果确切、方法可靠、适用范围广、可保留患者器官的功能形态完整、不良反应小、痛苦少、对患者自身条件要求不高、易被患者接受等优点。在临床实践中，根据目的不同，放疗可以分为根治性放疗、姑息性放疗、预防性放疗、综合治疗和肿瘤急症放疗等。

1. 根治性放疗

根治性放疗是指以放疗为主要根治手段，将肿瘤细胞的数目减少至可获得永久局部肿瘤控制的水平，以达到患者长期生存的目的。根治性放疗主要针对一些对放射线中、高度敏感的肿瘤，如鼻咽癌、早期喉癌、皮肤癌、声门癌、早期食管癌、早期非小细胞肺癌、早期宫颈癌和某些脑瘤如垂体瘤等。放射范围应包括已经被证实的肿瘤和可能存在肿瘤病变的临床病灶。

2. 姑息性放疗

姑息性放疗主要针对肿瘤已有全身或局部转移、临床难以治愈的患者，或者身体情况较差不能耐受根治性放疗的患者，或肿瘤对放射线不敏感的患者。其主要以减轻患者痛苦、改善患者生活质量为目的，多用于缓解骨转移引起的疼痛、恶性神经压迫引起的疼痛和神经系统损害、脑转移引起的症状等。

3. 预防性放疗

预防性放疗是指对亚临床病灶的预防性照射，比如对小细胞肺癌、白血病、鼻咽癌颈部淋巴结区的预防性放疗。对于小细胞肺癌，已有循证医学证据显示，对于经过放化疗综合治疗后疗效评价达到完全缓解和部分缓解的患者，进行预防性全脑照射可以有效降低脑转移的发生率，同时提高长期生存率。此外，也有研究表明预防性放疗可以减少腹主动脉旁淋巴结转移和复发，以及远处转移，延长患者的总生存期。

4. 综合治疗

综合治疗是指放疗与其他治疗手段相结合以期达到最有效治疗肿瘤的目的。综合治疗是目前肿瘤治疗的主要趋势，特别是随着各种肿瘤治疗手段的进步和成熟，对综合治疗模式的尝试也越来越多，综合治疗效果得到极大优化。

（1）与手术的结合：包括术前、术中、术后放疗及其中任意两种的结合，但多为术前和术后放疗的结合。术前放疗主要针对肿瘤局部或区域侵犯广泛，单纯手术难以彻底切除者。术中放疗主要针对肿瘤侵犯重要脏器或大血管，单纯手术难以彻底清除者，在手术中对瘤床或局部病灶进行一次大剂量照射。术中放疗在乳腺癌、胃癌、胆管癌等肿瘤治疗中开展较多，但因为术中放疗需要具有防护条件的特殊手术室，而且设备昂贵，限制了其在临床中的应用与发展。术后放疗是指手术切除肿瘤后，对瘤床和（或）区域淋巴结引流区进行放疗，以降低肿瘤局部复发和区域复发风险。术后放疗目前较为普遍，病期较晚、切缘阳性的肿瘤均需行术后放疗。

（2）与药物的结合：包括与化疗药物、放疗增敏剂、生物反应调节剂、基因治疗药物和中药等的结合，以期获得更好的治疗效果。其中放疗与化疗药物的结合治疗（即放化疗综合治疗）发展得最快。

与化疗药物的结合：放化疗综合治疗是临床肿瘤治疗中常见的综合治疗模式之一。其理论基础是基于放疗和化疗的空间协同作用，放疗主要针对原发肿瘤局部病灶及区域淋巴结，而化疗则能够杀灭远处转移病灶。随着新的化疗药物和方案的不断出现，肿瘤化疗与放疗的组合模式也逐渐多样化，由最初的辅助化疗发展到诱导化疗、新辅助化疗、"三明治"化疗和同步放化疗等多种模式。

与靶向治疗药物及免疫治疗药物的结合：放疗可被视为全身肿瘤免疫应答的触发因素。放疗在对局部组织照射的过程中，也可以对远处和非照射区的肿瘤沉积物产生全身作用，这被称为远隔效应，为放疗和免疫治疗药物的结合提供了强有力的基础。在临床实践中，放疗联合免疫治疗在非小细胞肺癌、黑色素瘤和一些实体肿瘤在内的治疗中取得了巨大成功（附图 15）。在放疗与靶向治疗药物与免疫治疗药物的结合中，靶向治疗药物及免疫治疗药物的作用主要有两点：一是增强肿瘤的放疗敏感性，二是与放疗有协同抗肿瘤作用。

5. 肿瘤急症放疗

肿瘤急症是指由肿瘤或某些抗肿瘤措施引发的一系列可能在短期内严重影响患者生活质量甚至威胁患者生命的情况。对有些肿瘤急症，放疗是最有效的缓解手段之一。典型需要放疗的肿瘤急症有上腔静脉综合征、脊髓压迫症、出血、肺不张、肿块压迫及梗阻等。

二、精准放疗的现状及挑战

随着计算机技术、影像引导设备及放疗设备的发展，放疗技术也取得了长足进步，从常规的二维放疗、三维适形放疗发展到调强放疗、图像引导放疗、容积旋转调强放疗、立体定向放疗等，这些技术也在肿瘤的临床治疗中得到广泛的认可与应用。

精准放疗技术是在基础放疗技术的基础上，通过对计算机信息技术、医学影像技术的综合应用，实现对肿瘤病灶的精准定位、精准放疗方案设计及实施，从而增加病灶照射剂量并有效降低对周边正常组织的照射影响，通过均匀分布的病灶靶区照射剂量进行有效治疗的技术。

尽管精准放疗技术在现阶段已经非常成熟，但是仍然面临以下挑战。

（一）剂量精确性问题

临床工作中仍然存在基于 CT 影像的靶区勾画及器官边界不确定，单次放疗过程中及分次放疗间由体位误差、器官运动和解剖结构变化造成的照射剂量差异等问题。这限制了肿瘤放疗精确性和疗效的进一步提升。精准放疗的核心是精确的照射剂量计算和控制，但目前的照射剂量计算方法仍然存在一定的误差，尚无法完全准确地模拟肿瘤组织和正常组织的放射反应，从而导致照射剂量的不准确。因此，如何提高照射剂量的精确性，成为精准放疗中需要解决的问题之一。

（二）放射性损伤和免疫抑制的风险

精准放疗可能会对患者产生不良反应，如放射性损伤、免疫抑制等，需要密切监测和管理。此外，部分患者可能发生过敏反应、血管损伤等不良反应，需要加强安全措施。

（三）治疗效果的评估和远期随访

精准放疗的疗效受到多种因素的影响，如肿瘤类型、患者年龄、患者健康状况等。因此，需要建立完善的评估体系，准确评价治疗效果。同时，还需要加强随访工作，及时发现并处理治疗后的远期并发症和肿瘤复发等问题。

（四）医疗资源的缺乏

放疗服务与医疗保健水平密切相关，而医疗保健水平又是整体医疗保健计划的重要组成部分，其发展与社会、经济和教育因素有关。目前，全球范围内精准放疗的普及率仍然较低，许多地区由于医疗资源匮乏，无法向需要的患者提供这种治疗方法。

（五）放疗设备的质量控制

要使肿瘤患者得到安全有效的放疗，必须建立严格的质量控制体系。目前放疗设备的技术日新月异，现行的质量控制观念和方法也许已经不适用于新的技术。

三、精准放疗的未来发展需求

目前，随着各类放疗技术在临床中的不断发展、推广，我国临床上可使用的肿瘤放疗技术较为多样，特别是近年来随着精准放疗技术的发展，放疗的疗效及安全性均得到了极大提升。为了进一步提高放疗的疗效和安全性，实现对精准放疗技术的有效应用，精准放疗有以下几方面的发展需求。

（一）质子、重离子技术的发展

粒子加速器近十年来发展迅速，在类型、应用规模和应用方向上都有了极大的进展。质子、重离子放疗是一种使用粒子加速器的放疗手段，带电粒子利用加速后的巨大能量穿透人体组织，到达并杀灭肿瘤细胞。相较传统放射线，质子、重离子具有很大优势，这类粒子在进入人体时剂量较低，峰值（布拉格峰）出现在体内深部，因此能减少对周围正常组织的影响。

质子治疗系统的特点是生物效应较好，设备小型化、集成化进展明显。重离子治疗系统的特点是生物效应较质子治疗系统更理想，但设备技术较复杂、投入成本高。与现代通信与信息技术、计算机网络技术、先进制造技术及智能材料等先进技术相结合，推动质子、重离子治疗系统的普及，并降低治疗成本，是精准放疗的发展需求之一。

（二）自适应放疗策略

为了实现更精准的放疗，应当根据放疗过程测量到的相关信息对放疗计划及时进行调整。自适应放疗（adaptive radiotherapy，ART）通过动态影像来评估患者解剖和生理变化，或者根据放疗过程中的自反馈信息（如肿瘤大小、形态及位置变化），重新优化并生成新的放疗计划，使靶区照射剂量达到最大并保护周围正常组织。

自适应放疗的目的在于通过患者治疗前和治疗中获取的影像学等相关信息，供医生实时评估组织变化、器官运动等因素的影响，及时调整放疗方案，从而减小运动器官或形变等因素带来的影响。

自适应放疗的关键环节包括图像采集、形变配准及累积剂量分析等，对关键环节进行完善和优化是放疗技术向高精准化发展的重要步骤，也是未来精准放疗的发展方向。

（三）生物应答引导的放疗

生物应答引导的放疗是在放疗实施过程中，非侵入性地实时获得肿瘤和正常组织的放射生物学应答信息，尤其是和预后相关的各种应答信息，将这些实时的应答信息转化为放疗计划设计及优化的手段，引导放疗获得最佳的治疗—获益比。

功能（分子）影像技术是利用影像的手段非侵入性地对与放射敏感性有密切关系的靶分子显像，获得反映肿瘤靶区的生物学特征和放射敏感性分布的图像。基于功能影像可以实现肿瘤靶区敏感性差异的精准勾画，从而实现对敏感性不同的靶区差别化照射，最大限度地杀伤肿瘤细胞和保护正常组织。

生物应答引导的放疗模式未来发展需求：①寻找一系列能确切代表分子、细胞和整体等层次放射生物学应答的标志物；②建立一整套检测以上标志物的技术手段；③探索如何将获得的放射生物学应答信息整合到放疗计划中；④建立标准化的工作流程和规范。

（四）人工智能技术在放疗中的应用

人工智能是研究、开发用于模拟、延伸和扩展人的智能的理论、方法、技术及应用系统的一门新的技术科学。在肿瘤放疗领域，肿瘤放疗靶区和危及器官（organ at risks，OARs）智能化自动勾画、智能化放疗计划模型、基于"互联网＋"的远程智能化放疗质量控制系统的研究是未来精准放疗技术的发展方向之一。影像相关的配准、分割和剂量优化等技术是进行智能化自动放疗的核心技术，高性能计算机平台是临床大量开展智能化自动放疗的设备保证，高质量和海量数据是提高人工智能能力的基础。

人工智能技术在放疗领域具有广泛的应用前景，但目前仍然存在一定的局限性。人工智能技术运行机制和内部原理尚未得出获一致认可的阐明，其效果还有待严格的临床验证。未来发展过程中仍需对人工智能技术进行更加深入的研究。

第二节　放疗靶区自动勾画

一、人工智能技术在放疗靶区自动勾画方面的研究与应用

实现精准放疗的关键在于使放射线尽可能地落在放疗靶区范围内，同时避开 OARs，

从而达到提高放疗疗效并减少放疗并发症的目标。放疗靶区和 OARs 的准确勾画是实现这一目标的重要基础。在临床实践中，由医生人工完成肿瘤靶区（gross target volume，GTV）、临床靶区（clinical target volume，CTV）及 OARs 的勾画通常需要耗费数小时。并且，人工勾画的主观性将导致观察者之间和观察者内部差异，这可能会影响放疗的疗效。基于人工智能技术构建的放疗靶区自动勾画算法，不仅可以显著提高靶区勾画的效率，同时可以提高靶区勾画的一致性和规范性。目前在鼻咽癌、头颈部肿瘤、宫颈癌、直肠癌、肺癌、胶质母细胞瘤（glioblastoma，GBM）等多个瘤种，以及全身几乎全部的正常器官，均有研究成功构建了放疗靶区自动勾画算法，有的已经开始应用于临床，辅助医生完成放疗靶区勾画工作。放疗靶区自动勾画算法中采用的人工智能技术可以分为传统方法和深度学习方法。

（一）放疗靶区自动勾画的传统方法与深度学习方法

传统的自动分割技术根据图像的灰度、纹理、梯度等浅层特征对放疗靶区进行分割，常用的方法包括阈值分割、边缘检测、区域生长等。1959 年，Arthur Samuel 提出了机器学习（machine learning，ML）的概念。机器学习指机器从各种输入数据中获得信息并学习，而无需人为的指令或规则。机器学习包括支持向量机、决策树、随机森林和逻辑回归等机器学习模型，在放疗靶区和 OARs 自动勾画等方面均有应用。

基于地图集的自动分割系统（atlas-based auto segmentation，ABAS）介于传统方法和机器学习方法之间，即使用可变形图像配准将需要分割的结构从图谱图像映射到目标图像数据集。Eldesoky 等在两个医疗中心的乳腺癌数据研究中，集中验证了 ABAS 的勾画性能在肺、心脏、乳腺和肱骨头等解剖部位表现出高度一致性，并且能够使人工勾画靶区矫正前后的时间分别缩短 93％和 32％。但是，这种方法的分割效能很大程度上依赖于图像质量和配准精确性，还会受到患者年龄、肿瘤大小的影响，因此在解剖差异较大、边缘不清楚的结构中的勾画效果表现不佳。

与传统的机器学习方法不同，深度学习（deep learning，DL）具有自主选取特征的性质，因此可以利用深度的神经网络提取更加具有鲁棒性的深层信息用于靶区自动勾画。卷积神经网络（convolutional neural networks，CNN）作为深度学习中最典型的网络构架，其提取特征的能力可以随着堆叠层（即模型深度）的增加而提高。然而，当堆叠层增加到一定数量时，网络准确度达到饱和，甚至出现下降的情况。为了解决这一问题，He 等在 2015 年提出了残差网络结构（residual networks，ResNet）的概念。Long 等在 CNN 的基础上开发了全卷积网络（fully convolution network，FCN）。FCN 用卷积层取代了 CNN 的最终全连接层，实现了从端到端的图像分割，可以对图像进行像素级分类，从而提高图像分割的效率。目前已经基于上述模型开发了许多变体，典型的例子包括三维 UNet、VNet 和 DeepLab 等。

（二）深度学习方法在放疗靶区自动勾画中的应用

1. 头颈部肿瘤

头颈部作为解剖结构最为复杂的区域，其放疗靶区和 OARs 的勾画在放疗计划设计阶段显得尤为重要和困难。Liang 等开发了一种用于分割鼻咽癌 OARs 的全自动深度学习方法，该网络的灵敏度可以达到 $0.997\sim1$，特异度达到 $0.983\sim0.999$，Dice 相似系数 (Dice similarity coefficient，DSC) 超过 0.85。基于多种模态的成像模式能显著提高模型的自动勾画性能。一项研究使用二维 UNet 进行头颈部肿瘤靶区的自动勾画，其基于 PET/CT 图像的自动勾画模型 DSC 为 0.74，明显高于仅基于 PET（$DSC=0.68$）和 CT（$DSC=0.66$）图像的勾画效果。

2. 胶质母细胞瘤

胶质母细胞瘤通常需要结合多个时相的 MRI 来勾画临床靶区。最近的研究利用深度学习方法完成胶质母细胞瘤术后的临床靶区勾画，然而，与人工分割相比，自动勾画的结果并不令人满意，尤其是在心室和蛛网膜下腔等信号不均匀的区域，模型无法区分临床靶区和正常解剖结构。脑肿瘤多模态国际分割挑战赛（Multimodal Brain Tumor Segmentation Challenge，BraTS）自 2012 年起每年都在举办，旨在促进脑肿瘤的自动分割发展，其中 nnUNet 网络表现出最佳的勾画性能，在分割肿瘤区域和术腔时获得的 DSC 分别为 0.89 和 0.85。

3. 肺癌

在胸部放疗中，肺、心脏等体积较大的器官分割效果较好，DSC 可以达到 0.90 左右，而食管的分割效果相对较差，DSC 仅有 0.71。Zhang 等基于 CT 图像，使用 ResNet 模型自动勾画非小细胞肺癌的肿瘤靶区，达到的平均 DSC 为 0.73。而 Wang 等引入了一种新的特异性自适应卷积神经网络（adaptive convolutional neural network，ANet），用于 MRI 图像上的肺癌肿瘤靶区勾画，其 DSC 和精确性能达到 0.82 和 0.81。同样地，基于 PET/CT 图像建立的自动勾画模型的勾画效果优于仅基于 CT 或 PET 图像的勾画效果。Bi 等建立了基于 ResNet-101 的深度扩张残余网络，以自动勾画非小细胞肺癌术后放疗的临床靶区，DSC 为 0.75。由于术后临床靶区通常包含高风险的淋巴结区域和支气管残端，模型无法通过组织密度来准确识别目标区域，此外，术后改变导致软组织边界模糊也会增加临床靶区自动勾画的难度。

4. 乳腺癌

针对乳腺癌放疗靶区自动勾画的研究中，常用的深度学习算法包括 CNN、FCN、UNet 和生成对抗网络（generative adversarial networks，GAN）等。Liu 等基于二维 UNet 构建了一个新的 CNN 网络，称为 UResNet 模型。其在编码器和解码器之间有一个快捷的连接，可以减少图像信息的损失。在 160 名保乳手术后患者临床靶区的自动勾画中，UResNet 的平均 DSC 为 0.94。并且，该模型仅在 10.03 秒内就完成了临床靶区和 OARs 勾画，极大地缩短了临床工作时间。而另一项研究将 UNet 与 ResNet 相结合，并添加了多分辨率级别的处理，以构建一个称为 BibNet 的全卷积神经网络，该网络不仅可以自适应输入图像的大小，还可以处理不同分辨率的图像特征。在基于深度学习网络构建模型中，使用二维图像可能导致三维解剖结构信息的丢失，会降低模型的分割精确性。基于此，Chung 等使用了三维 UNet，在勾画 OARs 时，该模型平均 DSC 为 0.80，在临床靶区勾画中，该模型平均 DCS 达到 0.9。

5. 直肠癌

深度学习方法在盆腔放疗，如直肠癌、宫颈癌、前列腺癌中运用良好，表现出不错的勾画结果。Wu 等基于经典的 UNet 建立了一个崭新的自动勾画模型，用于直肠癌新辅助放疗的放疗靶区自动勾画，该模型的平均 DSC 为 0.91。进一步地，由来自 7 个中心的 10 名医生对该模型的分割效果进行了评估，结果表明，该模型勾画的结果中有 65.0% 的临床靶区无须修改，94.6% 的临床靶区仅需适度修改即可用于放疗计划，充分证明了该自动勾画模型在直肠癌放疗领域使用可以带来的益处。Song 等使用 DeepLabv3＋模型，对直肠癌术后放疗的临床靶区进行自动勾画，同样获得了令人满意的结果，DSC 为 0.88。

6. 宫颈癌

Rhee 等利用 VNet 模型勾画宫颈癌的临床靶区和 OARs，其 DSC 分别为 0.80 和 0.97，并且在 30 例外部验证的数据集中进一步肯定了该模型的勾画效能。比较有趣的是，一项研究将 UNet 模型的勾画结果与低年资医生的人工勾画结果进行了比较，评判标准是高年资医生对同一患者的勾画结果。在 125 名宫颈癌患者中，自动勾画模型勾画的临床靶区和低年资医生人工勾画的临床靶区的 DSC 分别为 0.86 和 0.83（$P<0.05$），在膀胱、股骨头、小肠和直肠等 OARs 方面，模型的勾画结果都显著优于低年资医生。并且，UNet 模型仅需 2 分钟来勾画临床靶区和 OARs，而低年资医生大约需要 90 分钟才能完成相同的勾画任务。

7. 前列腺癌

Ma 等结合了深度学习和多图谱融合方法，用于 CT 图像上的前列腺癌肿瘤靶区勾画的 DSC 为 0.87。然而，CT 对软组织的分辨率欠佳，MRI 图像上的解剖结构显示得更加清晰。基于此，Dong 等使用周期生成对抗网络（Cycle-GAN）将原始 CT 图像合成伪 MRI 图像，以增强其软组织学习能力，然后再利用深度注意力 UNet 在伪 MRI 图像上进行靶区自动勾画。该方法勾画膀胱、前列腺和直肠获得的 DSC 分别为 0.95、0.87 和 0.89。

（三）人工智能技术在放疗靶区自动勾画方面面临的挑战

首先，使用人工智能技术完成放疗靶区自动勾画的精确性取决于图像的数量和质量，训练数据的限制可能导致自动分割模型的性能下降。尽管已有数据扩充和迁移学习等方法缓解数据短缺的问题，但它们并不适用于所有情况。其次，现有的影像设备尚缺乏统一的参数，即使使用同一台影像设备对同一个人进行扫描，也会因为层厚、造影剂及人体自身的个体差异等方面产生误差，从而影响模型的精确性。另外，当在某一中心构建好模型后，再将其投入其他中心进行使用时，也会由于影像设备的不同、图像质量的差异及医生的勾画风格使结果产生较大的偏倚。遗憾的是，由于缺乏公共数据库，直接比较不同模型的分割性能及疗效预测结果仍然是一个巨大的挑战。除了图像数据，算法本身的可信度也可能是其临床应用的一个关键限制。尽管有一些解释技术，但人工智能模型，特别是深度学习模型的可解释性仍然很低。

随着人工智能技术的出现，深度学习方法越来越广泛地被应用于临床，可以帮助临床医生完成勾画任务，并且提高工作效率和精确性。在未来的研究中，应当进一步挖掘深度学习方法的运用，从而拓展自动勾画技术在放疗领域的发展，以供临床常规使用。

二、放疗靶区自动勾画信息平台

放疗靶区自动勾画信息平台是一种医学辅助系统，可以利用计算机技术和医学影像学技术，自动勾画出放疗靶区，提高放疗的精确性和效率，从而达到更好的治疗效果。

（一）放疗靶区自动勾画信息平台的原理

放疗靶区自动勾画信息平台的原理是利用医学影像学技术对患者进行三维重建，然后通过计算机技术对重建的数据进行处理，自动勾画出需要治疗的放疗靶区。具体来说，该平台首先需要使用医学影像学技术，对患者的身体部位进行影像采集，从而得到影像数据。其次，利用计算机技术对这些影像数据进行处理和分析，将放疗靶区从患者的影像数据中自动勾画出来。最后，医生根据自动勾画的结果制定治疗方案。

（二）放疗靶区自动勾画信息平台的技术

放疗靶区自动勾画信息平台的技术主要包括医学影像学技术和计算机技术。

1. 医学影像学技术

医学影像学技术是放疗靶区自动勾画信息平台的基础。医学影像学技术包括 CT、MRI、PET-CT 等技术。这些技术可以帮助医生获取患者身体内部的影像信息，为放疗靶区自动勾画信息平台提供数据支持。

2. 计算机技术

计算机技术是放疗靶区自动勾画信息平台的核心。计算机技术包括图像处理、模式识别、机器学习等技术。图像处理技术可以将影像数据转化为计算机可处理的数字化数据；模式识别技术可以自动勾画出需要治疗的靶区；机器学习技术可以根据患者的个体差异，个性化调整和优化治疗方案。

（三）放疗靶区自动勾画信息平台的应用前景

放疗靶区自动勾画信息平台具有广阔的应用前景，主要表现在以下几个方面。

1. 提高放疗的精确性和效率

放疗靶区自动勾画信息平台可以自动勾画出需要治疗的靶区，避免了医生人工勾画的不确定性和错误。与传统的人工勾画相比，放疗靶区自动勾画信息平台可以提高放疗的精确性和效率，减少放疗过程中的误差和不必要的延误。

2. 个性化治疗方案的制定

放疗靶区自动勾画信息平台可以根据患者的个体差异，个性化调整和优化治疗方案。在治疗之前，医生可以根据自动勾画出的靶区，结合患者的病情、年龄、身体状况等因素，制定最合适的治疗方案。

3. 改善患者的治疗体验和生活质量

放疗靶区自动勾画信息平台在提高放疗的精确性和效率的同时，还能减少治疗的时间和次数。这不仅可以减轻患者的负担，还可以改善患者的治疗体验和生活质量。

4. 促进放疗技术的发展和创新

放疗靶区自动勾画信息平台是一种创新的医学辅助系统，它的出现可以促进放疗技术的发展和创新。随着技术的不断发展，放疗靶区自动勾画信息平台将会越来越智能化和精细化，为放疗提供更加准确、安全、便捷的支持。

但是在放疗靶区自动勾画信息平台发展的过程中，也需要注意这一技术带来的一些问题，如安全性、可靠性、隐私保护等。医疗机构和技术开发者应该加强数据安全管理和保护，确保患者的隐私权和信息安全。

第三节 自动放疗计划设计及治疗流程优化

放疗计划设计是放疗流程中重要的一环，在过去几十年中，随着计算机技术的迅速发展，放疗计划变得更加复杂，物理师可以通过治疗计划设计系统（treatment planning system，TPS）制订更加复杂的放疗计划，从而在最大限度地降低放射线对正常组织损伤的情况下达到更加充分地杀死肿瘤细胞的效果。

一、人工智能技术与自动放疗计划设计

放疗计划设计，特别是逆向计划设计，是一个需要花费大量时间和精力的过程。为了得到一个最优的个性化放疗计划，需要医生和物理师不断沟通交流，对放疗计划不断改进，这个过程需要大量的人力和时间成本。随着人工智能技术的不断发展和成熟，自动放疗计划设计（automatic treatment planning，ATP）成了一个备受关注的领域，因为它可以显著减少物理师的工作量，提高放疗计划的精确性和一致性。

（一）自动放疗计划设计中的人工智能技术

人工智能技术在放疗计划设计中最大的应用便是 ATP 系统，主要包含以下几个部分。

1. 图像分割

图像分割是 ATP 中最基本的人工智能技术之一，其主要目的是将医学图像中的肿瘤和正常组织区分出来。传统的图像分割方法主要包括阈值分割、边缘检测、区域生长等。然而，这些方法在复杂的图像中容易出现误分割的情况。

深度学习通过构建多层神经网络来实现图像分割，具有自动学习和逐层抽象的能力，因此在图像分割领域有着优秀的表现。UNet 是一种基于深度学习的图像分割算法（附图16），其通过编码器—解码器的结构来实现高效的图像分割。

2. 特征提取

特征提取的主要目的是从医学图像中提取出肿瘤和正常组织的特征，为后续的放疗计划设计提供数据基础。传统的特征提取方法主要基于手动设计特征，如灰度共生矩阵、灰度梯度共生矩阵等，这些方法需要大量的专业知识和经验，并且往往不能很好地适应复杂的医学图像。

三维卷积神经网络是一种基于深度学习的特征提取方法（附图17），通过多层卷积层和池化层来逐步抽象和提取出医学图像中的特征。

3. 机器学习

在图像分割和特征提取中都离不开机器学习，机器学习利用已有的医学图像数据来训练模型，从而实现自动放疗计划设计。机器学习方法分为有监督学习、无监督学习和半监

督学习（附图18）。

（二）ATP 的分类

当前，按照对临床实践工作流程的影响，可以把 ATP 分成三类：自动化规则实现和推理（automated rule implementation and reasoning，ARIR）、基于临床实践中的先验知识建模（knowledge-based planning，KBP）和多标准优化（multicriteria optimization，MCO）。

1. 自动化规则实现和推理

在附图19A 中，人工放疗计划设计需要确定基本的放疗计划参数。这些参数通常来自各个医疗机构的临床智能系统和物理师个人经验，通常有着明确的标准。

为了实现理想的剂量分布，即在保护 OARs 的同时提高肿瘤靶区的覆盖率，物理师需要不断调整优化参数、多次试验。这一操作可以用"if-then"二进制动作进行建模。附图19B 显示了 ARIR 的简单工作流程：TPS 直接分析患者解剖结构和剂量学要求，并模拟人工放疗计划设计中的推理过程。根据设计者制定的逻辑推理方案，ARIR 可以减少放疗计划设计中对人工操作的需求（如红色箭头所示），特别是一些重复操作。

2. 基于临床实践中的先验知识建模

在临床实践中，提高人工放疗计划设计效率和质量的一种方法便是回顾之前已经做好的类似优质"案例"。具体来说，先前案例中的计划参数，如逆向计划中的照射野的布置和剂量体积直方图（dose and volume histogram，DVH）分布，可以直接引入计划设计过程，也可以作为当前案例的决策参考，这被称为基于知识的计划设计。附图19C 展示了 KBP 的工作流程。从 KBP 中提取的信息可以帮助放疗计划设计者进行初步决策，这些信息可用作 TPS 中某些自动化流程的输入。一般来说，使用 KBP 可以潜在地减少在达到理想放疗计划之前的迭代调整次数。

在基于 DVH 的逆向优化中，DVH 的剂量约束条件对高质量的计划十分重要，好的约束条件可以快速达到理想的剂量分布。因此，基于 DVH 知识进行建模的研究得到了广泛发展。在建模过程中，需要建立起这些病例 DVH 结果间的特征关系和放疗靶区/OARs 的解剖和几何学特征。对一名有着相同解剖部位的新患者，该模型可以预测一组可实现的 DVH 曲线，包括放疗靶区和 OARs。预测的 DVH 曲线可作为人工放疗计划设计过程中剂量约束条件的参考，也可作为自动放疗计划设计工作流程的输入。

Yuan 等提出了一种具有代表性的基于 DVH 的知识建模方法。在他们的工作中，建立了前列腺和头颈部的调强放疗技术（intensity modulated radiotherapy，IMRT）治疗模型。用靶距直方图（distance-to-target histogram，DTH）代表 OARs 相对于计划靶体积（planning target volume，PTV）的几何关系，通过主成分分析（principal component analysis，PCA）分别从靶距直方图和 DVH 中获得特征几何形状和剂量学特征。结果显示，对于这两个部位，治疗模型可以很好地预测 OARs 的剂量分布（附图20）。这种基于 DVH 的知识建模已经被 Varian 作为 EclipseTPS 中的可选功能进行了商业化开发，称作 RapidPlan。

基于 DVH 的方法的主要限制是缺乏空间信息，计划设计者可能需要额外的工作来处理不常见的放疗靶区/OARs 几何情况。因此，除了基于 DVH 的方法，还有基于体素的预测，其中单个体素的剂量值是通过保留的空间信息来预测的。

3. 多标准优化

在大多数商用 TPS 的基于 DVH 的逆向优化中，必须为最小化问题定义一个代价函数。该代价函数将来自所有感兴趣区的信息组合为来自 DVH 约束的每个剂量学准则的惩罚的加权。放疗靶区和不同 OARs 之间的权衡由每个准则的权重系数表示。如果在方案评估过程中计划设计者的剂量偏好改变了，则需要重新优化，找到最佳的权衡可能会很耗时。为了克服这一问题，在逆向计划设计过程中提出了 MCO。MCO 可同时生成多个"锚定"计划，而不是单个计划。这些方案将在 N 维空间中形成一个超曲面，其中 N 是独立的 OARs 剂量标准的数量，称为帕累托曲面。该曲面包含不同剂量标准下的最佳方案。附图 19D 显示了在放疗计划设计中使用 MCO 的工作流程。医生可以与 TPS 交互工作，因此，如果改变计划评估中的剂量标准，无须物理师重新优化，就可以在很短的时间内找到新的最佳计划。

理论上，MCO 需要生成许多计划来形成帕累托曲面，即使采用自动化，这一过程也可能非常耗时。Craft 和 Bortfeld 对头颈部调强放疗方案进行了分析，通过客观相关矩阵和射束方案的主成分分析，证明了只需要少量方案就能形成可行计划的帕累托数据库。这一发现导致了 MCO 临床应用的可行性。MCO 首先在 RayStation TPS（RaySearch，Stockholm，Sweden）中实现（附图 21），也可以在 EclipseTPS 的新版本中使用。在这些 TPS 中，计划设计者通过交互滑动条（即后验交互）调整剂量学标准的组合来选择最佳方案。

在逆向优化之前，MCO 也可以在先验方法中使用一组定义的剂量学偏好来实现，完全自动化地只生成一个最优计划，因此不需要人机交互。这种方法是由 Breedveld 等在 IMRT Cycle（iCycle）的工作中提出的。在 iCycle 中，最佳计划的生成由"愿望清单"控制，其中包含所需的剂量标准，并按顺序分配优先级。

在优化过程中，根据所属的优先级，依次最小化这些标准，以在帕累托曲面上找到想要的计划。此外，iCycle 允许照射野排列优化，包括照射野数和照射野角度。每个照射野方向的全帕累托最优计划可作为人工后验交互的输出。到目前为止，iCycle 及其衍生平台已在头颈部肿瘤、脊柱肿瘤、前列腺癌、盆腔肿瘤和胃癌的 IMRT 计划中得到验证。

（三）ATP 的应用现状和未来发展趋势

在人工智能技术的辅助下，放疗计划设计可以在最低程度的人工干预下高效且有效地开展。我们设想，人工智能技术可以在全面分析患者解剖结构的基础上进行所有的操作和推理逻辑。医生可提供治疗处方和交付技术等参数作为人工输入，但这些参数可以纳入人工智能技术的决策中。未来的工作流程将需要较少的人力资源，包括物理师和医生，从而节省出更多的人力资源用于其他以人为本的临床诊疗任务。

1. 人工智能技术在 ATP 中的最新进展

KBP 是 ATP 中最早取得突破进展的。Boutilier 等评估了同时预测优化目标权重对前列腺癌 IMRT 的临床适用性。利用已有病例中目标的最优权重，采用多项逻辑回归和加权 k 邻近算法（weighted k-nearest neighbor，WKNN）进行权重预测训练。结果显示，两种方法都能对临床计划做出很好的预测，尽管与使用多项逻辑回归的模型相比，加权 k

邻近算法并没有显著的性能改进。Ma 等提出了使用支持向量回归（support vector regression，SVR）进行基于知识的建模，将一种 PTV-only 优化作为模型的输入，不考虑任何 OARs 限量，也不考虑解剖学和空间位置信息，通过支持向量回归预测 DVH 分布，实现鲁棒性监督学习。

ATP 的另一个主要研究领域是空间剂量分布预测，虽然预测最终 DVH 分布的研究有很多，但由于 DVH 缺乏空间信息，从而无法揭示某些剂量学终点，如剂量一致性和梯度测量。准确的空间信息分布预测可以在人工放疗计划设计中为物理师提供决策指导，从而提高放疗计划设计的质量和效率。此外，预测剂量分布能够用于全自动 ATP 工作流程，而不需要基于 DVH 的逆向优化。Nguyen 等在对共面前列腺癌 IMRT 剂量分布的预测中对 UNet 架构进行了修改。他们基于全卷积网络，提出了 UNet 图像分割方法，通过转置卷积运算来保持原始图像维度。UNet 不需要特征提取，允许直接输入图像，可以减少传统建模过程（如基于知识的建模过程）中对数据解释的要求（附图 22）。

2. 人工智能技术在 ATP 领域的新兴研究方向

近年来，基于 CNN 的算法，特别是具有大量隐藏层的深度 CNN 算法在医学成像领域得到了广泛的研究，使得基于图像的人工智能应用成为 ATP 研究的主导课题。沿着这一研究方向，进一步提高剂量分布预测的精确性和效率仍会是研究的热点。这可能会导致治疗计划生成模式的转变：当使用预测的剂量分布作为参考数据时，计划的生成并不是基于 DVH 优化，而是取决于图像重建。

直接预测计划参数可能是另一个潜在的研究领域。如果某些平面参数可以转换成二维、三维的空间物体（等效图像），则可以使用基于 CNN 的算法进行预测，从而自动生成放疗计划。静态 IMRT 的二维通量图，步进式照射的二维孔径和容积调强放疗（volumetric modulated arc therapy，VMAT）的动态多叶光栅（带有时间参数的二维通量）是这类预测的应用对象。

在人工放疗计划设计过程中，每个关于剂量权衡的决定都会对后面的一系列操作产生影响，这一场景非常适合于深度学习，这也是 AlphaGo 成功的原因。深度学习有两个明显的特征：试错和延迟奖励。在定义了奖励函数的情况下，计算机会尝试学习每种状态下的奖励函数值，并采取行动使奖励最大化。深度学习也可以通过直接策略搜索来实现，在这种搜索中，计算机会尝试学习将观察结果直接映射到行为的奖励函数。与围棋类似，放疗计划设计过程也是由一系列操作和远期结果构成的。然而，放疗计划设计过程更具随机性、部分可知性、多目标性、定义奖励函数的复杂性，因此在 ATP 中使用深度学习必须考虑这些特征，如在 ATP 中只能允许 1~2 个动作用于深度学习（如 DVH 约束权重调整或通过布尔运算生成辅助结构），以简单的方式定义奖励函数并具有数值尺度（如 PTV 的覆盖率）。综上所述，为了模仿人类的推理过程，深度学习必须从一个小范围的简单问题开始，进而拓展到整个 ATP 工作流程。

在 ATP 中实现决策过程的另一个方法是使用生成对抗网络（GAN），这是一类通过在零和任务中实现两个竞争网络从一组训练数据中生成代表性样本的算法（附图 23）。这两个竞争网络分别是生成器和鉴别器，它们同时进行训练：生成器被训练生成样本，而鉴别器被训练评估样本是否"好"。生成对抗网络已经在自然语言处理和计算机视觉中进行了研究。为了模拟放疗计划设计的决策过程，可以将生成对抗网络应用于基于模型的深度学习，这样深度学习就可以利用先前学习的环境（模型），而不是简单地依赖与环境的交互（试错经验）。这两个训练过的网络必须在生成对抗网络中具有竞争关系，这种竞争关系可以通过使用一个可以预测计划分布的计划生成器和一个剂量分布预测器来模拟。

3. 人工智能技术在 ATP 中应用值得注意的几个问题

（1）在 ATP 中，合理地应用人工智能技术：在 ATP 中有着很多序贯操作，但与自动驾驶或棋盘游戏不同，放疗计划设计中的某个操作可能不会产生立即后果，必须在最终剂量计算后才能够评估操作的影响。因此，与棋盘游戏相比，ATP 工作流程的模拟成本更高。为了降低这种模拟成本，决策逻辑的复杂性必须控制在可管理的水平。目前常见的人工放疗计划设计遵循不同方面的规则，包括机器硬件限制（如非共面计划设计中为了避免碰撞而不允许某些照射野角度）、基于放射肿瘤学的临床选择（如在肝/胰腺立体定向放疗计划中，优先保护十二指肠）及医院的临床指南。通过控制这些变量或执行简单的"if-else"逻辑来集成这些基本规则，可以降低 ATP 工作流程的复杂性。此外，将放射物理知识（如光子射线的建成区）整合到 ATP 工作流程中，可以进一步降低学习的复杂性。因此，在 ATP 中构建合理的人工智能训练需要团队合作，包括物理师、医生、剂量师、治疗师及其他参与放疗计划生成和验证的人员。

（2）使用的数据集是有限的：大规模数据集推动了深度学习在医学图像应用方面的研究进展。与自然图像数据集相比，医学图像数据集由于多种原因而具有较小的样本量。对于 ATP 应用来说，考虑到现在放疗计划设计的方法发展历史较短且在不断发展中，而且对于不同患者需要个性化的放疗计划，样本量的限制更加明显。

目前为止，绝大多数涉及 ATP 的研究患者不超过 100 名，属于较少的样本量。此外，如果考虑到人员变异等因素，实际上的有效数据会更少。对于越来越复杂的人工智能技术，需要一个足够规模、经过精心筛选和可供管理的数据集，并且严格遵循三部分数据子集（训练集、验证集和测试集）规则。如果没有理想的数据集，基于有限的数据集来开发复杂的模型时，容易发生过拟合，高估模型的性能。

（3）人工智能技术在 ATP 中的应用需要被"监管"：虽然人工智能技术在 ATP 中的应用仍在不断发展中，但在近几年内，ATP 不会达到完全"无人驾驶"的程度。在将 ATP 应用到临床前，基于人工智能技术的 ATP 必须经过充分的验证。在当前阶段，评估基于人工智能技术的 ATP 方法时应着重考虑计划的质量和效率。人工干预应该处于治疗计划设计过程中的核心地位，需要人员对 ATP 的工作流程进行监督，并对计划的安全性和质量负有最终责任。

ATP 是人工智能技术在医疗领域的一项重要应用，可以通过多种技术手段来提高放疗计划的精确性和效率，为患者提供更加优质的医疗服务。未来，随着人工智能技术的不断发展和应用，自动放疗计划设计平台的市场前景将会越来越广阔。同时，也需要注重数据安全和隐私保护，注重人机协同，充分发挥医生的专业知识和经验，为患者提供更加安全、可靠和优质的医疗服务。

二、人工智能技术与放疗流程优化

放疗从开始计划设计到最终实施治疗是一个多步骤、复杂的过程，涉及多个层次的人机交互，需要很高的精确性。这些步骤需要大量的人力和时间，并需要在具有不同专业知识的专业人员之间进行细致的协调。而人工智能和机器学习可以通过减少人工干预、帮助决策和高效执行冗长、重复的任务，提高放疗的整体效率。

放疗步骤需要大量的人机交互和高精确性的操作，耗时较长。患者在接受完放疗后，还需要进行随访，观察疗效，整个工作流程见附图 24。放疗工作流程需要在具有不同专业知识的医疗专业人员之间进行细致的协调，包括医生、物理师、剂量师及治疗师，而且培养这些高度专业化的放射肿瘤学人才需要高昂的成本和时间投入。因此，探索人工智能技术和机器学习优化放疗流程，以实现最佳的人力、技术和金钱的投入是很有意义的。

（一）人工智能技术在放疗流程中的应用

放疗的精确性和治疗效果取决于多个因素，如肿瘤的位置、形状、大小及周围的正常组织等。因此，在放疗的过程中，如何准确地识别肿瘤和周围的组织、如何优化放疗计划、如何精准地实施放疗等问题都是需要考虑的重要因素。人工智能技术可以有效地解决上述问题，提高放疗的精确性和效果。

1. 智能辅助诊断技术

在放疗中使用智能辅助诊断技术，能够提高诊疗的精确性和疗效。例如，利用人工智能算法对临床数据进行分析，可以快速准确地鉴别肿瘤类型、制定相应的放疗剂量和方案，从而实现精准放疗。

2. 图像识别技术

人工智能技术可以通过图像识别技术来自动识别肿瘤和周围组织的位置和形状，从而优化放疗计划。例如，利用神经网络模型对 MRI、CT 等医学影像数据进行图像识别和分割，可以自动准确地识别出肿瘤的位置和形状，并生成放疗计划。

3. 实时监测技术

人工智能技术可以通过实时监测技术来提高放疗的精确性和安全性。例如，利用实时监测系统对肿瘤和周围组织的位置和形状进行实时监测，并根据监测结果进行相应的治疗调整，可以确保放疗的精确性和安全性。

（二）人工智能技术对放疗流程的优化带来的重要意义

人工智能技术在放疗中的应用可以实现放疗的精准化、个体化和智能化，从而优化放疗流程，提高放疗的疗效。

1. 提高放疗的精确性

人工智能技术可以通过图像识别技术和实时监测技术来实现放疗的精确性，避免对周围组织和器官的影响，从而减少放疗的不良反应。

2. 优化放疗计划

利用人工智能技术可以实现自动识别肿瘤和周围正常组织的位置和形状，生成个体化的放疗计划，避免传统的人工放疗计划设计方式的主观性和不准确性。

3. 实现放疗的个体化

人工智能技术可以根据患者的不同特征和病情，生成个性化的放疗计划，从而实现放疗的个体化。

4. 提高放疗的智能化

使用人工智能技术可以实现放疗的智能化，从而提高放疗的效率和质量。例如，利用自动化流程控制技术和实时监测技术，可以实现放疗的自动化和实时监测，从而减少人为干预和错误。

然而，人工智能技术在放疗中的应用仍然存在一些挑战和限制。首先，需要大量的数据来训练机器学习算法，而目前很多医院的临床数据仍然存在保密性和隐私性问题，因此需要制定更加完善的数据共享和隐私保护机制。其次，人工智能算法还需要不断地优化和更新，以适应不同的患者和治疗方案。此外，人工智能技术的应用需要充分考虑医疗专业人员的专业知识和经验，避免出现对医生决策的替代作用，同时还需要考虑患者的生理和心理特点，以充分保障患者的安全和利益。

三、自适应放疗

自适应放疗（ART）是一种新兴的放疗技术，它将医学影像学、计算机技术和放射肿瘤学知识相结合，以实现精准放疗，从而提高治疗效果，减少放疗不良反应。与传统的放疗相比，自适应放疗技术可以更好地适应肿瘤的变化和患者的生理变化，从而更好地达到治疗目标。

（一）自适应放疗的概念

自适应放疗是一种以患者个体化为基础，根据肿瘤和患者的实际情况，利用医学影像学和计算机技术，进行放疗计划的动态调整，以实现精准放疗的一种放疗技术。在放疗过程中，自适应放疗对患者的个体变化进行实时监测和分析，然后根据这些变化及时调整放疗计划和剂量，以达到最佳的治疗效果。

（二）自适应放疗的发展历程

自适应放疗的发展可以追溯到 20 世纪 90 年代末期，当时被称为"闭环放疗过程"。2004 年，美国放射肿瘤学会（American Society for Therapeutic Radiation and Oncology，ASTRO）首次提出自适应放疗的概念，并将其作为放疗领域的重要研究方向。2006 年，美国国家癌症研究所（National Cancer Institute，NCI）成立了自适应放疗研究网络（adaptive radiotherapy research network，ART-RN），并开始在国际上推广自适应放疗技术。

（三）自适应放疗的技术原理

自适应放疗的技术原理主要包括医学影像学技术和计算机技术。医学影像学技术用于获取肿瘤和周围正常组织的影像信息，计算机技术用于对影像信息进行分析和处理，并生成最佳的放疗计划。

在医学影像学技术方面，自适应放疗主要利用 MRI 和 CT 等技术获取肿瘤和周围正常组织的影像信息，通过不同的图像处理和分析方法实现对肿瘤形态、大小、位置等信息的精确测量和分析。

在计算机技术方面，自适应放疗主要利用计算机辅助设计（computer aided design，CAD）、计算机辅助制造（computer aided manufacturing，CAM）和计算机辅助治疗（computer aided therapy，CAT）等技术，将图像信息转化为三维模型，并生成最佳的放疗计划。通过不断监测和分析患者的肿瘤和周围正常组织的变化，可以及时调整放疗计划和剂量，从而达到最佳的治疗效果。

（四）自适应放疗的分类

自适应放疗技术可以用于处理某一患者在治疗过程中的变化，包括患者体重、肿瘤和正常组织的几何和生物学反应等变化，以及器官形变、充盈变化、呼吸和蠕动运动等随机变化。这些变化可能发生在不同的时间尺度上，从几秒到几小时，再到几天不等。针对不同时间尺度上患者解剖结构的改变，通常可以将自适应放疗分成三类（附图25）。

1. 离线自适应放疗技术

离线自适应放疗技术主要用于解决在放疗过程中发生的系统性和渐进性变化，如患者体重减轻和肿瘤形态学变化。对于离线自适应放疗，根据观察到的这些变化，会在完成当日的治疗分次后再修改患者的放疗计划，然后应用于下一次的治疗，并且通常遵循与初次放疗计划相同的临床工作流程。离线自适应放疗的优势在于能够处理较大的数据集，并且对临时实施的要求较低。在一些前瞻性的临床试验中，离线自适应放疗已被证明在前列腺、头颈部和肺部等部位肿瘤中，可以提高放疗靶区的剂量覆盖率和降低OARs的风险。

2. 在线自适应放疗技术

在线自适应放疗是保持患者处于治疗位置，在实施治疗前调整患者治疗计划的过程，其目的是考虑单个治疗分次内监测到的随时间的变化和随机变化。在线自适应放疗需要快速成像、快速重新设计计划、计划核查及合适的个性化的质量保证（patient-specific quality assurance，PSQA），这需要大量的人力和时间成本。研究显示，在立体定向放疗中应用在线自适应放疗能够更好地保护OARs和提高放疗靶区覆盖率，特别是对于头颈部肿瘤、腹部肿瘤、盆腔部肿瘤及中央型肺癌。

3. 实时自适应放疗技术

实时自适应放疗技术能够在放疗过程中实时监测和调整患者的放疗计划。这种方法通常使用实时成像技术，如实时MRI或实时电子门控放疗等，可以在放疗过程中实时获取患者的解剖学和生理学信息，并实时调整放疗计划。这种方法需要高度专业的团队和先进的设备，并且在临床实施中较为复杂。

（五）自适应放疗在临床上的应用情况

自适应放疗目前已广泛应用于头颈部、肺部、前列腺、乳腺等部位常见肿瘤的放疗，并且在临床实践中取得了良好的疗效。例如，自适应放疗可以通过实时监测和分析患者的肿瘤和周围组织的变化，及时调整放疗计划和剂量，以达到最佳的治疗效果。此外，自适应放疗还可以在一定程度上减少不必要的放疗剂量，从而降低放疗的不良反应和并发症。

（六）自适应放疗的优缺点

自适应放疗作为一种新型的放疗技术，已经在临床实践中得到了广泛的应用和推广。

其优势包括个性化治疗、减少放疗不良反应、提高患者生活质量、提高肿瘤控制率。自适应放疗现存的不足有设备和技术要求高、治疗周期长、治疗成本高。在未来，随着医学影像学技术和计算机技术的不断发展，自适应放疗的精确性和治疗效果将进一步提高，同时治疗周期和成本也将逐渐降低，使得自适应放疗成为更加普及和可行的治疗选择。

第四节　人工智能技术与放疗的疗效及不良反应预测

一、人工智能技术在放疗疗效预测中的应用

放疗是肿瘤的重要治疗方法之一，但是不同类型的肿瘤对于放疗的敏感性存在差异，即使同一类型的肿瘤不同患者之间也存在异质性。如何早期识别和预测肿瘤对于放疗的反应是目前研究的热点和难点。随着人工智能技术的发展，其在医学领域中显示出越来越大的潜力，人工智能技术在放疗疗效预测中的研究与应用也备受关注。

目前，人工智能技术在放疗疗效预测中的应用主要是基于机器学习。机器学习主要包括三个步骤：数据采集、特征提取和模型训练。深度学习是一个新兴的机器学习方法，可以处理更复杂的数据和任务，并能够学习样本数据内在的、多维度的信息，提高预测的精确性和效率，CNN 是常用的深度学习模型之一。

（一）人工智能技术在头颈部癌放疗疗效预测中的研究

一项前瞻性的研究发现基于基线超声的组学模型，利用加权 k 邻近算法构建的模型，能够较准确地预测淋巴结阳性的头颈部鳞癌患者术后放疗后的局部复发。该模型的预测准确率为 75%，且通过模型预测的无复发和复发两组患者的 3 年无复发生存期存在显著差异（$P=0.001$）。另一项研究发现基于基线 PET/CT 的影像组学特征可以预测头颈部癌患者放疗后的局部复发，整合 PET、CT 和临床特征，并利用逻辑回归、决策树和支持向量机等多个算法构建的模型具有最佳的性能，模型的预测准确率为 85%，受试者操作特征 AUC 为 0.94。

（二）人工智能技术在鼻咽癌放疗疗效预测中的研究

Zhang 等发现基于基线 MRI 的组学特征并结合 N 分期、EB 病毒（EBV）-DNA 等临床特征构建的深度学习模型能够预测局部晚期鼻咽癌的无远处转移生存期，模型在内部验证集和外部验证集中的 AUC 分别为 0.795 和 0.808。Du 等开发了一个利用支持向量机算法的机器学习模型，能够基于基线 MRI 组学特征和临床特征来预测无远处转移鼻咽癌患者的 3 年无疾病进展生存期，模型在验证集的 AUC 为 0.80。另外一项研究则是通过高斯朴素贝叶斯算法的机器学习来筛选鼻咽癌放化疗后的预后临床指标，模型的准确率为 88%，AUC 为 0.91。

（三）人工智能技术在脑转移癌放疗疗效预测中的研究

CT 和 MRI 在脑转移瘤的诊断中具有重要的价值。Jaberipour 等发现，基于基线定量

CT 的组学特征结合机器学习方法，可以预测脑转移癌患者放疗后的局部进展。他们还发现，基于治疗前的定量 MRI 的组学特征结合机器学习方法，也可以预测脑转移癌患者放疗的局部失败，预测模型在验证集中的 AUC 为 0.87。Jalalifar 等同样发现基于 MRI 组学特征的深度学习模型能够预测脑转移癌患者放疗后的结果，且结合临床特征模型的性能有进一步的提高，AUC 可达 0.86。

（四）人工智能技术在食管癌放疗疗效预测中的研究

Hou 等发现基于基线 CT 的组学特征构建的模型能够预测不可手术切除局部晚期或晚期食管癌对于放化疗的治疗反应。此外，深度学习在这个领域的研究也取得了不错的结果。Li 等前瞻性地验证了基于基线 CT 的组学特征的深度学习模型能够准确预测局部晚期胸部食管鳞癌对于同步放化疗的治疗反应，将完全缓解和部分缓解患者定义为客观有效（OR），将疾病稳定和疾病进展患者定义为无效（non-OR），模型在训练集和验证集中 AUC 分别为 0.897、0.833。另外还有一些研究关注放疗后远期疗效的预测。Xiong 等发现基于 PET/CT 的组学特征可以预测食管癌患者放化疗后的 2 年的局部控制率和无疾病进展生存期，组学特征结合临床特征构建的随机森林模型性能最佳，准确率为 93.3%。

（五）人工智能技术在肺癌放疗疗效预测中的研究

在肺癌的疗效预测方面，人工智能也显示出了很好的应用前景。Yan 等发现基于肺癌患者放疗前后的 CT 组学特征构建的机器学习模型可以预测肿瘤对放疗的反应。他们发现使用支持向量机方法构建的模型具有最佳的预测性能，模型在验证集中的 AUC 为 0.91，准确率为 88%。Klement 等运用支持向量机方法构建模型来预测早期非小细胞肺癌立体定向放疗（stereotactic body radiotherapy，SBRT）后的局部控制率，模型的灵敏度和特异度分别为 67.0%±0.5% 和 78.7%±0.3%。Yang 等发现利用基线 CT 的组学特征构建的模型能够预测早期非小细胞肺癌的放疗后疾病进展，在验证集中模型的 AUC 为 0.80，结合临床特征后模型的性能有了进一步提升，AUC 为 0.81。

（六）人工智能技术在直肠癌放疗疗效预测中的研究

Zhang 等研究发现，基于基线 CT 的组学特征构建机器学习模型可以用来预测对新辅助放化疗不敏感的局部进展期直肠癌患者，预测性能良好，在训练集和验证集的 AUC 分别为 0.92 和 0.89。Horvat 等发现基于 T_2 加权图像的组学特征模型能够预测局部进展期直肠癌患者新辅助治疗后的完全病理缓解（pCR）率，预测模型的 AUC 为 0.93，阳性预测率为 72%，阴性预测率为 100%。MRI 在直肠癌患者的局部分期及风险评估中占有重要的地位，目前也有较多的研究针对多模态 MRI 进行疗效预测，同样显示出良好的预测性能。Zhang 等提出了一个新的病理学图像分析方法，他们对直肠癌患者新辅助放化疗后的病理学切片进行多示例学习来预测新辅助治疗反应（TRG0-1 vs TRG2-3），该深度学习模型的预测性能高，在 Camelyon16 和 MSKCC 两个公开数据验证集中的 AUC 分别为 0.9337 和 0.9091。

（七）人工智能技术在前列腺癌放疗疗效预测中的研究

前列腺癌患者放疗后的血清前列腺特异性抗原（prostate specific antigen，PSA）再次增高，往往提示生化复发，与患者预后相关。Gnep 等发现基于外周局限性前列腺癌的肿瘤 MRI 的组学特征与患者根治性放疗后的生化复发相关（$P<0.05$），利用多个特征构建的随机森林预测模型的 C 指数为 0.90。Marinkovic 等则是利用 109 例前列腺癌患者治疗前的临床特征（国际抗癌联盟肿瘤分期和 Gleason 分级评分）和治疗后 PSA（PSA 最低值、到 PSA 最低值的时间、PSA 倍增时间、PSA 增长速度、PSA 在肿瘤复发时的值）构建机器学习模型来预测前列腺癌患者放疗后的复发，运用高斯朴素贝叶斯算法构建的预测模型准确率达 96.7%，AUC 为 0.98。

（八）人工智能技术在宫颈癌放疗疗效预测中的研究

Kawahara 等利用 89 例宫颈癌患者的基线 MRI 图像（T_1 和 T_2 加权）进行组学特征提取，并构建了一个机器学习模型，该模型能够预测宫颈癌患者放疗后的局部复发。结合 T_1 和 T_2 加权 MRI 图像提取特征构建的预测模型具有最佳的预测性能，模型的准确率为 93.1%，AUC 为 0.94。另一项研究则是利用多模态 MRI（T_2 加权、T_1 增强和表观弥散系数）来预测局部晚期宫颈癌患者对于同步放化疗的治疗反应，包含 3 个模态图像特征的模型具有最佳的预测性能，在训练集和验证集的 AUC 分别为 0.820 和 0.798。

现有的研究大多数是基于医学影像的组学特征来构建预测模型，采用组织病理学特征或基因组学特征或多组学特征来构建预测模型的研究还为数不多；而融入了多组学数据和特征的预测模型可能会有更好的预测性能。此外，目前的研究大多是基于回顾性数据的研究，尚缺乏前瞻性的数据验证。另外，由于人工智能的分析方法是端对端的，筛选处理的特征目前尚缺乏可解释性。随着更多的数据和更先进算法的出现，人工智能在放疗疗效预测中的应用将变得更加广泛和精确，也可以帮助医生更好地判断肿瘤患者的预后及制定治疗方案，提高治疗的成功率和患者的生存率。

二、人工智能技术在放疗不良反应预测中的应用

传统的正常组织放疗不良反应概率建模基于 DVH。但是，仅基于 DVH 可能严重低估或高估了放疗不良反应。肿瘤患者间的异质性导致不同患者在接受同样剂量的放疗时产生的不良反应不同。因此，预测肿瘤区域的控制情况和评估 OARs 所受到的放射损伤等，对提高放疗预后和患者生活质量均有重要的临床意义。

（一）常用的预测放疗不良反应的人工智能方法

机器学习和深度学习是实现人工智能的主要方法。传统的机器学习技术需要精心设计一个特征提取器，在数据输入之前将原始数据转换为相关的鉴别特征。而深度学习算法为机器提供原始数据，机器可以通过训练过程自动学习最适合任务的最优深度特征。大多数肿瘤领域的人工智能研究都涉及深度学习的使用。

机器学习是对数据进行推理和推断的一大类方法，主要包括有监督学习、无监督学习

和半监督学习。深度学习是机器学习的一个子领域，主要方法包括 CNN 等。深度学习为大量人工神经元组成的多层网络，这些网络可以自动发现有用的特征。深度学习和传统机器学习技术之间的关键区别是深度学习可消除对手工特征的需求。

（二）人工智能技术预测放疗不良反应的相关研究

目前，人工智能技术在预测放疗不良反应方面的研究主要包括以下几个部分。

1. 血液学毒性

血液学毒性（hematologic toxicology，HT）是放疗常见的不良反应，主要表现为白细胞及血小板减少，可发生于接受任何部位放疗的患者。目前临床上主要以监测其发生为主，缺乏有效的预测方法。一项研究回顾性分析了来自三个队列的 207 例宫颈癌或子宫内膜癌患者，并整合了临床特征和 CT 组学特征。放射组学评分作为最终放射组学模型的输出，与临床模型选择的变量集成，以构建联合模型。结果发现最佳的预测模型包括两个临床特征（国际妇产科联盟分期和术后化疗周期）和放射组学评分，结合放射组学特征和临床因素的模型在 AUC 方面优于单纯基于临床或放射组学特征的模型。

2. 放射性皮炎

在接受放疗的所有患者中，高达 90%～95% 的患者会在治疗区域出现放射性皮炎（radiation dermatitis）。一项研究使用 CNN 开发深度学习算法，应用在放射性皮炎的分析和分类中。研究分析了 209 名患者的 2263 张不同的图像，用于训练和测试机器学习和 CNN 算法。结果发现，CNN 算法在预测健康和红斑病例时的测试准确率为 74%，灵敏度为 66%，特异度为 83%。该研究验证了人工智能技术可以作为医生或患者的预筛查和决策支持工具，为红斑分级提供快速、可靠和有效的评估。

3. 口干症

口干症（xerostomia）是唾液分泌减少或缺乏引起的一种症状，是头颈部肿瘤放疗期间和放疗后最常见的不良反应之一，会影响患者的咀嚼、味觉及吞咽功能，还可能导致严重和长期的口腔疾病，严重影响患者的生活质量。CT 图像（放射组学特征）和放疗剂量分布（剂量组学特征）分别被证实与口干症相关。由此，有研究提出了一种混合预测模型，由放射组学特征和剂量组学特征输入组成的三维残差卷积神经网络（3D-rCNN），最终得出的模型能自动从 CT 图像和治疗方案中提取低水平和高水平特征，并准确预测口干症。

4. 放射性肺炎

放射性肺炎（radiation pneumonia，RP）会导致患者生活质量下降，严重者甚至致命，其发生与正常肺组织放疗剂量相关，临床通过剂量限制来预防这一放疗不良反应。一项研究通过机器学习算法，对放射性肺炎发展中的影响因素进行了分析。该研究纳入 203 例 II 期、III 期局部晚期非小细胞肺癌（LA-NSCLC）患者，使用训练过的决策残桩进行单变量分析，发现肺 V_{20}、肺均值、肺 V_{10} 和肺 V_5 是显著的放射性肺炎预测因子。在进行多变量分析以评估放射性肺炎的重要预测因子的组合性能时，发现食管最大剂量、肺 V_{20}、肺均值和吸烟史是放射性肺炎最常见的主要鉴别指标。

5. 放射性直肠炎

由于缺乏积极有效的诊断方法，放射性直肠炎（radiation proctitis，RP）的发生率可能被低估，或者确诊时患者症状较重并严重影响生活质量。因此，临床上急需一种科学的方法对其进行准确预测，以帮助医生进行临床决策。在 Yang 等的研究中，基于图像特征可以反映潜在的生理病理信息的假设，利用放射组学预测放疗不良反应。研究使用三种机器学习分类器对个体放射组学特征或剂量组学特征或多组学（放射学＋剂量学）特征进行分类，以探索它们与放射性直肠炎的关系。初步结果表明，治疗前 CT 放射组学特征有可能预测前列腺癌放疗导致的放射性直肠炎。

目前人工智能技术用于放疗不良反应的预测，主要通过临床数据、放射组学特征及剂量组学特征的单独或者联合输入，利用人工智能技术分析输入数据与患者结局的关系，再通过外部验证以检测模型的性能。人工智能的方法多样，如何选择正确的方法，以及选择哪些变量作为输入数据尚需要进一步研究。

参考文献

［1］Zhang Z，Liu X，Chen D，et al. Radiotherapy combined with immunotherapy：the dawn of cancer treatment［J］. Signal Transduct Target Ther，2022，7（1）：258.

［2］Gould R B，Quest T E，Yeung S J，et al. Oncologic emergencies and urgencies：a comprehensive review［J］. CA Cancer J Clin，2022，72（6）：570－593.

［3］Ma M，Kovalchuk N，Buyyounouski M K，et al. Dosimetric features-driven machine learning model for DVH prediction in VMAT treatment planning［J］. Med Phys，2019，46（2）：857－867.

［4］Krishnamurthy R，Mummudi N，Goda J S，et al. Using artificial intelligence for optimization of the processes and resource utilization in radiotherapy［J］. JCO Glob Oncol，2022，8：e2100393.

［5］Kann B H，Hosny A，Aerts H. Artificial intelligence for clinical oncology［J］. Cancer Cell，2021，39（7）：916－927.

［6］Sahiner B，Pezeshk A，Hadjiiski L M，et al. Deep learning in medical imaging and radiation therapy［J］. Med Phys，2019，46（1）：e1－e36.

［7］Gardin I，Gregoire V，Gibon D，et al. Radiomics：principles and radiotherapy applications［J］. Crit Rev Oncol Hematol，2019，138：44－50.

［8］Wang C，Zhu X，Hong J C，et al. Artificial intelligence in radiotherapy treatment planning：present and future［J］. Technol Cancer Res Treat，2019，18：153303381987392.

［9］Yuan L，Ge Y，Lee W R，et al. Quantitative analysis of the factors which affect the interpatient organ-at-risk dose sparing variation in IMRT plans［J］. Med Phys，2012，39（11）：6868－6878.

第七章　肿瘤 MRI 与人工智能精准医学

第一节　MRI 在肿瘤识别中的应用

MRI 是一种有效的肿瘤诊断工具，可以提供准确的肿瘤形状、大小和位置信息，帮助医生明确肿瘤的位置和类型，以及判断肿瘤是否发生转移，从而有效地避免放疗对正常组织的损伤。此外，MRI 还可以提供完整的诊疗记录，监控肿瘤治疗情况和患者康复情况。

单模态肿瘤 MRI 图像只显示一种类型的信息，如 T_1 加权或 T_2 加权序列，只能显示肿瘤的形状和大小，不能充分显示肿瘤的细节特征，常常导致图像分割失败或不足。

多模态肿瘤 MRI 图像（multi-modal tumor MRI images）指利用多种 MRI 模式，如 T_1 加权、T_2 加权、对比增强 T_1 加权（T_1+C）、质子密度加权（PD）等，在给定的时间点对肿瘤进行多次扫描，从而获得不同模态下肿瘤的多维图像数据。多模态肿瘤 MRI 图像可以更好地反映肿瘤的形态学信息，更准确地分析肿瘤的形状、大小和细节特征，从而帮助医生更准确地判断肿瘤的位置、类型和是否发生转移。

多模态肿瘤 MRI 图像可以提供不同的组织类型和病理信息，具有以下特点：

（1）结构信息：可以提供组织结构信息，能够清楚地显示肿瘤的位置和大小。

（2）病理学信息：可以提供肿瘤的病理学信息，帮助医生更准确地识别肿瘤的类型和程度。

（3）血流信息：可以提供肿瘤的血流信息，帮助医生更准确地判断肿瘤的活动程度和发展情况。

（4）脂肪信息：可以提供肿瘤的脂肪信息，帮助医生更准确地判断肿瘤是否具有恶性倾向。

第二节　肿瘤 MRI 图像分割技术

一、图像预处理技术

为了提高图像处理系统的准确性和效率，通常要进行图像预处理。图像预处理可以消除图像中的噪声和其他干扰，从而使图像更加清晰。此外，图像预处理还可以提高图像的质量，从而提高图像处理系统的准确性和效率。常用的图像预处理技术有以下几种。

（一）图像的裁剪

由于病灶区域或器官组织在图像中占据的位置较小，感兴趣区的像素与其他区域的像素比例差别较大，进而使得图像分割任务变得十分困难。这就是类别不平衡导致的分割困难问题。此外，由于感兴趣区像素所占的比例很小，所以很小的边界误差也会给图像的分析带来很大的影响，病灶或器官的精准分割变得极其困难。

图 7-1 展示了 MRI 图像上脑胶质瘤的类别不平衡问题，从图中可以很明显地看出器官或病灶区域的像素在整个图像中所占的比例很小。在肿瘤 MRI 图像中，正常组织的比例往往高达 98%，如果不对图像中的背景进行预处理，可能使肿瘤误分为正常组织。因此通过图像的裁剪，裁剪掉背景部分，可以提高图像分割的准确率。

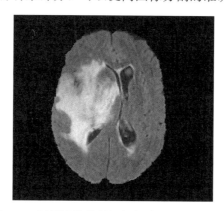

图 7-1　医学图像分割任务中的类别不平衡问题

调整图像大小除了可以帮助模型更好地捕捉图像特征，从而提高训练效果，截取和调整图像大小也是为了更有效地运行神经网络，因为较大的图像可能会对神经网络运行造成不必要的负担，而较小的图像可以提供更高效的结果。

（二）标准化处理

为了确保图像数据的一致性，标准化处理通常是将图像数据的均值设置为 0，标准差设置为 1，然后将每个像素值减去其均值，再除以其标准差，以获得标准化的结果。例如，脑胶质瘤数据集有 T_1 加权、T_2 加权、液体抑制反转恢复序列（fluid attenuated inversion recovery，FLAIR 序列）、$T_1 + C$ 等不同模态的图像，因此图像对比度也不一样，所以需要采用 Z 值方式来对每个模态图像分别进行标准化。

其余的图像预处理技术还有颜色校正、噪声去除、旋转和翻转等，以便更有效地训练神经网络。

二、传统图像分割方法

传统的图像分割方法主要依赖图像中强度值的不连续性和相似性特征。特征提取大多基于手工提取的方式，然后利用先验知识制定分割规则，并构建分割模型，最终实现目标区域的分割。传统图像分割框架如图7－2所示。

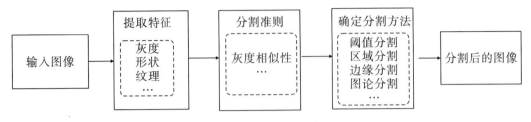

图7－2　传统图像分割框架

传统的图像分割方法可大致划分为阈值分割法、区域生长算法、基于聚类技术的分割算法几种。

（一）阈值分割法

阈值分割法因其计算简单、分割速度快，是图像分割任务中经典的算法之一。阈值分割法的关键在于阈值的选择。阈值可根据先验知识手动设置，也可依据图像的特征信息，如灰度、纹理和颜色等自动选择阈值。

简单的单阈值分割法先确定一个灰度阈值，将每个像素的灰度与阈值逐一比较，灰度大于或等于阈值的像素归为子图像1，而灰度小于阈值的像素归为子图像2，这样就完成了分割。单阈值分割法的数学模型可以表示为公式（7－1）：

$$g(x,y) = \begin{cases} 1, & f(x,y) \geqslant t \\ 0, & f(x,y) < t \end{cases} \qquad (7-1)$$

其中，t 表示像素点 (x,y) 处使用的阈值，$f(x,y)$ 表示图像在像素点 (x,y) 处的特征值，$g(x,y)$ 表示像素点 (x,y) 处的分割结果。

此外，还可以在整个灰度值范围内设置多个阈值，根据像素灰度和每个阈值的关系，将像素分入多个子图像中的一个，即所谓的多阈值分割法。

在阈值分割法中，灰度直方图是很有用的工具。假设图像中目标内部像素的灰度与高度相关，即目标内部像素的灰度均方差很小，而背景内部像素的灰度同样与高度相关，但背景像素灰度均值和目标像素灰度均值相差悬殊，这幅图像的灰度直方图将呈现两个明显的突峰，峰值所在的灰度即分别为目标和背景像素灰度的均值。如果将两峰值之间的某一灰度值选为阈值，即可将原图像分割为目标和背景。但是，目标和背景的交界可能是模糊的，即这部分的像素灰度很接近，甚至存在交叉。在这种情况下，确定合适的阈值是成功地进行分割的关键。

阈值分割法如图7－3所示。

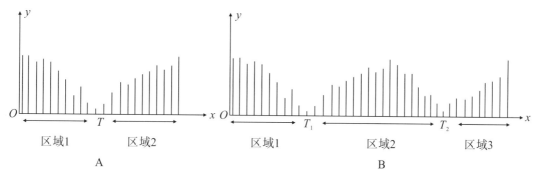

A—单阈值分割法，选择 T 为阈值，凡灰度小于或等于 T 的像素归入区域 1，而灰度大于 T 的像素归入区域 2；B—多阈值分割法，选择 T_1、T_2（$T_1 < T_2$）为阈值，凡灰度小于或等于 T_1 的像素归入区域 1，灰度大于或等于 T_2 的像素归入区域 3，而灰度介于 T_1 和 T_2 之间的像素归入区域 2

图 7—3　阈值分割法示意图

Otsu 算法又称最大类间方差法或大津法，是一种用于自动求取全局阈值的算法，通过最大化类间方差来求取最佳阈值。

Otsu 阈值分割算法主要由 Otsu 阈值计算及 Otsu 阈值间比较两部分构成。在 Otsu 阈值计算中，首先利用给定的阈值将图像中像素点分为 C_1 和 C_2 两部分，再利用 C_1 和 C_2 两个像素类别之间的方差最大作为条件调整初始阈值。方差是判断图像中目标与背景灰度值相似程度的一个标准，如果图像中目标与背景灰度值相差越大，则方差越大，从而得到最佳阈值。

设图像具有 L 级灰度，任一阈值 t 将图像中的像素划分为两类：

$$C_1 = \{0, 1, \cdots, t\}, \quad C_2 = \{t+1, t+2, \cdots, L-1\} \qquad (7-2)$$

若 $f(x,y) \leqslant t$，则 $(x,y) \in C_1$；若 $f(x,y) > t$，则 $(x,y) \in C_2$。

（1）设待处理图像 $f(x,y)$ 的像素总数为 N，n_i 为灰度级为 i 的像素点数，则灰度级为 i 的概率为：

$$p_i = \frac{n_i}{N}, \quad i = 0, 1, \cdots, L-1 \qquad (7-3)$$

（2）在图像中，C_1 和 C_2 类出现的概率分别为：

$$p_1(t) = \sum_{i=0}^{t} p_i, \quad p_2(t) = \sum_{i=t+1}^{L-1} p_i = 1 - p_1(t) \qquad (7-4)$$

（3）根据以上条件求出整幅图像的均值 u_T 及 C_1 和 C_2 的类均值分别为：

$$u_T = \sum_{i=0}^{L-1} i p_i \qquad (7-5)$$

$$u_1(t) = \frac{1}{p_1(t)} \sum_{i=0}^{t} i p_i \qquad (7-6)$$

$$u_2(t) = \frac{1}{p_2(t)} \sum_{i=t+1}^{L-1} i p_i \qquad (7-7)$$

（4）因此对 $[0, L-1]$ 间的任何阈值 t 有：

$$u_T = p_1(t) u_1(t) + p_2(t) u_2(t) \qquad (7-8)$$

（5）定义两类的类间方差 σ_B^2 为准则函数，在 $[0, L-1]$ 范围内，σ_B^2 取值最大的像素

值为最佳阈值 t，类间方差为：

$$\sigma_B^2 = p_1(t)(u_1(t) - u_T)^2 + p_2(t)(u_2(t) - u_T)^2 = p_1(t)p_2(t)(u_1(t) - u_2(t))^2$$

$$(7-9)$$

Otsu 阈值比较部分就是利用上一步计算所得阈值 t，将输入图像分成前景和背景两部分。式（7-10）表示阈值比较模型，t 是阈值，$f(x,y)$ 是输入图像相应点的像素值，$g(x,y)$ 是阈值化处理后图像相应点的像素值，则有：

$$g(x,y) = \begin{cases} 255, & f(x,y) \geqslant t \\ 0, & f(x,y) < t \end{cases}$$

$$(7-10)$$

根据式（7-10）可得，将输入图像所有像素点分别和阈值 t 相比较，当输入图像像素点大于阈值 t 时，则相应像素点会被置成 255，反之会被置成 0。

虽然阈值分割法因模型简单有效、易实现而备受青睐，但在医学图像分割中，该方法考虑的是单个像素的灰度值及其特征，而完全忽略了空间特征，也就导致了其对噪声比较灵敏且鲁棒性不高。因此，除图像的灰度和颜色等特征信息外，还需要结合空间等更多的信息。另外，多阈值分割法虽然有效提升了分割的准确性，但随着阈值数量和维度的增加，无形中增加了算法的计算复杂度。因此，如何选取有效的特征和阈值，同时考虑算法的实时性要求，仍是医学图像阈值分割中待解决的关键问题。

（二）区域生长算法

区域生长算法是以像素点的相似性为准则，将满足相似性的像素点聚集起来的方法。具体来说，就是从初始的某一个像素点（种子点）或多个像素点（种子点）出发，根据生长准则确定连通区域内的像素是否满足要求，若满足，则将像素点合并至区域内，持续重复直到满足终止条件，区域生长终止。当所有的像素点都被划分到某一个区域后，和其他没有被划分的像素点就构成了多个区域，图像分割完成。

区域生长算法具体过程如图 7-4 所示，该示例以原图中灰度值为 6 的像素点（灰色方块）作为种子点，以相邻区域内灰度值与种子点灰度值差值不超过 2 为生长准则，每一次生长都把周围符合生长准则的像素点纳入区域内，直到没有符合条件的像素点为止，最终图像被分割成灰色区域和白色区域两个部分。

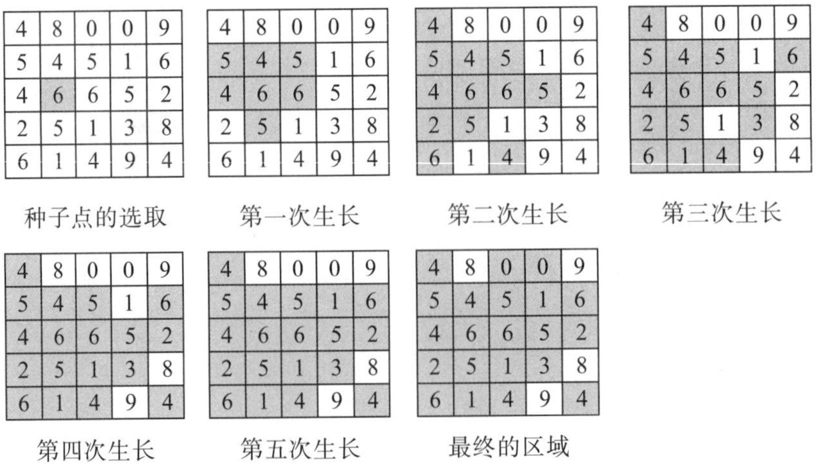

种子点的选取　　　第一次生长　　　第二次生长　　　第三次生长

第四次生长　　　第五次生长　　　最终的区域

图 7-4　区域生长算法示意图

在不知道任何先验条件的前提下，区域生长算法能够取得不错的结果，在目标区域具有连通性的图像中表现更佳。由区域生长算法的定义及过程不难发现，基于区域生长算法的分隔结果由种子点的选取、生长准则和终止条件共同决定，同样的图像使用不同的生长准则或种子点会造成不同的分割结果，这不利于最终结果的定性分析，因此对于种子点的确定依然是一个很重要的研究方向。

（三）基于聚类技术的分割算法

由于医学图像中的结构可以作为模式（声音、图像等）来处理，因此可以使用模式识别领域的技术来对其进行分割。聚类技术是医学图像分割中常用的分割方法之一，常用的聚类方法为 K-means 算法和 Fuzzy C-means（FCM）算法。

基于聚类技术的分割算法就是按照一定的标准（如距离准则）将数据分成不同的类，使同一类中样本数据的相似性尽可能大，不同类之间尽量不相似，即类内方差最小、类间方差最大，这也正是图像分割的目的。

K-means 算法的基本思想是以空间中 k 个点为中心进行聚类，将最靠近它们的对象归成一类，再通过迭代逐次更新每个聚类的中心点，直到所有的数据归类完毕。通常算法中选择欧几里得距离（Euclidean distance）作为判断相似度的标准。K-means 算法的数学解释：假设有 n 个数据 x_1，x_2，$\cdots$，x_n 待划分为 k 类，类记为 $\{c_1, c_2, \cdots, c_k\}$，其中每个类的聚类中心为随机选取的 u_i，则第 k 类每个数据点到类中心的距离和为：

$$J(c_k) = \sum_{x \in c_i} \| x - u_k \|^2 \tag{7-11}$$

K-means 算法的目标为每个数据与对应类中心距离的平方和最小，目标函数可以表示为：

$$J(c) = \sum_{k=1}^{K} J(c_k) = \sum_{k=1}^{K} \sum_{x \in c_i} \| x - u_k \|^2 = \sum_{k=1}^{K} \sum_{x \in c_i} d_{ki} \| x - u_k \|^2 \tag{7-12}$$

其中，当 $x \in c_i$ 时，$d_{ki} = 1$；否则 $d_{ki} = 0$。$J(c)$ 一定程度上体现了两点之间的距离，$J(c)$ 越小则类内样本相似度越高。

传统图像分割方法性能对比见表 7-1。

表 7-1 传统图像分割方法性能对比

方法	影响因子	优点	缺点	适用图像
Otsu	阈值	计算简单快速，不受图像亮度和对比度的影响	对噪声灵敏	背景简单，对比度强
区域生长	种子点、生长准则、终止条件	无需先验条件，边界分割效果好	对噪声灵敏，效率低下	目标区域连通性强
K-means	阈值、k 值、分类准则、初始聚类中心	效果较好，只需调整 k 值	对噪声灵敏，易造成局部最优	类间差异大，簇为凸面状

传统图像分割方法依赖于人为设置的参数，参数的选择（种子点、阈值、k 值等）决定了分割的效果，且分割一旦完成结果不可改变，不能进行自适应调整参数完成更精确的分割，泛化能力不强。为了克服传统图像分割方法的缺点，可使用基于深度学习的图像分

割方法。

三、基于深度学习的图像分割方法

近年来，深度学习算法被广泛应用于医学图像处理领域，相较于传统图像分割方法，基于深度学习的图像分割方法不需要人工标记特征，节省了更多人力和时间，同时获得了更高的精确性。

（一）基于卷积神经网络的图像分割方法

基于卷积神经网络的脑肿瘤 MRI 图像分割方法采用小尺度图像块分类的思想来进行脑肿瘤 MRI 图像分割网络的设计，从而将像素标签预测转换为像素所在局部图像块的分类问题。在具体实施上，该类方法从原始脑 MRI 图像中分割出大量的小尺度图像块，采用图像块来训练一个分类网络，在分割时以滑动窗口的方式逐像素对相应图像块进行前后景分类，然后采用后处理方式完成脑肿瘤 MRI 图像的分割。

典型的基于卷积神经网络的脑肿瘤 MRI 图像分割方法，沿用视觉分类任务中的典型卷积神经网络架构，依次包含多个卷积、激活、池化和全连接层及后处理条件随机场（conditional random field，CRF）、长短期记忆（long short-term memory，LSTM）等。

单网络肿瘤图像分割方法是较早出现的一种深度学习肿瘤图像分割方法，其采用的是单一形式的网络架构进行肿瘤图像的分割。该网络架构首先将输入的数据做卷积、池化和非线性层处理，然后做全连接层和分类层处理用于预测相应类别的标签。针对不同的卷积维数可将单网络的肿瘤图像分割方法分为二维和三维两类。

使用二维卷积神经网络来进行脑肿瘤 MRI 图像分割的方法具有占用资源少、训练速度快的优势。一些研究者较早开展了二维卷积神经网络的脑肿瘤 MRI 图像分割研究，如经典卷积神经网络 AlexNet、VGGNet 等都是二维的卷积神经网络图像分割方法。

由于二维卷积神经网络无法很好地捕获脑肿瘤 MRI 图像切片的上下文联系，因此三维卷积神经网络被提出来进行脑肿瘤 MRI 图像分割，这种方法可以更好地利用 MRI 图像的三维特性，加强不同切片间的上下文联系，从而有效提升脑肿瘤 MRI 图像的分割精度。

（二）基于全卷积神经网络的图像分割方法

卷积神经网络主要是通过构建多层的卷积层来提取输入图像中的特征信息。一般来说，处于浅层的卷积层只能够提取图像的一些表层特征信息（如轮廓边缘、噪声、纹理等），而位于较深的卷积层则能够提取输入图像的深层特征信息（如物体大小、位置、方向等），但卷积神经网络却难以实现像素级的分类问题。

全卷积神经网络（fully convolutional networks，FCN）是卷积神经网络的一种延伸，主要是基于编码—解码思维来进行脑肿瘤 MRI 图像分割网络的设计。全卷积神经网络通过卷积—反卷积操作进行下采样—上采样来实现脑肿瘤 MRI 图像的分割，将卷积神经网络的全连接层改为卷积层，实现了端到端的输入与输出，对每个像素进行分类预测来完成分割，解决了语义级别的图像分割问题。其对医学图像分割产生了巨大的影响。FCN 最大的创新点在于使用了跳跃连接结构，网络中的跳跃连接结构有助于恢复网络输出的全空间分辨率，把来自较深、较粗层的语义信息与来自较浅、较细层的外观信息结合起来，达到详细、准确分割的目的。卷积化后，FCN 输出的是特征图，又被称为热图（heat map），每张热图中元素的值代表属于该类别的概率。此外，由于卷积核的局部连接性，卷积化后 FCN 可以输入任意大小的图片。

FCN 的网络框架如图 7-5，展示了 FCN 的三种形式：FCN-32s、FCN-16s 和 FCN-8s。其中 FCN-32s 表示直接将热图上采样 32 倍，没有采用跳跃连接结构。FCN-16s 对 conv7 的特征图进行反卷积，将分辨率扩大两倍，再与 pool4 的特征图对应位置相加进行特征融合（即跳跃连接结构），最后再上采样 16 倍。FCN-16s 融合了 pool4 所提取的细节信息，分割精度较 FCN-32s 更高。类似地，FCN-8s 对 conv7 和 pool4 的特征图分别进行 4 倍和 2 倍上采样，再与 pool3 的特征图进行融合。FCN-8s 融合了更多的细节信息，相较于 FCN-16s，分割精度更高，轮廓更加平滑。

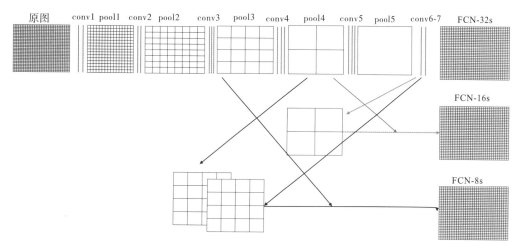

图 7-5　FCN 的网络框架

与卷积神经网络相比，FCN 的优点在于可以输入任意尺寸的图像，避免了使用像素块带来的重复存储和计算卷积的问题，训练和预测速度更快，在效率上具有优势。但是随着网络深度的增加及下采样过程中不断进行的池化操作影响，FCN 对于图像的细节信息丢失严重，对肿瘤边缘和细节区域的分割表现不够理想；而且没考虑全局上下文信息，忽视了各像素之间的关系，缺乏空间一致性。

为了解决 FCN 细节信息丢失的问题，提出了 UNet。UNet 网络结构主要包括一个下采样路径和一个上采样路径。下采样路径通过堆叠卷积层和池化层进行图像的逐渐缩小，同时提取图像的高级特征。上采样路径通过堆叠反卷积层和跳跃连接将低分辨率的特征映射恢复到原始图像的分辨率，同时结合来自下采样路径的特征，实现精确的分割结果。

UNet 的独特之处在于它利用了跳跃连接来传递底层特征信息。这种设计可以帮助模型在进行上采样时获取更多的细节信息，有助于减轻由于下采样操作引起的信息丢失问题。

UNet 的网络结构如附图 16 所示，编码器部分每一层都由一个池化层、几个卷积层和激活函数组成，实现特征的提取与降维，通过使用连续的卷积和下采样的集合，可以提取到更高级别的图像特征，下采样使特征图逐步缩小，筛选更有用的图像特征。

解码器部分也是采用相同的卷积层和池化层构建的，用于特征的拼接，恢复图像目标的细节和信息。不同于编码器部分，解码器采用上采样模块将各级特征图恢复至与输入图像相同的分辨率。这意味着越靠近输出层，特征图就越大，有助于保持分割结果的细节。每一层之间通过跳跃连接结构，将编码器路径和解码器路径相应位置的特征图进行聚合，以实现低级特征和高级特征的融合，从而提高分割质量，优化输出结果。

医学图像分割涉及很多专业背景知识，需要专业的、经验丰富的医生才能胜任图像标注的工作。这导致医学图像领域带有标注的医学图像成本高、样本数量少，不利于算法训练。而一般的图像分割算法，网络复杂而庞大、参数过多，输入数据集较小时容易产生模型过拟合问题。UNet 可根据需要调整网络参数量，降低模型复杂度，所以在医学图像分割中表现出很好的性能。

尽管二维 UNet 有着更高的计算效率和更低的内存容量要求，但缺乏空间上下文的一致性。为了解决这个问题，并且充分利用立体数据中的空间信息，一些研究者开始使用三维卷积神经网络进行脑肿瘤 MRI 图像分割。

为了充分利用三维医学图像的空间上下文信息，三维图像分割算法 VNet 被提出，由于 VNet 可以直接对整个三维图像的体素进行分类，比利用 UNet 逐个分割三维图像的二维层面效率高很多，因此被广泛用在三维医学图像分割领域。

VNet 与 UNet 结构非常相似，二者同样具有编码器、解码器及跳跃连接结构。VNet 最大的改进是在 UNet 的基础上于子模块中增加了残差结构，进一步提升了分割精度。

（三）生成对抗网络

生成对抗网络（GAN）是一种用来生成图像的深度学习算法，它由两个网络组成：生成器（generator）和鉴别器（discriminator）。

生成器通过噪声或其他数据不断学习、更新权重，生成新的样本并传递到鉴别器，鉴别器鉴别生成图像和真实图像的真假并根据鉴别是否正确，通过惩罚函数反馈给生成网络和鉴别网络来优化权重，直至鉴别器无法鉴别生成图像真假，达到博弈的平衡状态。

在 GAN 中，不断地训练模型的目的是得到一个效果良好的生成模型，以生成与数据集中的真实数据相似的数据，这就是 GAN 中"生成"的含义。由于生成器希望不断更新，生成更加真实的数据，试图欺骗鉴别器，而鉴别器也不断更新，提升自己鉴别数据的能力，希望能够将生成器生成的数据和真实数据区分开来，从而产生了一个博弈过程，也就是 GAN 中"对抗"的含义。

GAN 的网络结构如图 7-6 所示。其中，生成器和鉴别器可以使用任意合适的网络模型。对于该网络模型来讲，生成器利用随机噪声数据生成用于欺骗鉴别器的假样本，而鉴别器努力判断输入这里的数据的真假，最终判断结果作为反馈信息促进对抗过程的进行。

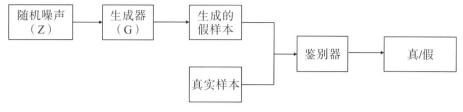

图 7-6　GAN 的网络结构

在脑肿瘤 MRI 图像的分割算法当中，基于 GAN 的语义分割模型将分割算法如 FCN 看作生成器来训练网络，生成的分割标签图作为鉴别器网络的输入，可以产生较好的分割结果。

基于 GAN 的脑肿瘤 MRI 图像分割方法采用半监督学习方式，在训练时通过 GAN 进行实时数据增强，使得数据样本得到了有效扩充，从而一定程度地减轻脑肿瘤 MRI 图像数据样本不平衡的问题，是一种新颖的数据增强方式，有望增强原有基础网络的分割性能。应当说，GAN 的出现，为脑肿瘤 MRI 图像分割领域提供了一种新的研究思路，从另外一个角度解决了脑肿瘤 MRI 图像分割问题中精细标注样本不足的问题。然而，存在的主要问题仍然是 GAN 的算法崩溃和不稳定问题。GAN 在训练时很不稳定，容易发生算法崩溃，经常会使得训练过程无法继续进行，甚至还会出现梯度消失导致算法无法收敛。这些都会对算法的性能造成一定的影响。

四、深度学习在肿瘤 MRI 图像精准分割中的应用

深度学习作为人工智能技术，已被广泛应用于计算机视觉、自然语言处理、语音识别、推荐系统、机器人等领域。在肿瘤 MRI 图像方面，深度学习的应用主要有图像分割、检测、诊断、治疗和预防等。例如，可以利用深度学习对肿瘤 MRI 图像的形态、大小、位置等特征进行分析定位和分割，从而更准确地检测肿瘤；也可以对肿瘤的组织结构、表面形态和表现特征等进行分析，对肿瘤的发展情况、治疗效果等进行预测，以便更好地指导治疗，为患者提供保健服务。

（一）直肠癌 MRI 图像

直肠癌是严重威胁人类健康的疾病之一。直肠癌的 T 分期是一种广泛使用的直肠癌分期标准，根据肿瘤浸润到直肠壁的程度在病理上对其进展进行分类。在 MRI 图像中，T 分期是由直肠癌和直肠壁的相对位置决定的，因此准确分割直肠癌至关重要。

深度学习算法可以利用卷积神经网络、递归神经网络（RNN）和单一类型检测（SOD）等技术来识别直肠癌 MRI 图像中的特征及直肠癌的类型和演变，从而准确地分割出病灶区域。此外，深度学习算法还可以帮助医生更好地诊断病情。

（二）脑肿瘤 MRI 图像

脑肿瘤是严重威胁人类健康的疾病，脑胶质瘤是最常见的由大脑和脊髓胶质细胞癌变产生的原发性脑肿瘤，其危害程度很高，且恶化过程迅速。手术切除、放化疗等标准化治

疗手段的实施，可以有效地抑制脑肿瘤的大面积扩散，从而延长患者的生存期。MRI 提供了大脑的详细图像，是诊断脑肿瘤最常用的检查方法之一。更重要的是，从 MRI 图像中分割脑肿瘤对改进诊断、预测增长率和制订治疗计划有积极影响，因此研究脑肿瘤 MRI 图像分割具有重要意义。

图 7-7 显示了基于深度学习算法的脑肿瘤 MRI 图像分割的一般流程。首先，对原始数据进行预处理，将数据集划分为验证集、训练集和测试集，将训练集输入神经网络中进行训练，得到训练好的模型。其次，将该模型在验证集中进行验证，如果效果较差，则继续迭代训练。最后，当模型在验证集中的表现满足评估要求后，将测试集输入模型中进行测试，最终预测得到结果。

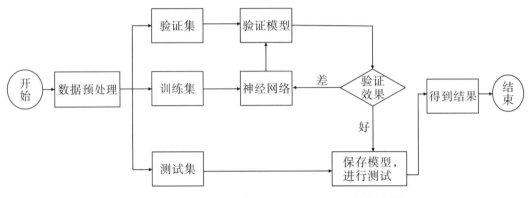

图 7-7　基于深度学习算法的脑肿瘤 MRI 图像分割流程

第三节　脑肿瘤多模态国际分割挑战赛中的人工智能技术

一、脑肿瘤多模态国际分割挑战赛介绍

从多模态 MRI 影像数据中精确分割脑肿瘤是医学图像分析中最具挑战性的任务之一，为了对不断涌现的脑肿瘤图像分割方法进行统一、客观的比较，国际医学图像计算与计算机辅助介入大会（International Conference on Medical Image Computing and Computer Assisted Intervention，MICCAI）从 2012 年开始每年组织一次脑肿瘤多模态国际分割挑战赛（Multimodal Brain Tumor Segmentation Challenge，BraTS）。

BraTS 是 MICCAI 所有比赛中参与人数最多、举办年数最长的比赛，是一个很好的了解前沿分割算法的平台。BraTS 旨在通过提供带有真实肿瘤分割标签的三维 MRI 数据集来评估最先进的脑肿瘤图像分割方法，鼓励研究者们对于脑肿瘤图像分割的研究及应用。在 BraTS 中，参赛者可以在两项任务中竞技。第一个任务是评估多模态 MRI（mpMRI）扫描中本质上异质的脑胶质母细胞瘤亚区的最先进方法。第二项任务是评估分类方法，以预测术前基线扫描中的 MGMT 甲基化状态。MGMT 是一种重要的生物标志物，用于确定患者对癌症治疗的反应。通过典型的临床 MRI 扫描对 MGMT 甲基化状态的无创评估可以对患者的治疗产生巨大影响。

　　BraTS 由参赛者提交针对不同种类脑肿瘤的三维图像分割算法，以期获得最佳结果。BraTS 分为两个阶段：第一阶段需要参赛者提交一系列的分割算法，以及相应的结果；第二阶段将从多方面来评估参赛者提交的算法的性能。BraTS 的目的是给研究者们提供一个平台，让他们了解最新的脑肿瘤图像分割算法，以及发展出更好的算法来改善脑肿瘤患者治疗的效果。

二、BraTS 多模态 MRI 数据集

　　MICCAI 举办 BraTS 的同时，也发布了相应的脑肿瘤 MRI 图像分割数据集（BraTS 2012—2020），所有的成像数据都由 1~4 名评审员按照相同的注释协议进行手工注释，注释协议是由经验丰富的神经放射学专家创建和批准的。BraTS 脑肿瘤 MRI 图像分割数据集也成为评估脑肿瘤 MRI 图像分割方法的权威数据集。该数据集包括训练集、验证集和测试集三部分，有如下规定：①训练集包括标签注释；②验证集不包括注释；③测试集不对公众或挑战赛参赛者开放，其主要用于方法的在线评估。

　　自 BraTS 举办以来，该数据集已从 2012 年的 30 例增长到 2021 的 2000 例。最初的 BraTS2012 数据集仅包含 20 例高级别胶质瘤（HGG）病例和 10 例低级别胶质瘤（LGG）病例，图像数据是由临床专家手动注释的，该数据集也在 2013 年继续采用。2014 年，BraTS 组委会对数据集数量进行了扩充，BraTS 2014 数据集包含了 252 例 HGG 病例和 57 例 LGG 病例，BraTS 2015 数据集则对 BraTS 2014 数据集进行了筛选，包含 220 例 HGG 病例和 54 例 LGG 病例，该数据集也在 2016 年得到沿用。

　　在 BraTS 2012—2016 系列数据集中，每个病例都包括 4 个不同的影像模态，分别是 FLAIR、T_1、T_2 和 T_1＋C，每个 MRI 影像的维度是 $155 \times 240 \times 240$。数据集中影像数据共有 5 类标签，分别是正常组织（标签 0）、坏死（标签 1）、水肿（标签 2）、非增强肿瘤（标签 3）和增强肿瘤（标签 4）。

　　根据实际的临床应用，对于多类别的脑肿瘤 MRI 图像分割任务，采用标记完整肿瘤（complete tumor）、核心肿瘤（core tumor）和增强肿瘤（enhancing tumor）来进行图像自动分割。其中，完整肿瘤包括所有 4 种肿瘤内部结构类别，即标签 1、2、3 和 4；核心肿瘤包括除水肿以外的其他 3 种肿瘤内部结构类别，即标签 1、3 和 4；增强肿瘤是仅包括增强肿瘤的区域，即仅标签 4。目前 2014—2016 年使用的数据已被放弃，因为它们描述的是手术前和手术后的混合扫描。

　　自 2017 年起，验证集已包含在 BraTS 数据集中。BraTS 2017 数据集由 210 例 HGG 病例和 75 例 LGG 病例构成。与之前的数据集相比较，BraTS 2017 数据集中的影像数据仅包括 4 类标签，分别是正常组织（标签 0）、坏死和非增强肿瘤（标签 1）、水肿（标签 2）、增强肿瘤（标签 4）。因此，不同肿瘤区域分别定义为完整肿瘤，即标签为 1、2 和 4 的部分；核心肿瘤，即标签为 1 和 4 的部分；增强肿瘤，即标签为 4 的部分。2017 年，BraTS 增加了预测挑战，其形式是根据接受脑肿瘤切除的患者的术前 MRI 图像来估计患者的总体生存率（OS）。为此，还提供了 163 个训练案例的生存期（以天为单位）。参赛者利用他们预测的分割图像从 MRI 图像中提取适当的放射学特征，然后使用机器学习模型对提取的特征进行 OS 预测分析。

BraTS 2018 训练集使用了与 2017 年相同的数据，但在验证集上有所改变，BraTS 2018 训练集有 285 例样本，其中包括 210 例 HGG 病例和 75 例 LGG 病例；验证集有 66 例样本。BraTS 2019 训练集有 335 例样本，其中包含 259 例 HGG 病例、76 例 LGG 病例；验证集有 125 个未知级别案例。BraTS 2020 训练集有 369 例样本；验证集有 125 例样本。

BraTS 2021 包括训练集（1251 例）、验证集（219 例）及测试集（530 例），一共 2000 例样本的多模态 MRI 扫描结果。

BraTS 为参赛者提供了一个全面的数据集，使用了大量、多机构、常规临床获得的胶质瘤多模态 MRI 扫描数据，用于评估分割效果的子区域是增强肿瘤（ET）、核心肿瘤（TC）还是完整肿瘤（WT）。

图 7—8 为 BraTS 2018—2020 数据集中三位患者的 4 个模态数据集展示，从左到右分别为 FLAIR、T_1+C、T_1、T_2。

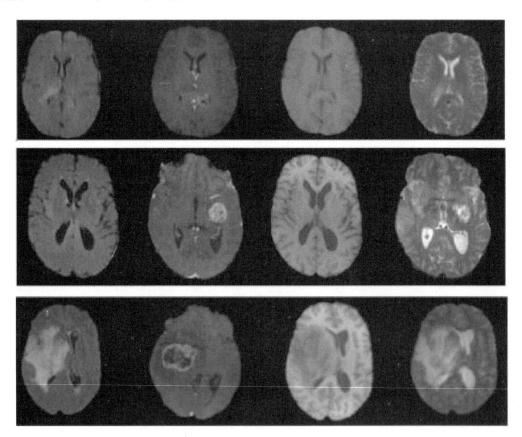

图 7—8　BraTS 多模态数据集

三、图像分割算法有效性的评价指标

在脑肿瘤多模态 MRI 图像分割任务中，通过对不同区域的多种实验评价指标进行评估，可以验证脑肿瘤 MRI 图像分割方法的有效性与鲁棒性。其中，真阳性（true positive，TP）、真阴性（true negative，TN）、假阳性（false positive，FP）、假阴性（false negative，FN）的关系见表 7-2。真实标签代表病灶或器官真实的区域，预测结果代表算法预测病灶或器官的区域。真代表真实标签和预测结果图像中病灶或器官的区域，假代表除器官或病灶之外的其他区域。

表 7-2　TP、TN、FP 和 FN 的关系

		真实标签	
		真	假
预测结果	真	TP	FP
	假	FN	TN

常用于评估分割算法有效性的指标如下：

（1）戴斯相似性系数（Dice similarity coefficient，DSC）：用于计算两个样本的相似度，被广泛地应用在医学影像分割任务之中，是评估模型分割效果的重要指标之一。图像和标签图像的 DSC 值越大，相似度越高，取值范围为 $[0,1]$。其计算方式如下：

$$DSC = 2TP/(2TP + FP) \tag{7-13}$$

（2）阳性预测值（positive predictive value，PPV）：又称精度，用来衡量正确预测的阳性样本与所有阳性预测样本数量的差异，在肿瘤图像分割中表示正确识别为肿瘤的像素占识别为肿瘤的总像素的比例，计算方式如下：

$$PPV = TP/(TP + FP) \tag{7-14}$$

（3）灵敏度（sensitivity）：又称召回率，评估在所有阳性样本中，分割正确的阳性样本所占的比例，在脑肿瘤图像分割中表示正确识别为肿瘤的像素占肿瘤区域总像素的比例，计算方式如下：

$$灵敏度 = TP/(TP + FN) \tag{7-15}$$

（4）假阴性率（false negative rate，FNR）：表示错误识别为背景区域的像素占肿瘤区域总像素的比例，计算方式如下：

$$FNR = FN/(TP + FN) \tag{7-16}$$

（5）特异度（specificity）：与精度类似，特异度衡量的是所有阴性样本中正确预测的阴性样本数量，计算方式如下：

$$特异度 = TN/(TN + FP) \tag{7-17}$$

（6）准确度（accuracy）：度量正确预测样本的数量相对于样本总数的比例，计算方式如下：

$$准确度 = (TP + TN)/(TP + TN + FP + FN) \tag{7-18}$$

四、胶质瘤多模态 MRI 图像精准分割的人工智能技术

这里介绍一下在 2018—2021 年间，BraTS 的胶质瘤 MRI 图像分割任务中，排名靠前的队伍使用的分割方法及分割效果对比。

在 BraTS 2018 的比赛当中，获得第一名的队伍描述了一个基于编码器—解码器架构

的三维 MRI 肿瘤子区域语义分割网络，使用不对称的编码器来提取深度图像特征，解码器重建密集分割掩模。由于训练集大小有限，将变分自动编码器分支添加到网络中，以结合分割来重建输入图像，从而正则化共享解码器并对其层施加额外的约束。该队伍使用的网络架构输入裁剪尺寸为 $160{\times}192{\times}128$，然后是 $3{\times}3{\times}3$ 的卷积，每个灰色块都是带有组归一化的残差网络，分割解码器的输出有三个通道，后面是三个肿瘤子区域分割图的激活函数，变分自动编码器分支将输入图像重建为自身，并且仅在训练期间用于正则化共享编码器。

在尝试网络架构时，该队伍尝试了几种替代方法。例如，设置批次大小为 8，以便能够使用批归一化，但由于 CPU 内存限制，此修改需要使用更小的图像尺寸，而这又会导致分割效果偏差。该队伍还试验了更复杂的数据增强技术，包括随机直方图匹配、仿射图像变换和随机图像滤波，但得到的结果有任何的改进；包括进一步增加网络深度，但是结果也并没有改善性能，反而增加网络宽度会改善结果。最后，在有限数据的情况下，附加的变分自动编码器分支（图 7-9）有助于正则化共享编码器，这不仅提高了性能，而且在任何随机初始化下都能得到良好的训练结果。

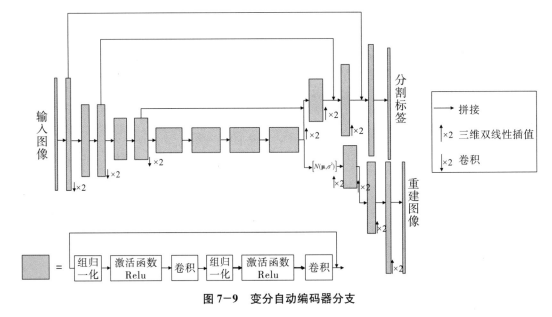

图 7-9 变分自动编码器分支

随着越来越多的编码器—解码器网络架构修改被提出，研究人员越来越难以跟踪哪些修改改善了分割结果。在 BraTS 2018 的比赛当中，获得第二名的队伍考虑到目前许多研究人员通过修改网络架构相互竞争，转而专注于训练过程，认为训练良好的 UNet 很难被击败，于是仅对基线 UNet 进行了少量修改。他们使用 leaky ReLU 替代传统的 ReLU，在卷积层和非线性层之间应用了实例归一化，使用大小随机抽样的图像块对网络进行了训练，采用多分类 Dice 损失作为损失函数。在训练过程中使用了图像增强技术，如随机旋转、随机缩放、随机弹性变形、伽马校正增强和镜像。他们还使用自己的数据集对算法进行了训练，由于该数据集和标签与 BraTS 的数据集和标签略有不同，因此他们在网络末端添加了一个额外的 $1{\times}1{\times}1$ 分割层，仅用于训练自己的数据集。每个小批次样本的总损失是该层及用于 BraTS 数据集的原始分割层的平均值。对于后处理步骤，将 LGG 患者的所有增强肿瘤体素（增强肿瘤体素少于 500 个）替换为坏死。这样做是为了克服将肿瘤核心小血管误分类为 LGG 患者增强肿瘤的问题。

在 BraTS 2019 的比赛当中，获得第一名的队伍提出了一种新型两级级联 UNet 神经网络，把分割任务分为两个阶段。在第一阶段，将多模态 MRI 图像传递到第一阶段的 UNet 中，并得到粗略分割图。然后将得到的粗略分割图与原始图像一起送到第二级的 UNet 中。第二阶段可以提供更精确的分割图，两级级联网络以端到端的方式进行训练（图 7-10）。最后使用两个解码器，其结构相同，只是一个解码器使用反卷积进行上采样，另一个解码器使用三线性插值来进行上采样，插值解码器仅在训练期间使用，添加三线性插值的解码器是为了正则化共享编码器，提高实验中的性能。

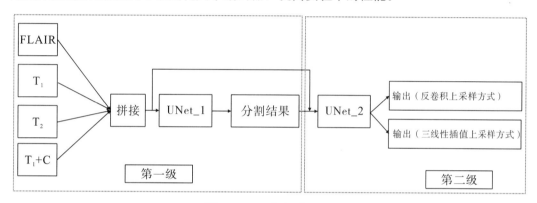

图 7-10　两级级联 UNet

该网络使用的方法跟往年方案最大的不同是两级级联 UNet 不是分开训练，而是合在一起端到端的训练，这是方案的关键。

对于许多计算机视觉任务，提高准确性的经典方法是将不同尺度下的多个预测结果结合起来。受这一方法的启发，在 2019 年的比赛中，获得第二名的队伍引入了一种新的架构，称为自系综。该架构在 UNet 的每个尺度上进行预测，然后将各预测结果合并以获得最终预测，模型架构如图 7-11。作者总结了通用深度卷积神经网络（diffusio-convolution neural network，DCNN）设计和图像训练中的许多技巧，将这些技巧分为三类：数据处理方法、模型设计方法和优化方法，并将它们结合起来以提高模型的整体准确性。

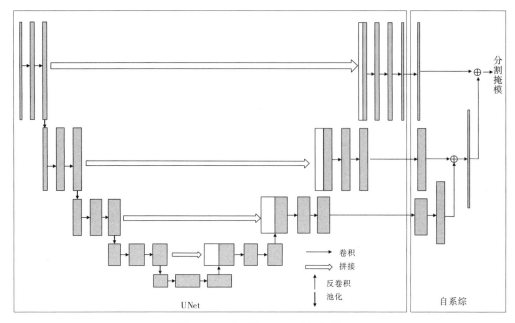

图 7-11 自系综 UNet 模型架构

在 BraTS 2020 比赛中，获得第一名的队伍使用 nnUNet 作为基线算法和模型开发框架，网络架构类似于三维 UNet，最后仅通过后处理的修改来提高分割性能。主要改动的后处理有基于区域的训练。因为分割的目标有 ET、TC 和 WT，然而在计算这几类分割指标时区域是有重叠的，比如 $WT = ET + ED + TC$。通常的多分类网络在最后通过 softmax 激活函数直接预测三类区域，为了使得网络在训练过程中将预测的脑肿瘤区域跟实际计算指标时的脑肿瘤区域相一致，因此把 softmax 函数换成了多个 sigmoid 分支，每一支对应一个不同的脑肿瘤区域，还将交叉熵损失项替换为独立优化每个区域的二进制交叉熵。

如果一个病例原始标签里没有增强肿瘤，而预测出来的结果里有，根据 DSC 计算公式可知 $DSC=0$，反之 $DSC=1$，因此增强肿瘤的假阳性对平均得分影响较大。针对这个问题，该队伍通过交叉验证来得到阈值，把预测体积低于阈值的增强肿瘤用肿瘤坏死部分代替。

损失函数采用基于批次的方式计算：通常是独立计算一个批次中每个样本的损失，再对整个批次进行平均。但是有的样本的注释体素很少，这会导致误差。因此该队伍提出，不单独计算每个批次中的各个样本损失，而是计算批次中整体样本的损失，这样会让只有少量标注的样本被同一批中其他标记好的样本覆盖，减少了误差。根据实验的观察，一个主要的误差来源是核心肿瘤的预测。该队伍认为这种误差不一定是模型固有的问题，可能源于非增强肿瘤和坏死标记的定义不一致，特别是在 LGG 病例中。虽然该标记的坏死部分很容易识别，但非增强肿瘤区域通常在图像中几乎没有，因此相关注释可能是主观的。

以往的脑肿瘤图像分割方法大多忽略了不同脑肿瘤模式之间的潜在关系。在 BraTS 2020 挑战赛中，获得第二名的队伍提出使用三维 UNet 作为骨干网络，利用并行分支从不同模态中提取特征，并将它们组合连接起来，使用一致性损失来最小化两个分支之间的预测方差以获得精确分割。此外，采用学习率预热策略来解决训练不稳定和早期过度拟合的问题。最后，使用多个模型的平均集成和一些后处理技术来获得最终结果。

　　该网络所提出的模态配对网络由并联分支组成，使用不同的模态作为输入。第一个分支使用 FLAIR 和 T_2 来提取整个肿瘤的特征，而第二个分支使用 T_1 和 T_1+C 来学习其他肿瘤表征，这两个分支紧密相连，学习互补信息，其网络架构如图 7-12。

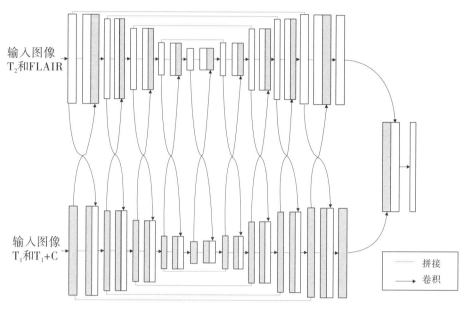

图 7-12　模态配对网络结构

　　在 BraTS 2021 中，获得第一名的算法通过使用更大的网络、用组标准化代替批量标准化，以及使用轴向注意力解码器来扩展 nnUNet 框架（图 7-13）。这些微小的修改略微改善了基线 nnUNet，并在比赛中获得了第一名。该队伍提出更大的 UNet 和轴向注意力解码器，稍加调整，该模型便显著增加了内存占用，因此队伍通过使用组标准化一定程度上缓解了内存的占用情况。

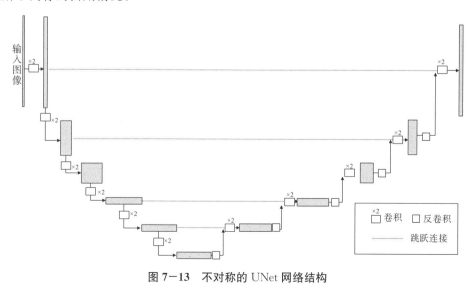

图 7-13　不对称的 UNet 网络结构

UNet 网络及其变体在脑肿瘤图像自动分割中的成功在很大程度上归功于跳跃连接设计，该设计允许编码路径中的高分辨率特征用作解码路径中卷积层的附加输入，从而恢复图像细节。但当编码路径中有多个尺度的特征图时，当前的 UNet 架构限制了相同尺度的特征融合。不同尺度的特征图通常携带不同的信息，因此在 BraTS 2021 中获得第二名的队伍提出了一种新的编码器网络架构，称为尺度注意力网络，将普通 UNet 中跳跃连接替换为全尺寸跳跃连接，以便最大限度地利用全尺寸的特征图进行精确分割。引入注意机制来自适应地调整每个尺度特征的权重，以强调重要尺度，同时抑制不太重要的尺度。尺度注意力网络的总体架构如图 7-14 所示，输入图像后跟一个嵌入在残差模块中的激励块，逐步将特征图维度减半，同时将每个尺度上的特征宽度加倍。

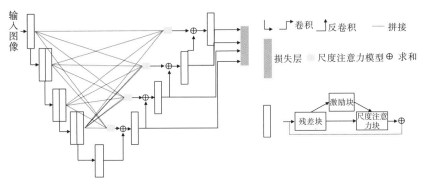

图 7-14　尺度注意力网络的总体架构

第四节　脑胶质瘤 MRI 图像人工智能精准分割

我们分析了不同神经网络在胶质瘤图像分割任务中的性能和特点，研究了神经网络在完整肿瘤（WT）、核心肿瘤（TC）和增强肿瘤（ET）区域的分割性能，并提出了多网络并行的深度学习分割算法。对三个分割目标区域采用了四个评价指标，即 DSC、灵敏度、PPV 和 Hausdorff 距离（Hausdorff distance，HD），通过 RSR ＊ 权重计算，进行综合评价。实验结果表明，VNet 的综合分割性能最好，FCN-8s 在 TC 区域的分割性能最好，UNet++在 ET 区域的分割性能最好，而 VNet 在 WT 区域的分割性能最好。

一、算法介绍

随着计算能力的提高，基于深度学习的图像分割算法在医学图像领域得到了广泛应用。近年来，人们提出了多种脑胶质瘤图像分割算法。2015 年，Jonathan 等提出了FCN，解决了卷积神经网络的固定图像尺度变换和固定卷积核感受野大小的问题，可以在像素级对图像进行分类，这是卷积神经网络首次应用于语义分割领域。Ronneberger 等进一步扩展了 FCN 结构，提出了 UNet 结构，并添加了长连接，将上采样浅层特征与下采样深层特征相结合，获得更准确的输出。然而，当应用于不同的数据集时，上述神经网络具有不同的最佳深度。Zhou 等提出了 UNet++网络结构，它是基于 UNet 将短连接和长连接相结合，对不同尺度的特征进行整合，进一步提高图像分割的准确性。然而，FCN、UNet 和 UNet++需要对三维 MRI 图像进行切片，再使用二维图像进行训练，这忽略了特征之间的空间信息。为了解决这个问题并充分利用三维数据中的空间特征，Abdulkadir 等提出了一种三维 UNet 网络架构，该网络架构直接训练三维图像数据，得到的分割结果较好。

在脑胶质瘤多模态 MRI 图像分割任务中，大多数算法主要使用 DSC 单一评价指标，这无法综合比较分割结果的边缘准确性。此外，还不能全面比较二维和三维神经网络的性能，以及不同网络在不同分割目标区域的性能。基于此，我们根据二维和三维神经网络分割结果的切片顺序和切块顺序对图像进行三维重建，然后计算三维图像的评价指标；以三维网络为基础，讨论了重叠和非重叠两种预处理方法对网络性能的影响；从分割结果的相似性、准确率和边界的准确性三个方面对网络的图像分割性能进行了综合评价，分析了影响二维和三维神经网络在脑胶质瘤多模态 MRI 图像分割任务中性能的因素，讨论了神经网络深度、MRI 图像处理方法等对分割性能的影响，并研究了不同神经网络在三个分割目标区域的性能。最后，基于讨论的结果，提出了一种优化的神经网络算法，以进一步提高脑胶质瘤多模态 MRI 图像中三个目标的分割精度。

二、MRI 图像预处理

二维神经网络预处理方式：脑胶质瘤多模态 MRI 图像预处理分为三个步骤，分别是标准化、剪裁、切片。采用 Z-score 算法对每个模态的图像进行标准化，对原始图像进行剪裁，去除无信号背景部分，对原始图像进行切片处理，将三维图像转换为二维图像。实验中提到的二维神经网络实验均采用同样的预处理方式。

三维神经网络预处理方式：针对三维神经网络的图像预处理，前两步与二维神经网络的处理方式相同。由于实验使用的计算机 CPU 的限制，需要对原图像分块。为研究分块方式对分割结果的影响，采用两种分块方式：第一种是无重叠分块，将原图像分块成尺度为 32×160×160 的图像，一共 5 块；第二种是有重叠分块，将分块的移动步长设置为 8，即每移动 8 取一次分块，每个分块的尺度大小为 32×160×160，一共 20 块。

三、人工智能精准分割指标的综合评价方法

对于图像分割的评价指标主要采用 DSC，为更好地对比分割结果，我们还使用 PPV 计算预测正确的比例、灵敏度计算预测正确的样本占总阳性样本的比例、95% HD 来对比分割结果的边界与标注数据集的差别。区域划分如附图 26 所示。

首先使用四个评价指标对三种网络的综合性能进行分析，为了用多个指标对网络进行评估，实验采用 RSR * 方法，将评估指标和区域权重相结合，对网络性能进行综合分析。虽然 RSR * 方法更客观，但忽略了各种参数之间的差异，因此引入权重以获得更全面的评估。它可以根据医生的诊断经验和脑胶质瘤的分割结果来确定每个指标和区域的权重。评价指标的权重值见表 7-3。

表7-3 评价指标的权重值

指标	DSC	PPV	灵敏度	95% HD
权重	4	1	2	3

然后，根据 RSR* 的权重值，针对4个评价指标进行累加再平均，分析得到8个神经网络分割结果的特点。最后，针对3个分割目标区域的值进行累加再平均，分析8个神经网络分别在3个分割目标区域的表现。

按照上述网络参数设置及评价指标的计算，得到表7-4所示3个分割目标区域的4个评价指标值。

表7-4 各网络分割的结果

评价指标	FCN-8s	FCN-16s	FCN-32s	UNet	UNet++	三维 UNet 不重叠	三维 UNet 重叠	VNet
WT DSC	0.8980	0.8705	0.8110	0.8898	0.9092	0.8748	0.9065	0.9111
TC DSC	0.8760	0.8385	0.7548	0.8361	0.8658	0.8121	0.8529	0.8610
ET DSC	0.8131	0.7035	0.5390	0.8315	0.8734	0.8355	0.8729	0.8897
WT PPV	0.9032	0.8567	0.7786	0.9126	0.9009	0.8418	0.8795	0.8855
TC PPV	0.8681	0.8278	0.7397	0.8543	0.8585	0.8064	0.8499	0.8216
ET PPV	0.8175	0.7179	0.5581	0.9069	0.9011	0.8617	0.8897	0.8918
WT 灵敏度	0.8973	0.8905	0.8574	0.8744	0.9222	0.9370	0.9405	0.9452
TC 灵敏度	0.8997	0.8704	0.8041	0.8518	0.8982	0.8807	0.8926	0.9571
ET 灵敏度	0.8201	0.7057	0.5431	0.7917	0.8588	0.8417	0.8694	0.8952
WT 95% HD	0.2369	0.2746	0.5218	0.2504	0.2780	0.9403	0.4718	0.2499
TC 95% HD	0.2778	0.3933	0.6556	0.5196	0.4460	1.1809	0.9147	0.9027
ET 95% HD	0.2753	0.5449	1.2086	0.2764	0.2409	0.4830	0.3415	0.3305

四、各个神经网络精准分割结果的比较

二维神经网络3个分割目标的均值见表7-5。显然，UNet++在3个目标区域的分割任务中均表现较为优秀，在整体肿瘤区域和核心肿瘤区域分割结果最好。FCN-8s在核心肿瘤区域的分割效果最好。对比 UNet 和 UNet++ 可以发现，不同层次的特征融合程度越高，即网络深度导致的性能降低越小，网络的图像分割性能全面提升效果越好，特别是整体肿瘤区域和核心肿瘤区域的分割性能提升较为明显。对比 UNet 和 FCN 可以发现，UNet 在增强肿瘤区域的分割效果更好，而在核心肿瘤区域的分割结果最差。且相较于 FCN-8s，UNet 网络在整体肿瘤区域分割结果的评价指标也略有下降，因为 UNet 可以将浅层特征全部与对应层级的深层特征进行融合，故 UNet 在分割图像细节部分有更好的表现，因此可以推论出网络的浅层特征更关注图像的细节特点，深层特征更关注图像的整体区域。

表 7-5　二维神经网络 3 个分割目标的均值

神经网络	WT	TC	ET
FCN-8s	9.5	18	9.5
FCN-16s	8	11.75	8
FCN-32s	7.75	7.75	7.75
UNet	9.25	6.25	12.75
UNet++	12.5	13.25	14.75

　　二维神经网络 4 个评价指标的均值见表 7-6，可以看到，在肿瘤分割结果的相似度上 UNet++ 表现最好，FCN-8s 次之，FCN-32s 最差，在肿瘤分割的正确率上 FCN-8s、UNet 和 UNet++ 均有较好表现，FCN-32s 最差。而在肿瘤边界分割的精确度上 FCN-32s 表现最好，UNet++ 表现最差。可以推论出，当网络对高层次的特征更为关注时，能够得到较好的边界分割精度，但同时会损失分割结果的相似性和正确率。反之，网络融合的浅层特征越多，分割结果与标注图像的相似性越高。

表 7-6　二维神经网络 4 个评价指标的均值

神经网络	DSC	PPV	灵敏度	95% HD
FCN-8s	21.3333	6	10	12
FCN-16s	10.6667	3	5.33333	18
FCN-32s	4	1	2	24
UNet	14.66667	7.333333	4.666667	11
UNet++	28	6.666667	11.33333	8

　　综上所述，对比 5 种二维神经网络在分割任务种的表现，可以得出以下结论。第一，在脑胶质瘤图像分割任务中，当神经网络对深层特征的关注度越高，分割结果的肿瘤边界精度越高；反之，融合的浅层特征越多，网络的分割结果与"金标准"的相似度就越高。第二，神经网络的深度对最终分割性能具有较大影响，长连接和短连接结合的方式来缓解网络深度的影响能够有效提高网络在脑胶质瘤图像分割任务中的性能。第三，神经网络的浅层特征更关注图像的细节，深层特征更关注图像的整体区域。

　　三维神经网络 4 个评价指标的均值见表 7-7，可以发现，在肿瘤分割结果的相似性和正确率上与综合评价指标呈相同的变化规律。而三维 UNet 不重叠分块网络的肿瘤边界精度相对较高。可见在考虑更多的空间信息后，神经网络在肿瘤分割的相似度上能够进一步提升性能，但也会损失肿瘤边界的精度。在引入残差网络后能够提升神经网络对肿瘤区域分割的相似性和正确率，对肿瘤边界的分割影响不大。

表 7-7　三维神经网络 4 个评价指标的均值

神经网络	DSC	PPV	灵敏度	95% HD
三维 UNet 不重叠	13.33333	2.666667	10	15
三维 UNet 重叠	22.66667	4.666667	12.66667	10
VNet	29.33333	4.666667	16	10

　　综上所述，对比 3 种三维神经网络在脑胶质瘤 MRI 图像分割中的表现，可以得出以下结论：第一，三维图像重叠分块的处理方式在为网络提供更多的空间信息时，能够提升神经网络分割肿瘤的相似性和正确率，但会导致肿瘤边界的精度稍有下降。第二，引入残差神经网络并且进行卷积式池化能够在加快收敛的同时，增大网络的感受野，网络能够学习到更多的空间信息，进一步提高分割性能。

五、人工智能精准分割方法医学实践

　　基于上述结论，我们在实际的临床数字化诊疗中提出了一种基于 FCN-8s、UNet++ 和 VNet 网络的 FUV 多网络并行算法，并结合反向注意机制，进一步提高了脑胶质瘤 3 个分割目标区域的分割精度。数据集处理方法与前述一样。首先将数据集进行预处理，处理方式分为二维切片和三维重叠分块两种方式。其次是读取数据，分为三种读取方式：第一种是读取原标签为 1、3、4 的数据并重新标注标签为 2，其他标签为 0，以新标注的数据为训练数据作为第一个并联网络的输入；第二种是读取原标签为 4 的数据并重新标注标签为 3，其他标签为 0，以新标注的数据为训练数据作为第二个并联网络的输入；第三种是读取原标签为 1、2、3、4 的数据重新标注标签为 1，其他标签为 0，以新标注数据为训练数据作为第三个并联网络的输入。提出的 FUV 多网络并行部分分为三个子网络，分别基于 FCN-8s、UNet++ 和 VNet，结合反向注意力机制，使用高级特征进行校正。最后，将 3 个子网络的输出重新融合为三维图像，作为整个网络的输出。FUV 网络结构如图 7-15 所示。

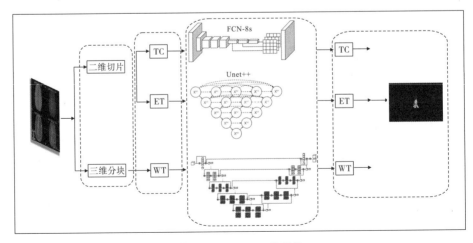

图 7-15　FUV 网络结构

FUV 多网络并行算法在脑胶质瘤患者的临床数字化诊疗中取得了较好的临床医学应用实践效果，并在相关国际期刊发表论文和申报了国家发明专利。

参考文献

［1］陈忠平. 脑胶质瘤的临床治疗方向［J］. 中华神经外科杂志，2007，23（2）：81－82.

［2］Liu Q，Liu K，Bolufe-Rohler A，et al. Glioma segmentation of optimized 3D U-net and prediction of multimodal survival time［J］. Neural Computing ﹠ Applications，2022（1）：34.

［3］Chen L，Liu Q，Liu K，et al. Glioma image segmentation method on fully convolutional neural network［C］// Suzhou，China：ICBIP，2021.

［4］Ronneberger O，Fischer P，Brox T. U-Net：Convolutional networks for biomedical image segmentation［C］//International Conference on Medical image computing and computer-assisted intervention. Cham：Springer，2015.

［5］Pereira S，Pinto A，Alves V，et al. Brain tumor segmentation using convolutional neural networks in MRI images［J］. IEEE Trans Med Imaging，2016，35（5）：1240－1251.

［6］Hamghalam M，Lei B，Wang T. Brain tumor synthetic segmentation in 3D multimodal MRI scans［C］//International Medical Image Computing and Computer Assisted Intervention Society Brainlesion Workshop，2019.

［7］Kingma D P，Ba J. Adam：a method for stochastic optimization［C］//International Conference on Learning Representations，2015.

［8］Havaei M，Davy A，Wardefarley D，et al. Brain tumor segmentation with deep neural networks［J］. Med Image Anal，2017，35：18－31.

［9］江宗康，吕晓钢，张建新，等. MRI 脑肿瘤图像分割的深度学习方法综述［J］. 中国图象图形学报，2020，25（2）：215－228.

第八章 宫颈癌的数字化精准医学

2021年，国际癌症研究机构发布了2020年全球癌症统计数据（GLOBOCAN 2020）。结果显示，宫颈癌是全球第8位常见的恶性肿瘤，其相关死亡率居于第9位；在女性癌症患者中，宫颈癌的发病率和死亡率均居第4位。近几十年里，随着社会经济水平的提高和性传播疾病相关知识的宣教，持续高危型人乳头瘤病毒（human papillomavirus，HPV）的风险降低，尤其部分国家实施的宫颈癌疫苗接种和宫颈癌筛查的科学措施，加速降低了宫颈癌的发病率。尽管如此，2020年全球估计仍有60.4万例新发宫颈癌病例和34.2万例死亡病例，且呈现年轻化趋势。宫颈癌极大地危害着女性的身体健康与心理健康。因此，从宫颈癌的预防、筛查到治疗迫切需要精准阻击。

第一节 数字化时代下宫颈癌精准医学的全局化策略

一、宫颈癌的精准医学

精准医学自2015年被正式提出以来，宫颈癌分期、宫颈上皮内瘤变及宫颈癌精准医学方面的探究力度逐步加大。

（一）宫颈癌分期中的精准医学

宫颈癌的发病率与死亡率居三大妇科恶性肿瘤之首，是危害全球女性生命健康的第4位恶性肿瘤。精准的宫颈癌分期、了解病变局部情况或累及范围，是制定个性化精准治疗方案和提高患者预后的前提条件。

1929年以来，国际肿瘤学会和国际妇产科协会制定了宫颈癌分期标准，从基于临床检查的临床分期到引入手术分期历经了多次修订和完善。1961年，在维也纳举行的国际妇产科联盟（International Federation of Gynecology and Obstetrics，FIGO）大会对分期标准又进行了修订，后FIGO宫颈癌临床分期标准成为国际统一标准。分期方法为两位高资质医生同时对患者进行妇科检查，包括双合诊和三合诊两种方式，当临床分期界限模糊时，应按照模糊分期中的早期来确诊，一旦确诊不可再更改临床分期。经历几十年的临床实践，医学工作者渐渐发现受不同层次医院诊断水平、不同医生检查经验及不同患者病灶情况等因素的影响，FIGO 宫颈癌临床分期标准存在一定的局限性。部分术后病理分期与临床分期存在较大差距的现状会严重影响宫颈癌患者治疗方案的制定，从而影响患者预后。FIGO 2018 宫颈癌分期标准在临床分期的基础上引入了手术分期的理念，该标准认同医生根据后期更为精准的影像学检查或者术后病理学检查结果对前期根据临床检查制定的分期进行修改（表 8-1）。FIGO 宫颈癌分期标准具有可实施性，遵循循证医学证据不断改善，可更好地帮助医生制定诊疗方案。

表 8-1　FIGO 2018 宫颈癌临床分期标准

分期	描述
0 期	原位癌
Ⅰ期	病灶严格局限于宫颈
ⅠA 期	仅在显微镜下诊断的浸润癌，肉眼未见病灶，病灶浸润深度≤5 mm
ⅠA1 期	仅在显微镜下诊断的浸润癌，且病灶浸润深度≤3 mm
ⅠA2 期	仅在显微镜下诊断的浸润癌，且 3 mm<病灶浸润深度≤5 mm
ⅠB 期	肉眼可见局限于宫颈的病灶，或肉眼未见病灶，但病灶浸润深度>5 mm
ⅠB1 期	病灶浸润深度>5 mm，肉眼可见病灶最大径≤2 cm
ⅠB2 期	病灶浸润深度>5 mm，2 cm<肉眼可见病灶最大径≤4 cm
ⅠB3 期	病灶浸润深度>5 mm，肉眼可见病灶最大径>4 cm
Ⅱ期	病灶侵犯至子宫外，但未累及阴道下 1/3 和未扩散至盆壁
ⅡA 期	仅累及阴道上 2/3，未浸润至宫旁组织
ⅡA1 期	病灶最大直径≤4 cm
ⅡA2 期	病灶最大直径>4 cm
ⅡB 期	病灶浸润至宫旁组织，但未扩散至盆壁
Ⅲ期	病灶累及阴道下 1/3 和（或）扩散至盆壁
ⅢA 期	病灶累及阴道下 1/3，但未扩散至盆壁
ⅢB 期	病灶扩散至盆壁
ⅢC 期	病灶转移至盆腔淋巴结和（或）主动脉旁淋巴结
ⅢC1 期	病灶仅转移至盆腔淋巴结，未转移至主动脉旁淋巴结
ⅢC2 期	病灶转移至盆腔淋巴结和主动脉旁淋巴结
Ⅳ期	病灶累及膀胱或直肠黏膜或扩散至真骨盆外
ⅣA 期	病灶扩散至邻近器官
ⅣB 期	病灶扩散至远处器官

目前，宫颈癌 FIGO 指南和 NCCN 指南是基于 FIGO 2018 宫颈癌临床分期标准的分期结果推荐治疗方案，由此可见，宫颈癌的分期决定着治疗方案的制定和治疗效果，准确的分期对实现宫颈癌的精准医学至关重要。随着 FIGO 宫颈癌分期标准的精细变化及不断修订，宫颈癌个体化精准医学时代逐渐到来，但仍存在不足与挑战。目前，我们针对国内

宫颈癌的临床诊疗进行调研，发现存在大量宫颈癌病例分期不规范的情况。此外，HPV疫苗的低接种率和宫颈癌低筛查率导致中低收入水平的国家及地区的宫颈癌具有发病率高和手术率低的特征，这些国家及地区难以推广手术病理分期。为应对挑战，生物样本库的建立与公开、多学科会诊模式和人工智能模式参与宫颈癌分期与治疗方案的制定等应运而生，为实现全球宫颈癌个体化精准医学提供了条件。

（二）宫颈癌癌前病变及宫颈癌精准医学

宫颈癌癌前病变及宫颈癌精准医学是指在宫颈癌癌前病变的诊治，宫颈癌预防、诊断和治疗的每个环节都恰如其分，主要包括以下方面：HPV疫苗的接种及宫颈癌的常规筛查、宫颈上皮内瘤变（cervical intraepithelial neoplasia，CIN）的精准治疗、浸润性宫颈癌的精准治疗。

1. HPV疫苗的接种及宫颈癌常规筛查

随着高危型HPV和宫颈癌发生发展息息相关的结论日渐明确，2018年WHO首次提出消除宫颈癌的全球行动倡议，倡导推进全球HPV疫苗接种计划和普及宫颈癌精准筛查计划。为积极响应WHO的号召，造福女性健康，我国颁布了《加速消除宫颈癌行动计划（2023—2030年）》，明确提出实施接种HPV疫苗行动和推动女性宫颈癌筛查工作，到2025年争取做到HPV疫苗接种服务试点的推广，同时全国适龄女性宫颈癌筛查覆盖率达50%以上；到2030年基本建立健全筛查体制，使全国适龄女性宫颈癌筛查覆盖率达70%以上。行动计划的推进将大大缓解女性的心理压力和经济压力，降低宫颈癌的发生率，使其成为可预防的肿瘤。

HPV检测和宫颈细胞学检测操作简单、特异度高，已被全球推荐作为宫颈癌初步筛查的精准方法。但从近几年全球实施状况来看，中低收入水平的国家及地区经济落后、医生短缺及医疗卫生水平有限，不利于HPV疫苗的接种和宫颈癌精准筛查的实施，阻碍了全球消灭宫颈癌战略的成功。然而高收入水平的发达国家在大数据和人工智能等技术的辅助下，加速推动计划进行，减轻了医生的工作负担，解决了不同地区卫生资源分布不均的问题。由此可见，大数据、人工智能等技术的出现或将协助中低收入水平的国家及地区突破限制，为争取早日实现全球消除宫颈癌的目标奠定了基础。

2. CIN的精准治疗

CIN是宫颈上皮细胞不典型增生与原位癌的统称，又称为宫颈癌癌前病变，反映了宫颈癌发生发展的连续过程，包含宫颈上皮细胞轻度不典型增生（CIN Ⅰ级）、中度不典型增生（CIN Ⅱ级）、重度不典型增生和原位癌（CIN Ⅲ级）（附图27）。近些年，由于杂交捕获检测HPV技术、薄层液基细胞学技术和阴道镜下病理活检技术的提高，CIN诊断水平逐步提高；同时，随着全球消灭宫颈癌战略的实施，我们对CIN的治疗水平有了提高，根据患者的婚育、病变情况和随访条件等规范、合理地选择治疗方案，以阻断CIN进一步发展为宫颈癌。

高达60%以上的CIN Ⅰ级患者的病变可自然消退，若高危型HPV检测为阴性或病毒滴度较低时，可推荐患者放松心态，加强日常锻炼，进行每6个月或每12个月1次的常规严密随访观察。但有部分医生认为阴道镜多点活检诊断为CIN Ⅰ级的患者，要谨慎宫颈可能存在CIN Ⅱ级和CIN Ⅲ级的点状病灶。在随诊患者过程中，如果医生发现细胞学检查为非典型鳞状细胞以上的病变或者高危型 HPV 检测结果仍为阳性，应再次行阴道镜检查。目前，对于 CINⅡ级病变及以上的患者常规治疗方式为宫颈环形电切术（LEEP）和宫颈锥切术，若年龄较大且无生育要求或合并影响生活质量的子宫肌瘤等良性病灶或宫颈锥切术后复发的中老年患者可行子宫全切术。随着医疗卫生条件的进步，根据患者的生育愿望、病变范围等情况实施个体化精准治疗的理念逐步推广，CIN 患者的治疗方案逐渐多样化。对于有生育要求、病变为 CINⅡ级点状病灶的女性患者，除了 LEEP 和宫颈锥切术外，部分医生利用激光或电凝的方式治疗点状病灶。该治疗方式操作简单、疗效肯定、组织创面小、易愈合，但一般无法保留组织标本进行病理学检查。近些年，光动力疗法（photodynamic therapy，PDT）治疗 CIN 的报道增多。光动力疗法具有靶向性的优势，可减少宫颈正常细胞和间质的损伤，在治疗病灶的同时可杀灭 HPV，且相应的并发症少有报道。高级别鳞状上皮内病变治疗后每 3～6 个月复查 1 次，进行杂交捕获检测 HPV 和薄层液基细胞学检测，任何一项检测为阳性需进行阴道镜检查；连续 3 次复查结果良好时，后续可行常规 1 年 1 次的宫颈癌筛查。

3. 浸润性宫颈癌的精准治疗

传统意义上，宫颈癌采用以放疗和手术治疗为主、化疗辅助的综合治疗模式。早期宫颈癌病变首选手术治疗；局部晚期宫颈癌病变，NCCN 指南的Ⅰ级推荐方案为同步放化疗；对于中晚期宫颈癌病变，NCCN 指南推荐首选放化疗。然而，宫颈癌术后仍存在一定的复发风险，且局部晚期宫颈癌和中晚期宫颈癌预后差，5 年生存率较低。为减少宫颈癌患者术后复发，改善中晚期宫颈癌的预后，精准医学应运而生，包括加强术前的整体评估、选择精准的手术方式、提高放疗的敏感性和精准性，以及加入抗血管治疗和免疫治疗等。

目前，国内外多数医院严格执行宫颈癌手术质控标准，对宫颈癌手术人员资质进行定期考核，促进医生宫颈癌手术技能的提高。同时，术前对淋巴结、宫旁组织及阴道壁浸润情况的精准评估是保证术中淋巴结清扫范围和切缘阴性的关键因素。多项研究评估了超声、CT、MRI 和 PET-CT 对宫颈癌患者局部病变、淋巴结转移情况、宫旁组织及阴道壁侵犯情况的诊断能力。结果显示，MRI 在局部病变和宫旁组织及阴道壁侵犯方面显影良好，但在评估阴道壁侵犯时须加做阴道镜下病理学活检；CT、MRI 和 PET-CT 对转移的淋巴结显影具有较高的特异度，但 CT 和 MRI 的灵敏度低于 PET-CT，因此选择恰当的影像学工具有助于术前精准的评估。对于宫颈癌手术方式的精准选择，应根据患者的年龄和病灶的特点，权衡各项因素和个体需求来确定。

放疗是宫颈癌不可替代的治疗方案，但部分患者对放疗不敏感，且在治疗过程中患者体位的变化可影响放疗疗效。因此，探究宫颈癌放疗抵抗的机制，研究提升放疗敏感性的措施，以及提高放疗精准度、减少患者体位的影响具有重要的临床意义和应用价值。目前，宫颈癌的放疗已从早期的二维放疗逐步演变为以 CT 和 MRI 影像为基础的三维放疗，且近几年医生在制订放疗计划时着重考虑患者体位变化，甚至应用智能化靶区勾画技术辅助病灶精确定位，提高放疗敏感性的同时减少对正常组织的损害，降低放疗相关并发症的发生。

复发性宫颈癌的治疗是临床上十分棘手的问题，多数患者发现时病程较晚，失去手术机会，且由于首次治疗时应用放疗会导致再次应用放疗的剂量受到限制，多年来化疗是复发性宫颈癌的主要治疗方案，患者预后较差。近年来，精准靶向治疗逐步迎来新的突破，GOG-0240 研究是宫颈癌靶向治疗首个成功的Ⅲ期临床试验，为贝伐珠单抗联合化疗在复发、难治或转移性宫颈癌患者的一线治疗方案中的应用奠定了基础。基于 KEYNOTE-826 研究的Ⅲ期临床试验结果：帕博利珠单抗联合化疗±贝伐珠单抗组对比安慰剂组能延长宫颈癌患者的中位无进展生存期（PFS）和总生存期（OS）。2021 年美国 FDA 批准帕博利珠单抗用于一线治疗程序性死亡蛋白配体 1（PD-L1）阳性（$CPS \geq 1$）的复发或转移性宫颈癌患者，该治疗推荐也于 2022 纳入 NCCN 指南。部分宫颈癌靶向药物的临床试验正在有序开展中，晚期复发性宫颈癌的靶向治疗仍处于探索阶段。

总之，关于实现全球宫颈癌筛查和 HPV 疫苗接种还存在巨大挑战，CIN 和浸润性宫颈癌的精准治疗也存在争议，需要不断探索。临床工作中需在现有医疗条件下加速全球宫颈癌筛查和 HPV 疫苗接种，兼顾患者的生育要求下精准治疗 CIN 及宫颈癌，重视手术细节和术后治疗，为落实宫颈癌精准医学，全面实现全球消除宫颈癌战略目标而奋斗。

二、数字化时代下宫颈癌精准医学策略的优化

精准医学是从个体化出发，着重考虑个体所处环境差异、个体生活习惯差异、个体基因差异及疾病发生发展的过程等因素，从而进行疾病的预防；对于已患疾病的患者，进行精准分期，从而制定个体化的精准治疗方案。近年，宫颈癌精准医学的实施与探究，使我们更加坚信全球消灭宫颈癌战略的可行性，当然也面临巨大的挑战。第一，当前世界人口总数约为 70 亿，宫颈癌精准医学的实施，尤其是宫颈癌筛查与 HPV 疫苗接种需要大量的医疗资源；第二，发展中国家人口总数占全球人口总数的 80%，但医疗资源约占全球总医疗资源的 30%，如何协助落后地区宫颈癌精准医学的发展是亟待解决的问题；第三，不同等级的医院或不同专家可能对同一宫颈癌患者的资料了解不全面，不利于个体化精准医学的开展。面对这些挑战，将大数据、人工智能等技术与宫颈癌数字化精准医学相结合，充分利用多学科会诊模式、宫颈癌患者生物样本库、临床资料、随访数据、基因组数据及蛋白质组数据等信息，更好地制定患者的精准治疗方案、寻找合适的治疗靶点，同时协助医生全程科学化、智能化管理宫颈癌患者的全生命周期。

（一）大数据和人工智能等技术

目前，在宫颈癌的一级、二级预防中广泛应用大数据和人工智能技术，大数据的智能分析为 HPV 疫苗适用对象的年龄、接种间隔时间等的确定提供数据支持；传统宫颈癌筛查是在显微镜下仔细寻找病理切片中的肿瘤细胞，需要大量专业医务人员投入大量的时间和精力，而人工智能技术能协助专业医务人员自动化完成宫颈癌初筛，为实现消灭宫颈癌的战略目标创造了条件。相信未来会有越来越多的研究探索如何将人工智能和大数据技术应用于宫颈癌预防、诊断、治疗与疗效评价等方面。

（二）多学科会诊模式的建立

肿瘤的多学科会诊（multi-disciplinary treatment，MDT）模式是指根据肿瘤患者病情需要邀请不同科室的专家（包括肿瘤内科、肿瘤外科、放疗科、影像科、麻醉科、病理

科及营养科等）讨论患者病情上存在的疑难问题，并制定最适合患者的治疗方案，由一个或多个科室联合执行该治疗方案，从而最大可能地为患者提供最佳的治疗建议或计划，使患者受益最大化，避免患者因重复检查而过度诊疗。

20世纪50年代美国梅奥诊所率先提出了多科室联合诊治患者的观念，经历近40年的临床实践，20世纪90年代美国正式提出"多学科会诊"的概念，并列入NCCN指南推荐。随后MDT模式在世界范围内快速发展，英国于2000年将其写入国家癌症计划政策，要求确诊的癌症患者由相关科室专家团队共同评审确定合适的治疗方案；21世纪初，我国各三甲医院也逐步开展MDT，尤其是尝试为疑难重症的肿瘤患者提供MDT以制定个体化治疗方案。《三级综合医院等级评审标准实施细则（2011年版）》要求医院内部对于新确诊的肿瘤患者进行联合会诊以制订个体化治疗方案。但是由于我国人口众多、各层医院水平不同、医疗资源相对有限、地域文化差异大及暂时没有MDT模式标准操作流程等，使MDT模式出现组织、程序和内容的多元化发展。在MDT模式发展过程中，部分医院实施临床决策支持，建立了数字化的医院管理系统MDT模块，可信息化存储MDT过程中的所有医疗数据。这种数字化MDT模式的出现，不仅可以减少医务人员对患者资料的重复记录和统计，还方便参与科室提前了解患者基本情况，有利于提高工作效率，在更短的时间内加强各科室的交流和学习，给患者制定最佳治疗方案。目前，全国多家医院均开展了妇科肿瘤MDT模式，甚至创建了妇科肿瘤MDT门诊，为妇科肿瘤患者提供一站式诊疗服务，不仅避免了单一专科治疗妇科肿瘤的局限性，更大限度地避免了误诊误治，也充分发挥了多个学科综合诊治的优势，缩短了为患者制定最佳治疗方案的时间，提高了诊治效率和患者满意度。

（三）宫颈癌生物样本库的建立

20世纪末，国内外兴起建立生物样本库的风潮，医生认识到大规模的人群研究往往需要大量的病灶组织、正常组织及血液样本，可利用其进行DNA测序、蛋白质组测序、RNA测序及细胞因子测序等，统计各变量之间的差异，以此来研究DNA、蛋白质、RNA等精准分子在疾病发生发展中的作用。生物样本库主要是收集、保存和研究人类组织样本和血液样本，并整合其相关家族史、流行病学史、临床病历及随访等资料，包含以患者为基础的生物样本库和以健康人群为基础的生物样本库，两者之间互补互辅，为实现人类疾病的突破性治疗做出了巨大贡献。

1. 建立生物样本库的机遇与挑战

2011年美国医学界首次提出了"精准医学"概念，发出了"迈进精准医学"的倡议。2015年美国政府提出了精准医学计划。2016年中共中央、国务院印发的《"健康中国2030"规划纲要》也提出了"精准医学研究"的观念，根据每位患者的基因、发病诱因、病情情况等个体差异进行疾病的诊治甚至预防。这些政策环境为临床生物样本库的建立和发展提供了机遇。生物样本库是精准医学的基础，人们通过对组织标本、血液标本、流行病学病历资料等进行详细分析，归纳出与疾病相关的诱导因素、易感基因、致病基因、致病蛋白等精准因素，并针对个体化因素进行精准治疗，开启了医学健康道路的新篇章。同时，我国具有地域广阔、气候差异大、民族生活习惯差异大、人口众多、病种数量庞大等特点，为临床生物样本库的建立提供了可行条件。

尽管拥有众多机遇，但生物样本库要想完成历史使命还面临着巨大的挑战。长期以来，生物样本库的建立由不同医院或机构根据各自的现有条件进行样本收集流程和储存标准的编制，导致样本质量与标准参差不齐，很大程度上影响了研究结果的真实性和可靠性。因此，世界范围内对生物样本标准化的采集、处理和储存，对建设更有价值的生物样本库具有重大意义。其次，生物样本库涉及标本采集的伦理问题、知情同意和隐私保护问题及数据共享问题。学者们认为，实现数据共享是顺应卫生经济发展的趋势，但在数据共享的同时必须保护标本提供者的隐私，甚至保护不同国家、不同地区的隐私问题。而生物样本库的管理人员是否需要向标本提供者或其家属反馈研究结果至今仍存争议。另外，随着医疗水平的发展和生物样本库的建立，理应将分散的大小不一的生物样本库进行资源整合，提高样本的利用率，这也是亟待解决的科学问题。

2. 数字化生物样本库的建立

在数字化医学和精准医学的浪潮下，数字化生物样本库成功建立。数字化生物样本库是指将人工智能、物联网、大数据等技术与生物样本库联合，辅助样本的收集、入库、处理、储存、出库和随访等，从而建立起同标准、高质量的数字化的生物样本库。理想的数字化生物样本库应对样本数据信息进行高效管理，可确保数据信息的安全，保护数据乃至样本提供者的隐私，在样本库流程管理实现自动化的同时做到对样本数据信息的实时监控。

"十三五"期间，国务院印发的《生物产业发展规划》提出，为最大限度地实现生物样本库的医用价值，要先实现生物样本库的共享与合作。信息统一是数字化生物样本库实现共享的前提，而合作是科学发展的硬道理，我们应借助标准化和现代化的技术平台实现信息统一与资源共享，同时不同数据库之间、不同单位之间，甚至不同国家之间合作进行数据整合，从而为基础医学研究和临床医学研究提供科学、全面的样本信息、基因信息、血液信息、细胞信息及其临床资料信息。经过近10年的发展，数字化生物样本库的建设水平在世界范围内有了很大提高，一定程度上加速了基础医学和临床医学的研究速度，为疾病的预防、诊断与治疗提供了科学数据依据，促进了精准医学的发展。

（四）宫颈癌患者智能化全生命周期管理系统

全生命周期管理系统多应用于现代企业与产品的管理，掌握企业管理的全过程，包含产品规划设计、研发生产、销售售后、维修保养等过程，不仅是全面掌握企业状态的技术，也是一种实现企业全生命周期管理的理念。鉴于该系统精细化管理的可靠性，医疗体系也逐步引入该理念，如医疗设备的全生命周期质量控制系统，医疗设备从准备进入医疗机构到采购、验收、使用、维修保养、使用评价等环节都需要生产厂家、医院医工科人员、医务人员及医院后勤人员进行良好的沟通、使用反馈及改造生产，确保每个环节的质量控制和量化标准，以确保设备使用期间的易操作性、安全性及有效性。目前，医疗设备的全生命周期质量控制系统的高效管理模式，可以辅助医疗机构进一步实现医疗有效性和控制医疗风险的发生率，使医学工作者开始思考建立患者的全生命周期管理系统是否有助于疾病的预防和治疗。

肿瘤已成为全球高患病率和高死亡率的疾病之一，如实现肿瘤预防和治疗方面的规范性，将有限的医疗资源进行整合，可降低肿瘤患者的治疗费用和死亡风险。目前，肿瘤患者全生命周期管理理念盛行，在全球努力下，不仅为特定的肿瘤患者提供了高质量的医疗护理服务，帮助患者提高了诊疗信心，还促进了肿瘤三级预防的有效实施。然而，人口数目的庞大、医疗资源的有限、不同地域医疗资源的分配不均、不同地区医疗交流的不便等因素阻碍着该系统的搭建，而基于人工智能和大数据等技术的肿瘤患者智能化全生命周期管理系统的搭建将为解决这一问题提供条件。肿瘤患者智能化全生命周期管理系统是指从改善肿瘤患者的三级预防、提高患者生活质量和延长患者生存时间的角度出发，在医生的指导和监督下运用人工智能和大数据等技术对癌前病变患者和肿瘤患者进行生物样本的收集、易感人群的肿瘤筛查及确诊患者的治疗和随访，这一过程中的信息包括治疗前后和治疗期间的病理资料、影像学资料、MDT 记录、手术记录、随访记录等。

2022 年，国家卫健委颁布的《宫颈癌筛查工作方案》提出，争取 2025 年底实现全国适龄妇女宫颈癌筛查率达到 50% 以上。随着智能化全生命周期管理系统在医学中的发展，响应国家政策的要求，宫颈癌患者智能化全生命周期管理系统也逐步发展。相信不久的将来，全球消灭宫颈癌行为计划的目标可逐步达成。

第二节　宫颈癌数字化临床诊疗

一、人工智能技术辅助预防宫颈癌

近年来，宫颈癌的发病呈年轻化趋势是一种不良的预警信号，预示着宫颈癌的防治任务迫在眉睫。宫颈癌的二级预防属于承上启下的阶段，在防治宫颈癌中扮演着重要角色。

（一）宫颈癌的筛查

宫颈癌患者早期可无临床症状或仅有轻微不适症状，容易被忽略，故而对特定女性人群及时筛查可以降低宫颈癌的发病率、及时阻止癌前病变进展及延长已确诊宫颈癌患者的生存时间。筛查方式主要包括 HPV 检测、液基细胞学检查、阴道镜检查等。

1. HPV 检测

在众多宫颈癌的筛查手段中，高危型 HPV 检测从一开始不被接受到作为联合检测手段出现，进而再发展到可作为单独首选的重要筛查手段，是目前最常用于宫颈癌筛查的诊断方式，实现了宫颈癌诊断从细胞形态学到分子细胞学的转变。既往高危型 HPV 检测技术可以检测出不同类型的 HPV，但无法进一步明确分型，从而导致检测效果不理想。而目前高危型 HPV 检测技术已经得到明显提高，能达到分型的目的，能在分子生物学基础上鉴别出一过性感染和持续性感染，对宫颈癌的筛查更具有特异性。此外，HPV 检测阳性并不代表一定会发展为宫颈癌，罹患宫颈癌也并不代表 HPV 检测结果一定是阳性，临床中仍有少数 HPV 检测呈阴性的宫颈癌患者，因此应该从辩证的角度去看待此检测手段。

2. 液基细胞学检查

既往宫颈细胞学检查基于巴氏涂片，是在显微镜下观察所取宫颈细胞是否存在异常状况，具有操作简单、成本较低等优点，一度被认为是检测宫颈癌的"金标准"。但巴氏涂片法存在细胞分布不均、掺杂杂质等技术上的难题，有较高的假阳性率和假阴性率。此后出现的宫颈液基细胞学检查则很好地解决了巴氏涂片法存在的技术难题，显著降低了巴氏涂片法的假阳性率及假阴性率。有研究表明，宫颈液基细胞学检查的灵敏度及特异度接近于阴道活检，是宫颈癌早期筛查中的重要手段之一。但需要承认的是，宫颈液基细胞学检查结果存在医生主观性及检测仪器的差异性，而且随着 HPV 疫苗的广泛推行，宫颈液基细胞学检查的假阳性率明显升高，而效率却有所下降，这是因为 HPV 疫苗的接种降低了 CIN 及宫颈癌的发生率。

3. 阴道镜检查

阴道镜能筛查到宫颈的微小病变，然后对可疑病灶进行活检取样以明确病理学诊断，因此阴道镜检查可以准确辨别宫颈病变，使得诊断率得以提高。对于液基细胞学检查提示高级别病变的患者，可于阴道镜下行诊断性手术，此方案不仅避免了宫颈锥切术的相关风险及并发症，也避免了宫颈低级别病变的过度治疗。但阴道镜检查在一定程度上依赖于医生的专业能力，具有一定主观性。当不能排除宫颈管病变时，此检查意义不大，应追加液基细胞学检查等其他筛查手段予以鉴别。

（二）人工智能技术辅助预防宫颈癌的应用进展及挑战

人工智能技术与医疗技术的结合及深度学习的迅速发展，有望使宫颈癌筛查实现质与量的飞跃。现阶段在预防宫颈癌的工作中，人工智能技术在图像领域已被广泛应用、开展，主要体现在与细胞学检查或阴道镜检查结合辅助诊断方面。大量研究者运用人工智能技术建立算法，并使用细胞学图像和阴道镜图像进行算法训练及验证，验证结果大多提示人工智能技术协助筛查可提高筛查准确率、灵敏度和特异度，阅片效果不亚于人工阅片甚至优于人工阅片。人工智能技术在医疗界的出现优化了诊疗流程，加上云技术的支持更是使各地域筛查机构间的差异减小，如在人工智能技术基础上发展起来的兰丁宫颈癌筛查云诊断平台正应用于全国各地及其他国家和地区，该平台在提高筛查速度的同时积累了大量相关临床数据。

1. 人工智能技术与宫颈细胞学检查

现阶段辅助宫颈细胞学检查的人工智能技术包括有监督学习方法和无监督学习方法。有监督学习方法包括支持向量机、决策树等，有明确的解释性，但限于人类认知，转变成相应的规则有一定难度。而无监督学习方法避免了规则设定，降低了复杂性，但是面对大量特征差异小的病理学图像很难做到统一性和规范性，从而计算结果存在不可解释性。因此病理科医生和人工智能的人—机交互筛查模式应运而生，互补互辅，提高了诊断效率及诊断准确性。

2. 人工智能技术与阴道镜检查

人工智能技术辅助阴道镜检查诊断模式包括图像采集和区分、图像的预处理、图像的分割及特征提取和分类四个阶段。大量研究表明其潜在的可行性、灵敏度及特异度表现良好。

人工智能技术辅助宫颈癌诊断流程如图 8-1 所示。

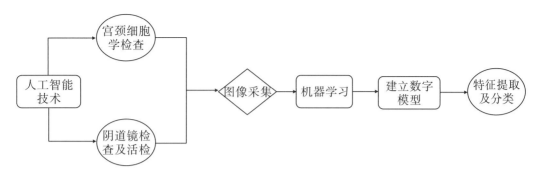

图8-1 人工智能技术辅助宫颈癌诊断流程

3. 人工智能技术辅助诊断的优势

（1）诊断性能较好：鉴于国内不同细胞学检查和阴道镜检查方面医生的专业水平不同，人工智能技术辅助诊断可排除主观性产生的偏倚，并且可以减少标本图像上异常细胞占比过少等客观因素的影响，自动化抓捕图像特征从而精准识别并处理数据输出相关指标，提高筛查诊断准确性。

（2）提高筛查效率：目前宫颈癌筛查任务仍然任重道远，而人工智能技术的出现通过加快阅片速度及自动化工作等优势，使筛查工作效率得到很大提升，并且减少了转诊阴道镜的患者数量，使医务人员从繁冗重复的工作中得到一定程度的解放，优化了医疗资源配置。

4. 人工智能技术辅助诊断的局限性及挑战

（1）数据不足：既往进行的研究皆为回顾性研究，大部分研究是在深度学习模式下进行的，难以排除隐藏的混杂因素的影响，并且系统智能捕捉图像特征数据时无法结合患者病史，因此还需进行大量前瞻性研究做进一步验证。

（2）图像质量控制：由于各医院在采样、固定、染色、仪器、试剂等方面的不同，细胞图像质量参差不齐，因此如何做到规范化控制图像质量是保证人工智能技术辅助诊断准确性的关键所在。各医院医生的专业能力有所差异，以及基层医院的技术人才和医疗资源相对不足，难以与上级医院同步，因此建立普遍适用的人工智能筛查系统还困难重重。

（3）人工智能系统兼容性：如各医院采购的阴道镜的参数设置不同，那么获取的图像参数会造成人工智能检测系统的系统性偏倚，进而影响诊断的准确性，因此有必要统一设备标准。

（4）责任划分：病理学报告具有法律效应，原则上出具病理学报告的医生应该对所出病理学报告负责。当人工智能技术辅助诊断广泛应用于临床中，与医生处于交互筛查工作模式时，责任应该如何划分有待明确。

（5）人工智能技术领域人才缺乏：我国在人工智能技术方面的人才众多，但在医疗病理学图像处理方面的专家稀缺，尤其是在基层医院更是缺乏，而培养一位人工智能技术方面的医学专家需要经过多年的教学及培训，因此增强我国专业技术人才培养有望进一步加快人工智能技术的发展，当然这也是眼下需要解决的问题之一。

（6）成本高昂：相较于人工阅片，人工智能技术辅助诊断系统研发成本、运行成本和维护成本均较高，主要体现在采购大量仪器、增加操作人员数量、需要多学科专家对数据进行标注和复核等方面，因此高昂的成本限制了人工智能技术辅助诊断系统的发展速度。

综上所述，当人工智能技术克服上述种种困难，建立统一规范、普遍适用、成本较低的宫颈癌辅助诊断的云平台供所有筛查机构使用，同时对各医院相应技术人员、病理科医生、临床医生做好规范化培训，将平衡并加快不同地域筛查机构的筛查速度和质量，有望早日攻克宫颈癌。

二、数字化精准外科理念下的宫颈癌手术

历史上，外科手术是治疗宫颈癌的唯一手段。在发现子宫切除术能带来极好疗效后，外科医生普遍认为切除尽可能多的组织才能防止宫颈癌复发，这带来了严重的术后并发症和不乐观的生活质量。随着电离辐射、抗癌药物及生物制剂的发明，外科医生开始意识到宫颈癌是一种全身性的恶性肿瘤性疾病，并且临床试验证实缩小的子宫切除术在降低术后并发症的同时还能取得同等疗效。20 世纪 80 年代末，光学设备的问世让微创手术进入人们视野，这满足了宫颈癌患者对保留生育能力和提高生活质量的需求。目前，随着大数据平台的搭建及人工智能进入医疗范畴，宫颈癌的外科治疗已经进入了数字化精准外科治疗的过渡阶段。

（一）精准的宫颈癌根治性手术的国际分类

随着精准医学的理念逐渐被重视，妇科及肿瘤科医生对宫颈癌的根治性手术进行了精细分类，以指导宫颈癌外科手术术式的选择。虽然宫颈癌根治性手术的分类尚存争议，但目前有两种分类方式获得了大部分外科医生及肿瘤学专家的认可。

1. Piver-Rutledge-Smith 分类

1974 年，美国安德森癌症中心的 M. Steven Piver、Felix Rutledge 和 Julian P. Smith 共同提出了宫颈癌根治性手术的分类系统——Piver-Rutledge-Smith 分类。Piver-Rutledge-Smith 分类将宫颈癌手术分为 5 型：Ⅰ型即筋膜外或单纯子宫切除术；Ⅱ型是改良根治性子宫切除术，其比根治性子宫切除术（Ⅲ型）的切除范围要小；Ⅲ型即根治性子宫切除术，相当于经典的 Wertheim-Meigs 手术；Ⅳ型即扩大根治性子宫切除术；Ⅴ型是部分脏器切除术。

经过 30 多年的临床应用，研究人员发现 Piver-Rutledge-Smith 分类系统中没有提及解剖学标志或者临床解剖学术语，导致大多数外科医生在实施手术时对分型涉及的解剖理解不同，从而无法确保统一性；同时该手术分类系统没有考虑保留神经的手术和经腹腔镜或经阴道手术途径。这些不足使宫颈癌根治性手术分类系统亟待补充分类说明或者提出新的分类方法，以实现宫颈癌精准外科治疗。

2. Querleu-Morrow 分类

2008 年，Querleu 和 Morrow 共同发表了宫颈癌根治性手术的 Querleu-Morrow 分类系统，被视为宫颈癌手术分类的新里程碑。Querleu-Morrow 分类系统将宫颈癌手术分为 A~D 型，其中 B 型、C 型、D 型分别设有亚型，即 B1 型、B2 型、C1 型、C2 型、D1 型、D2 型。A 型为宫颈旁组织最少切除；B 型切除宫颈旁组织达输尿管，其中 B1 型为部分切除宫骶韧带和膀胱子宫韧带，阴道至少切除 10 mm，B2 型在 B1 型基础上，切除宫旁淋巴结；C 型切除宫颈旁组织至髂内血管系统交界处，其中 C1 型保留神经，C2 型不保留

神经；D 型是外侧扩大的切除术，D1 型为切除宫颈旁组织达盆壁，D2 型在 D1 型基础上，切除下腹下血管及邻近筋膜或肌肉组织。

（二）精准外科理念下的宫颈癌手术途径的变化

1. 传统的经腹宫颈癌根治术

宫颈癌的外科手术中，经腹宫颈癌根治术是最为经典和应用最为普遍的手术方式。经腹宫颈癌根治术具有良好的术野暴露，且开腹手术止血清晰、准确、操作简便。这种手术途径使患者获得了极好的生存获益，但也产生了与手术相关的短期或远期并发症。

2. 腹腔镜下宫颈癌根治术

1911 年，Wertheim 首次开展了腹腔镜下宫颈癌根治术；1992 年，美国 Nezhat 等报道了首例腹腔镜下宫颈癌根治术联合盆腔淋巴结切除术治疗的宫颈癌患者。前期研究表明，腹腔镜手术在术中出血、手术时间、术后住院时间上均优于开腹手术。因此，NCCN 指南及 FIGO 指南均将腹腔镜手术途径作为推荐治疗方案。

但是，近期的一项多中心前瞻性随机对照试验结果显示，相比开腹手术，腹腔镜下根治性子宫切除术有更高的复发率和较低的无病生存率，且两者的术后生活质量相似。虽然这项研究的循证设计是否可靠仍需进一步讨论，但试验结果足以使早期宫颈癌患者行腹腔镜下宫颈癌根治术产生争议。

大量研究和文献报道显示，宫颈癌手术途径的选择需要结合患者自身情况来做出，这一结论也促使我们必须对既往接受治疗的宫颈癌患者进行大数据分析，预测更为合适的手术途径和方式。

3. 机器人辅助手术

2005 年，达芬奇机器人辅助手术系统被美国 FDA 批准用于妇科手术。机器人辅助手术是由外科医生在控制台前操控，通过机械臂上的腔镜器械完成手术。达芬奇机器人辅助手术系统提供三维放大视野和更加灵巧的机械手臂，前者使得手术野图像更加清晰稳定，后者可以任意改变角度以实现精细解剖，轻松完成高难度、复杂的传统手术。达芬奇机器人辅助手术系统有利于学术交流，同时对于合并传染病的患者，远程操控降低了外科医生职业暴露的风险。并且，达芬奇机器人辅助手术系统具有学习曲线短和减轻外科医生体力消耗的优点。这些优势让达芬奇机器人辅助手术系统逐渐应用于宫颈癌的外科治疗及手术分期。但是，达芬奇机器人辅助手术系统也存在一些不足，如机械臂容易碰撞、缺乏触觉反馈和力反馈、手术成本高、装机时间长等。

随着数字化时代的到来，机器人辅助手术只是开端。外科手术的发展离不开数字化、智能化计算机辅助技术，我们需要进一步学习和探索数字化精准外科理念下宫颈癌手术治疗的改进和发展趋势。

（三）大数据下的宫颈癌外科手术

随着数字化时代的到来，我们不得不反思和总结既往在宫颈癌外科治疗中存在的问题，并提出应对措施，以实现宫颈癌数字化精准医学的愿景。

为全面了解我国宫颈癌诊疗现状，并且尝试使用大数据分析预测机制，南方医科大学南方医院组织了 1538 项目，这是一项针对中国大陆部分地区宫颈癌临床诊疗大数据分析的研究。目前，部分大数据分析结果显示，虽然绝大多数患者（约 73.44%）的病历记录中子宫切除方式为 Querleu-Morrow C2 型手术，但是根据病历记录的其他资料，部分所谓 Querleu-Morrow C2 型手术患者实际上采取的是 Querleu-Morrow B2 型手术。这一方面说明了大数据病历资料存在不真实的问题，另一方面说明了构建大数据分析平台的必要性。目前 1538 项目仍在继续，我们希望在未来可以通过大数据平台对既往数据进行更为充分和全面的整合和分析，并在之后的诊疗中为医务人员和患者提供服务。

大数据下宫颈癌外科手术流程如图 8-2 所示。

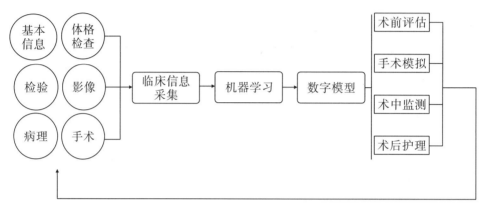

图 8-2　大数据下宫颈癌外科手术流程

（四）数字化宫颈癌外科手术及术后护理路径的兴起

我们在前面已经回顾了宫颈癌外科手术的手术途径变化，但是不管哪一种手术途径都有一定的限制。我们需要继续将科技创新融入宫颈癌的外科治疗，甚至是术后护理方面。

数字化宫颈癌外科手术及术后护理模式如图 8-3 所示。

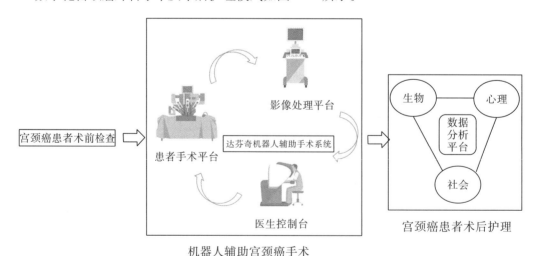

图 8-3　数字化宫颈癌外科手术及术后护理模式

1. 三维立体成像下的腹腔镜宫颈癌手术

随着微创手术的迅速发展，微创手术逐步在妇科恶性肿瘤中应用，尤其是三维腹腔镜的出现，既延续了二维腹腔镜的精细和创伤小的优点，又弥补了其缺乏立体视野的不足，使外科医生操作更精细，从而提高手术精确性、减少手术并发症。

2. 盆腔淋巴结数字化三维模型的建立

目前临床常用的检测淋巴结的技术包括超声、CT、MRI 和 PET-CT。在临床实践中，CT 和 MRI 是评估盆腔恶性肿瘤分期最常用的技术。但是传统的淋巴结检测技术无法在术前准确显示解剖结构之间的关系，而目前新兴的数字化三维重建技术是解决这一问题的突破口。在未来，数字化三维模型的构建会随着大数据平台和计算机模型的改进，更为精确地显示解剖结构之间的关系，更好地服务于医疗。

3. 三维影像重建技术辅助手术

近年来，依附于人工智能技术的三维影像重建技术运用计算机系统对输入的影像信息进行处理，如对影像信息进行排列组合、器官轮廓识别、微细结构勾画等，这是将人工智能技术辅助医学影像从而更好地服务临床的成功实例。尽管该项技术在妇科领域的应用报道较少，但其应用价值巨大，相信未来会在妇科领域的多种疾病中广泛应用。

4. 宫颈癌术后患者的数字化护理路径

宫颈癌术后完整的护理路径是提高患者生活质量不可或缺的一环，尤其是随着医学模式向"生物—心理—社会医学模式"的转变，人们开始关注患者术后的心理及生活质量。

有研究采用信息—知识—信念行为模式对宫颈癌术后患者进行护理干预，其中一项护理内容是通过微信或电话来进行术后随访和宣教，定期监测患者心理变化，从而最大限度地提高宫颈癌术后患者的生活质量。目前，宫颈癌术后患者的数字化护理路径还停留在移动信息技术层面，但是随着大数据时代的蓬勃发展，在样本足够多的情况下，我们可以利用人工智能预测宫颈癌术后患者的心理变化及不良反应的概率，然后对其进行干预。

无论是三维重建技术还是三维立体成像，无论是计算机辅助系统还是移动信息技术，这些都只是宫颈癌数字化精准医学的第一步。未来，我们愿意看到一个大数据时代下人工智能技术在临床实践中极致化、高度智能化的景象。

三、宫颈癌数字化放疗

放疗是宫颈癌的主要治疗方式之一，至今放疗在抗肿瘤治疗中仍然有不可替代的地位。放疗分为体外照射放疗和近距离放疗两种方式，体外照射放疗已从常规放疗发展至三维适形放疗、调强放疗等多种方式；近距离放疗主要分为腔内近距离放疗和组织间近距离放疗两种。随着计算机技术与影像学技术的发展，宫颈癌放疗已进入数字化探索时代。

（一）宫颈癌放疗

1. 体外照射放疗

（1）常规放疗：常规放疗是一种传统放疗技术，包括全盆照射和四野盒式照射，以骨性标志来划定治疗区。常规放疗很难做到肿瘤区域的精确覆盖，且增加了肿瘤周围正常组织的照射剂量，造成肿瘤控制效果不理想且增加了放疗相关不良反应，甚至导致部分患者无法坚持完成整个放疗周期。

（2）三维适形放疗：三维适形放疗是以 CT 图像技术建立肿瘤三维空间，使高剂量区在三维空间中与肿瘤靶区形状高度一致的一种放疗技术。与传统的二维放疗技术相比，三维适形放疗可在提高靶区照射剂量的同时保护周围OARs，显著降低放疗相关不良反应的发生率及严重性；在提高局部控制率的同时改善患者生活质量。然而，即使三维适形放疗具备靶区高度适形的优势，也很难使靶区内剂量均匀分布，难以保护与肿瘤密切相关的重要器官。此局限性限制了其在临床中的应用。

（3）调强放疗：调强放疗是在三维适形放疗技术基础上发展起来的一种新型放疗技术，包括动态/静态调强放疗、螺旋调强放疗、断层调强放疗，真正实现在三维空间里剂量分布与肿瘤形状保持一致的效果。与传统放疗方式相比，调强放疗更有剂量学优势，并且在肿瘤周围OARs保护方面表现更好。与三维适形放疗相比，调强放疗在提高靶区适形度、提高靶区剂量均匀性及减少放疗相关不良反应方面做得更好。目前尚无数据表明调强放疗与三维适形放疗相比可提高患者总生存率，但调强放疗因优势明显已被广泛应用于宫颈癌的治疗。

2. 近距离放疗

（1）腔内近距离放疗：腔内近距离放疗是一种采用三维图像引导的高剂量率的近距离放疗方式，通常将密封的施源器直接放入体内腔道内。腔内近距离放疗使用的施源器包括宫腔管、双侧阴道穹隆管等，在植入施源器以后，使用MRI或者CT等影像设备进行扫描，在三维空间上勾画靶区及周围OARs，处方剂量可根据肿瘤大小、形状及与周围组织的关系来设定，以实现个体化精准放疗。在腔内近距离放疗中，因肿瘤周围组织接受的照射剂量遵循平方反比的规律而快速跌落，从而实现保持肿瘤靶区接受高剂量照射的同时降低肿瘤周围组织照射剂量，提高局部控制率的同时降低膀胱、肠道等放疗相关不良反应。这是腔内近距离放疗独特的优势。

（2）组织间近距离放疗：组织间近距离放疗是指将施源器直接插植入肿瘤组织中，施源器包括经会阴模板施源器、插植针、腔内/组织间插植针混合施源器。与腔内近距离放疗不同的是，组织间近距离放疗可以根据肿瘤大小、形态及侵犯范围进行合理施针，只为使肿瘤区域得到最佳剂量覆盖。组织间近距离放疗一般适用于肿瘤体积较大、肿瘤体积较小但呈偏心位、宫旁受侵、阴道狭窄、腔内肿瘤堵塞等情况，一方面在提高肿瘤区域剂量的同时保持剂量分布均匀；另一方面可降低周围组织照射剂量，在提高疗效的同时降低放疗相关不良反应。但组织间近距离放疗的插植过程中有出血、穿孔等风险，具有一定操作难度，对医生操作能力要求相对较高。近年来在3D打印技术的帮助下，可以预先设定计划调整剂量曲线，缩短医生的插植操作时间和减少调整的次数，减轻患者痛苦的同时真正做到个体化精准放疗。

（二）宫颈癌数字化放疗的应用

传统放疗的主要流程有模拟定位、靶区勾画、计划制订、计划评估、计划实施等，每个流程都需要多位医生和物理师的参与，整个流程的周期较长。由于放疗流程耗时耗力，某些人员短缺的医疗机构可能无法实现放疗。幸运的是，人类已经逐渐步入了数字化时代，"精准医学"出现在人们的视野中。而在宫颈癌的放疗中，数字化的身影不断涌现，为进一步实现精准医学奠定基础（附图28）。

1. 3D打印技术在宫颈癌放疗中的应用

目前，常用的插植技术，一是徒手插植，二是会阴模板插植。前者操作难度大，大部分操作都需要高年资医生完成，并且具有较大的盲目性和经验性；后者在一定程度上降低了插植难度，但是模板相对单一，适形性较差。由于会阴部位的特殊解剖结构，普通插植后装存在难以暴露病灶、插植针难以固定、可重复性差及患者出血较多的缺点。近年来兴起的3D打印微创导向模板，通过设计个体化的治疗针道达到治疗目的。多项研究结果表明，3D打印微创导向模板的后装治疗较普通三维后装治疗有更好的效果，并且不良反应更少。

目前，3D打印技术辅助的后装近距离放疗，为宫颈癌基于实时图像引导和个体化放疗方案的治疗模式提供了技术支持。

2. 自动勾画技术在宫颈癌放疗中的应用

在宫颈癌的放疗中，靶区和OARs的勾画是关键步骤。在临床实践中，靶区和OARs勾画是由医生手动完成的，勾画的精确性直接影响宫颈癌放疗的效果。首先，手动勾画具有个人主观性，不同的临床经验会造成较大的勾画差异；其次，手动勾画的工作量大；最后，患者在放疗期间可能出现体重的变化，从而导致需要重新定位并再次勾画的情况。临床实践中以上手动勾画的不足，使得发展自动勾画技术成为不可避免的趋势。自动勾画技术的发展将大幅减少医生的工作量，同时减少患者的等候时间。

目前，自动勾画方法可以分为传统分割方法、基于统计模型的方法及基于深度学习的方法等。传统分割方法主要有阈值分割法、边缘检测法、区域生长算法、图像纹理法等，这类方法因为实际图像存在各种噪声会导致错误判断勾画内容。基于统计模型的方法包括主动轮廓模型、几何主动轮廓模型及模型形变方法，这类勾画方法精确性高、抗噪性强，已有较为成熟的商业软件。但由于CT、MRI图像容易受体内腔隙气体、液体的影响，部分结构和边界辨识度低，使得研究者们必须进一步开发新的自动勾画技术。

随着数字化、智能化技术的迅速发展，基于深度学习的自动勾画技术应运而生，其通过不同的深度学习算法进行自我学习（如基于CNN的算法），从图像中提取到更为复杂的抽象信息。然而，在实际操作中，无论是通过手动还是通过计算机算法对医学图像进行勾画，均具有不同部位、不同姿势、不同密度与不同个体的差异性，因此需要结合具体情况对深度学习神经网络进行一定程度的改进和优化。一项关于宫颈癌放疗的基于深度学习的自动勾画技术的研究结果表明，无论是勾画时间还是勾画精确性，基于深度学习的自动勾画技术都远远优于其他自动勾画工具，且在临床主管医生的主观评价中，基于深度学习的自动勾画技术的勾画结果优于基于先验知识的自动勾画工具，这意味着基于深度学习的自动勾画技术在宫颈癌放疗中具有一定的可行性。

在未来，随着大数据的积累，深度学习只会越来越精准，我们期待这项技术在宫颈癌放疗靶区勾画中的进一步临床应用，以彻底实现宫颈癌放疗的数字化。

3. 自动计划设计系统在宫颈癌放疗中的应用

目前，宫颈癌放疗主要采用调强放疗，而调强放疗的治疗计划通常从一个国际通用的模板开始，这个模板规定了计划靶体积（PTV）及OARs的剂量限制。计划设计者通常必须把控这个剂量限制的范畴以适应个体的解剖结构，特别要注意PTV和OARs之间的几何关系。这个范畴的把控取决于计划设计者的实践经验，这使得放疗方案计划设计过程具有较强的主观性。宫颈癌放疗的效果一定程度上受放疗计划质量的影响。在宫颈癌的放疗中，运用人工智能和计算机系统来提高放疗计划的质量和精确性，已经成为宫颈癌放疗的重要研究方向。

目前，人工计划设计和自动计划设计都应用在部分肿瘤的临床实践中。自动计划设计较人工计划设计，在部分恶性肿瘤的放疗计划中能够实现计划时间和计划质量的优化，这意味着自动计划设计是有潜力代替人工计划设计的。首先，自动计划设计可以提高效率，减少患者等待治疗的时间。其次，自动计划设计大大减轻了医生和物理师的工作量，可以解决部分医疗机构人员短缺的问题。并且，自动计划设计实现了治疗计划的一致性，可以在很大程度上消除因医疗人员实践经验差异导致的计划差异。

2019年，美国安德森癌症中心开发了一套针对宫颈癌常规放疗的全自动治疗计划设计系统，主要目的是缓解医疗人员短缺的问题。研究人员对这套系统进行了回顾性测试，由两位放射科医生进行评分，最后的结果显示，全自动治疗计划设计系统在宫颈癌放疗应用中具有良好的可靠性和有效性。但目前尚缺乏临床应用大数据的支持。在未来的研究探索中，我们需要投入更多的精力和时间，争取早日实现全自动治疗计划设计系统在宫颈癌中的广泛应用。

4. 人工智能预测宫颈癌放疗疗效和不良反应

宫颈癌放疗的难点不仅仅是放疗靶区和OARs的勾画及放疗计划设计，更重要的是如何达到预期治疗效果和减少不良反应的发生。在宫颈癌的放疗中，小肠、结肠、直肠、膀胱等OARs靠近宫颈，宫颈病灶处的高剂量辐射会对周围组织产生相应的毒性作用。常见的宫颈癌放疗不良反应包括放射性肠炎、阴道—直肠瘘、放射性膀胱炎等。

建立一种可以预测宫颈癌放疗效果及不良反应的模型，将有助于优化宫颈癌的治疗。近年来，基于人工智能技术的联合应用在肿瘤领域取得了一定成果，与传统统计模型相比，人工智能技术具有处理巨大和复杂数据的能力，同时也具备一定的自我学习能力，这意味着人工智能技术具备预测能力。我们认为，人工智能技术在预测宫颈癌放疗疗效和不良反应上具有强大潜能。目前，通过捕获组织异质性和临床信息来预测放疗疗效和不良反应的可能性尚未得到满足。部分研究者基于机器学习，利用影像组学特征成功预测了宫颈癌患者放射性肠炎的发生；也有研究者利用影像组学特征成功预测了宫颈癌同步放化疗的治疗效果。但这些研究仅仅是人工智能技术在宫颈癌治疗中应用的冰山一角。随着宫颈癌临床诊疗数据的不断完善，今后人工智能技术在预测宫颈癌放疗疗效和不良反应方面只会越来越精准。

第三节　数字孪生技术在宫颈癌患者诊疗中的应用前景

数字孪生技术自诞生以来，在工业、工程建设、航空等多个领域应用广泛，实现了产品和工程的全生命周期管理，以对航空飞行器进行仿真分析、虚拟检测和演练预测，加速了人类文明的进步与发展。近些年，大数据、人工智能技术辅助医学和精准医学越来越受到医学工作者的关注。疾病的预防和诊治过程要充分考虑患者个体间的差异，即患者在生活环境、生活方式、遗传基因、疾病分型与分期等方面的差异将数字孪生技术应用于医学领域，可最大限度地提高医疗卫生系统的效率。截至目前，数字孪生技术在宫颈癌诊疗中的应用尚未见报道，未来将其与宫颈癌预防和诊治方面相结合，或许既能快速完善数字孪生技术在宫颈癌领域的应用理论，又能显著提高宫颈癌的诊治水平。

一、数字孪生技术协助医生提升对宫颈癌患者临床决策的精准性

宫颈癌临床决策是指在面对宫颈癌患者时，医生充分考虑其病情、身体状况、心理、不同治疗的不良反应等，制定出适合患者的临床治疗方案。在此过程中常遇到以下几种情况：①患者是否可以做手术，手术后是否较大概率延长患者生存期。②患者是否存在复发高危因素，术后是否必须做辅助治疗。③如患者身体情况不佳，是否可以应用某种化疗药物，据以往不良反应统计来评估患者能否承受。因此，协助医生提升对这些问题的判断能力是至关重要的，令人期待的是，数字孪生技术可以做到这一点。我们可收集以前的宫颈癌患者临床信息、治疗信息、基因信息、预后信息等创建宫颈癌数字孪生模型，帮助医生分析新确诊宫颈癌患者的数据以及疾病治疗方案，进而做出临床决策。

二、数字孪生模型协助医生全面评估手术

术前准确评估宫颈癌手术的风险和其他可能发生的情况是手术成功的关键。通过数字孪生技术的支持，基于多维数据和多时空维度建立的虚拟三维宫颈器官模型，可以帮助医生在虚拟的多视角环境下进行全方位模拟手术，并且从多角度、多方式尝试手术过程。在模拟过程中，医生可警惕手术过程中的风险，从而缩短真实手术中思考的时间，最大限度地避免手术风险，减少手术对患者的危害。此外，虚拟模型与真实手术具有一定的相似性，上级医生还可借助这一技术培养下级医生的手术技能，训练其处理手术过程中突发事件的能力。

三、数字孪生模型协助医生对宫颈癌进行临床分子分型诊断

肿瘤亚型分类是临床评价肿瘤生物学行为重要的指标之一，可指导临床用药和对预后的评估。目前，宫颈癌的亚型分类尚不成熟，预后评估指标尚不够精确，主要影响因素有病理类型、FIGO 分期、肿瘤大小、淋巴结转移、脉管瘤栓等，因此，有必要寻找新的预后标志物来指导宫颈癌临床分子分型。结合国内外对宫颈癌预后分子标志物等的研究经验及成果，可建立正常宫颈组织和不同分期、不同治疗转归的宫颈癌组织的基因组表达情况、蛋白质表达情况、微生物群体情况、HPV 感染情况等的数据孪生模型，探索其在宫颈癌临床分子分型诊断及预后中的医学意义和价值。

四、数字孪生模型协助医生对宫颈癌患者做预后评估

目前，宫颈癌患者预后评估是国内医生面临的巨大挑战，现阶段多数恶性肿瘤预后还无法完全达到个体化评估。但是在数字孪生技术的支持下，我们可收集以往的宫颈癌患者临床信息、治疗信息、基因信息、预后信息等创建宫颈癌的数字孪生模型，帮助医生分析

新确诊宫颈癌患者的数据，预测和评估疾病发展与风险。在这样的模式下，一方面可有效避免过度医疗及浪费医疗资源的现象，另一方面可提醒医生及患者在面对风险较大的情况时积极进行治疗和监测。另外，这一模式充分体现了人文关怀，可帮助部分患者及其家属了解病情及风险，认真规划人生，让生命更加圆满。

总而言之，宫颈癌大数据、人工智能技术辅助治疗和宫颈癌精准医学时代的到来，为数据孪生技术提供了必要条件；而未来，数字孪生技术在宫颈癌中的应用能为客观、科学地分析宫颈癌肿瘤细胞的形态结构和提高宫颈癌诊疗效果提供新型数字化医疗手段，或将成为医学基础研究和临床实践中不可缺少的重要工具。

参考文献

[1] Sung H, Ferlay J, Siegel R L, et al. Global Cancer Statistics 2020: GLOBOCAN estimates of incidence and mortality worldwide for 36 cancers in 185 countries [J]. CA Cancer J Clin, 2021, 71 (3): 209-249.

[2] Monk B J, Tewari K S, Dubot C, et al. Patient-reported outcomes from the phase 3 randomized, double-blind, KEYNOTE-826 trial of pembrolizumab plus chemotherapy versus placebo plus chemotherapy for the first line treatment of persistent, recurrentor metastatic cervical [J]. Gynecol Oncol, 2022, 166 (1): S18.

[3] Frumovitz M, Obermair A, Coleman R L, et al. Quality of life in patients with cervical cancer after open versus minimally invasive radical hysterectomy (LACC): a secondary outcome of a multicentre, randomised, open-label, phase 3, non-inferiority trial [J]. Lancet Oncol, 2020, 21 (6): 851-860.

[4] 陈春林. 中国宫颈癌临床诊疗与大数据 [J]. 中国实用妇科与产科杂志, 2018, 34 (1): 25-29.

[5] 汪志. 深度学习自动勾画在宫颈癌放疗中的比较性研究和应用 [D]. 合肥: 中国科学技术大学, 2021.

[6] Kisling K, Zhang L, Simonds H, et al. Fully automatic treatment planning for external-beam radiation therapy of locally advanced cervical cancer: a tool for low-resource clinics [J]. J Glob Oncol, 2019, 5: 1-9.

[7] Langthaler S, Rienmüller T, Scheruebel S, et al. A549 in-silico 1.0: a first computational model to simulate cell cycle dependent ion current modulation in the human lung adenocarcinoma [J]. PLoS Comput Biol, 2021, 17 (6): e1009091.

[8] Qi T, Cao Y. Virtual clinical trials: a tool for predicting patients who may benefit from treatment beyond progression with pembrolizumab in non-small cell lung cancer [J]. CPT Pharmacometrics Syst Pharmacol, 2023, 12 (2): 236-249.

[9] Stahlberg E A, Abdel-Rahman M, Aguilar B, et al. Exploring approaches for predictive cancer patient digital twins: opportunities for collaboration and innovation [J]. Front Digit Health, 2022, 4: 1007784.

[10] Wu C, Jarrett A M, Zhou Z, et al. MRI-based digital models forecast patient-specific treatment responses to neoadjuvant chemotherapy in triple-negative breast cancer [J]. Cancer Res, 2022, 82 (18): 3394-3404.

后　记

　　谨以本书献给被肿瘤无情夺取生命的母亲叶万鑫女士和好友 UPEI 大学的刘凯教授，希望本书能给遭受肿瘤病魔缠身的万千生命以慰藉，也期待自此开启世界肿瘤孪生医学临床实践的崭新篇章。

刘齐光

2023 年 8 月

附 图

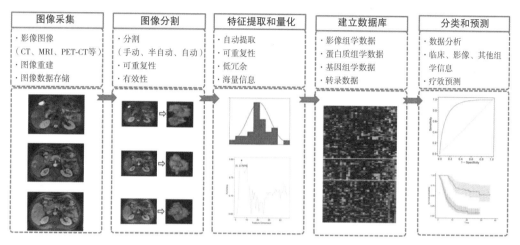

附图1　影像组学处理流程

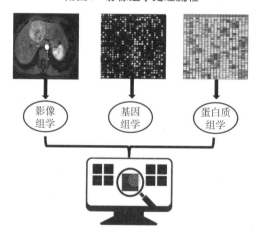

附图2　基于多组学信息的大数据临床决策系统示意图

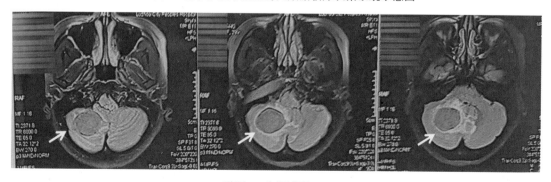

附图3　头颅增强MRI

注：右侧小脑肿瘤性病变伴脑水肿，髓母细胞瘤？毛细胞星型细胞瘤或淋巴瘤？其他？第四脑室及脑干受压（箭头：黄色），伴梗阻性脑积液、双侧脑室周围白质间质性水肿可能。

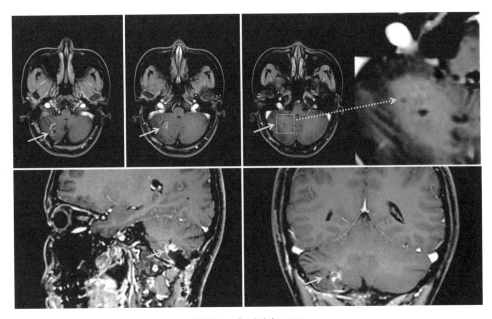

附图4 术后头部MRI

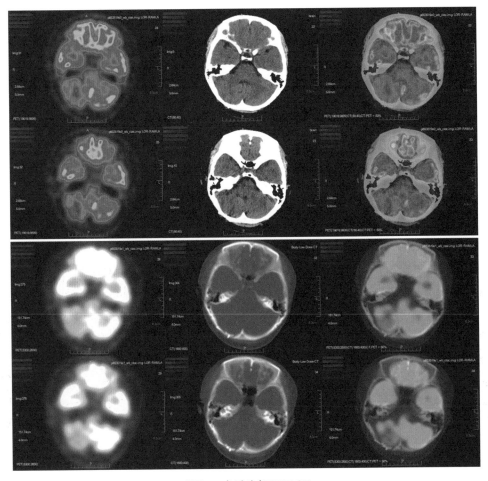

附图5 术后头部PET-CT

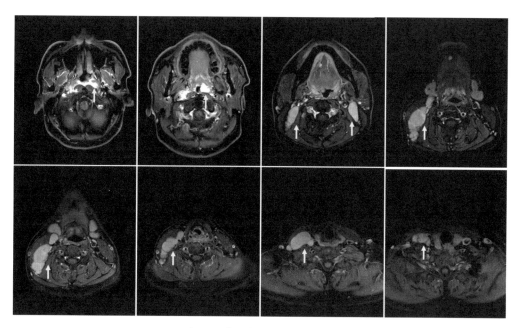

附图6 鼻咽部及颈部增强MRI

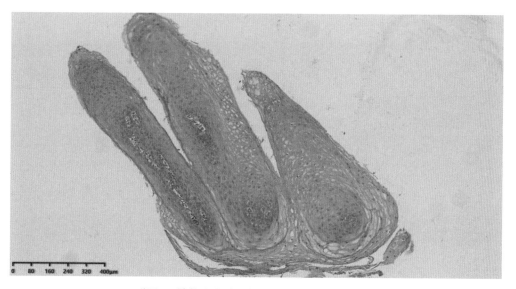

附图7 鳞状上皮乳头状瘤（HE染色，×40倍）

注：食管良性上皮性肿瘤，鳞状上皮呈乳头状增生，乳头中央为纤维血管轴心，细胞异型性小。

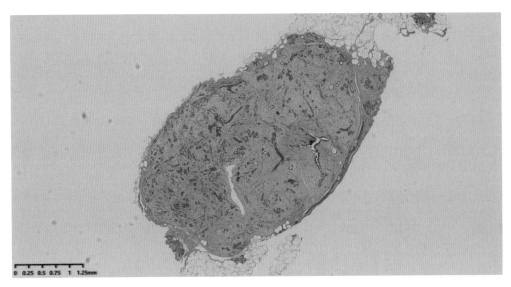

附图8 乳腺纤维腺瘤（苏木素伊红染色，×20倍）

注：乳腺良性上皮性肿瘤，间质增生呈叶状压迫导管，增生的腺管受挤压拉长，呈弯曲或裂隙状，间质为疏松结缔组织，梭形细胞分布均匀、密度相对一致。

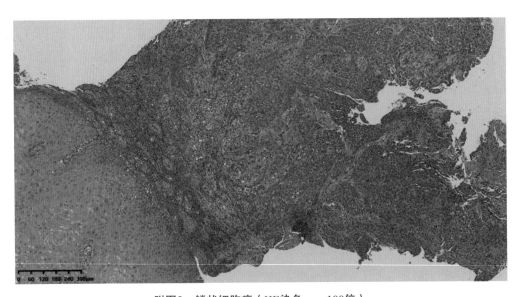

附图9 鳞状细胞癌（HE染色，×100倍）

注：食管恶性上皮性肿瘤，肿瘤细胞呈不规则的片状或巢团状结构，核质比显著增大，细胞异型性大。

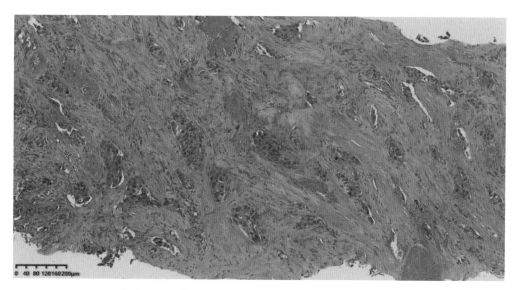

附图10 乳腺浸润性癌（非特指）（HE染色，×40倍）

注：乳腺恶性上皮性肿瘤，肿瘤细胞排列成梁状、腺管状、实性片状等，细胞异型性大，胞质嗜酸性；可见不同的间质成分，包括成纤维细胞、胶原纤维、浸润的淋巴细胞和浆细胞等。

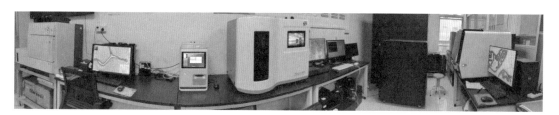

附图11 数字化病理学实验室

注：典型配置包括切片数字化扫描仪、显示器和服务器。

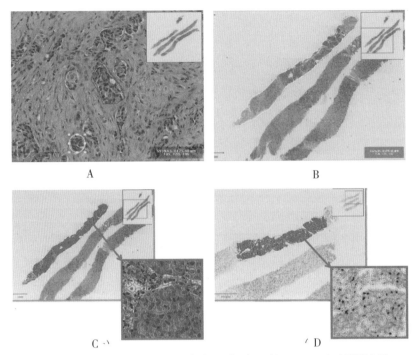

A—数字图像的人工标注；B—AI自动识别组织区域；C—AI自动识别细胞；
D—AI自动识别细胞核（Ki-67）并计数

附图12　人工智能（AI）技术处理病理切片数字图像

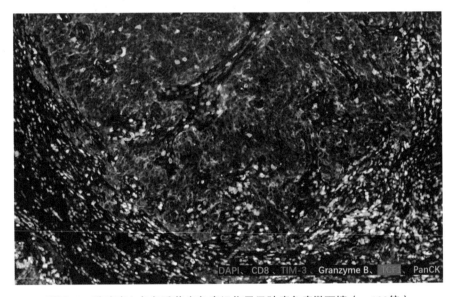

附图13　乳腺癌六色多重荧光免疫组化显示肿瘤免疫微环境（×100倍）

注：4',6-二脒基-2-苯基吲哚（DAPI）是一种细胞核染料，图中所有细胞核都标记为蓝色；CD8
标记抑制T细胞/毒性T细胞及NK细胞，阳性表达在细胞膜；TIM-3是T细胞耗竭的标志物，阳性
表达在细胞膜；Granzyme B是标记颗粒酶B，阳性表达在细胞质；TCF1是祖细胞衰竭CD8 T细
胞（Tex）中的关键转录因子，阳性表达在细胞核；PanCK是广谱型细胞角蛋白，可标记几乎
所有的上皮细胞包括被覆上皮和腺上皮，表达于各种鳞癌、腺癌，阳性表达在细胞质。

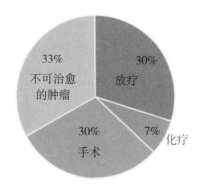

附图14　不同治疗方式的肿瘤临床治愈率占比

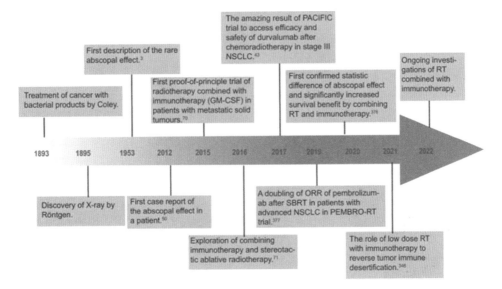

附图15　放疗与免疫治疗药物结合的发展

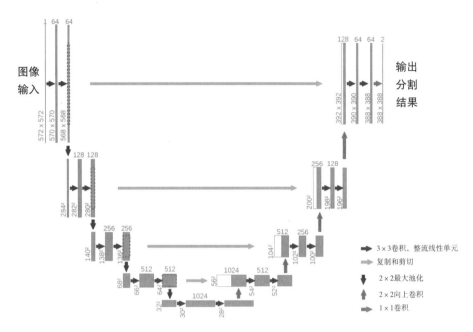

附图16　UNet图像分割算法架构示意图（最低分辨率32×32）

注：每个蓝色框对应一个多通道特征图，通道数标在框的顶部，图片尺寸位于框的左下部；白框代表复制的特征图；箭头表示不同的操作。

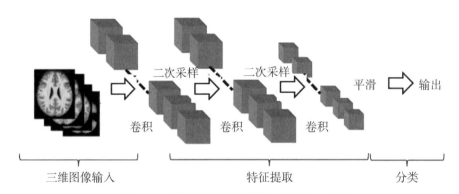

附图17　三维卷积神经网络的经典架构示意图

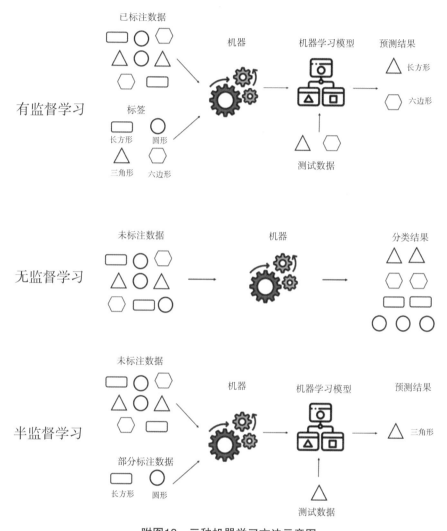

有监督学习

无监督学习

半监督学习

附图18　三种机器学习方法示意图

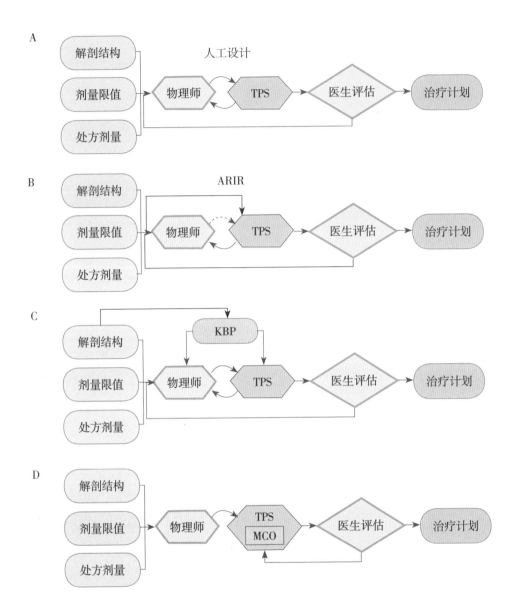

A—人工放疗计划设计工作流程；B—ARIR的自动放疗计划设计工作流程；C—KBP的自动放疗计划设计工作流程；D—MCO的自动放疗计划设计工作流程

附图19　各类放疗计划设计系统工作流程

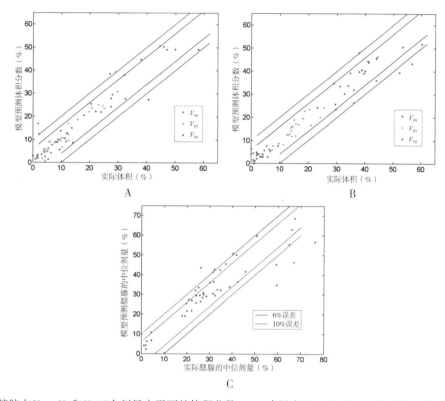

A—膀胱在V_{99}、V_{85}和V_{50}三个剂量水平下的体积分数；B—直肠在V_{99}、V_{85}和V_{50}三个剂量水平下的体积分数；C—腮腺的中位剂量

附图20　Yuan等使用基于DVH建模预测的前列腺癌和头颈部肿瘤患者正常组织的体积剂量数据与实际体积剂量数据

注：蓝线和红线分别代表6%和10%的误差界。

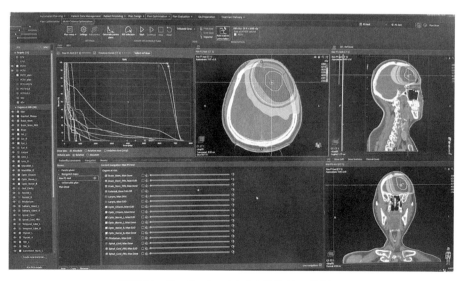

附图21　RayStation中MCO模块的工作界面

注：图中正在进行胶质母细胞瘤放疗计划优化。

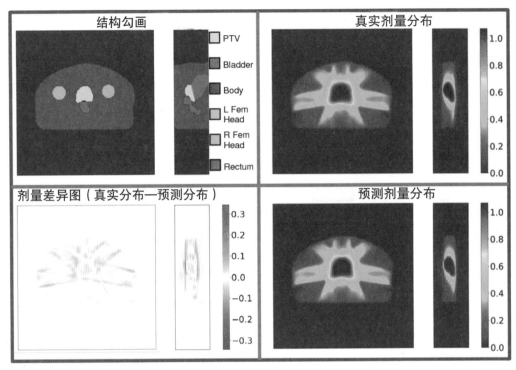

附图22　Nguyen等修改UNet架构后在前列腺癌放疗剂量分布预测中的应用

注：结构的勾画包括PTV和OARs，预测的共面IMRT的剂量分布及与实际剂量分布间的差异（difference map），差异小于1%。

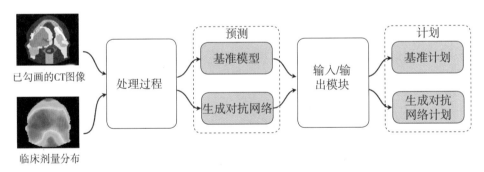

附图23　基于生成对抗网络实现自动放疗计划设计流程示意图

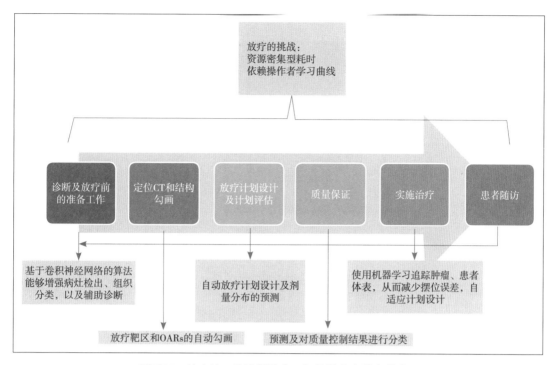

附图24 放疗的工作流程及人工智能技术在其中的应用

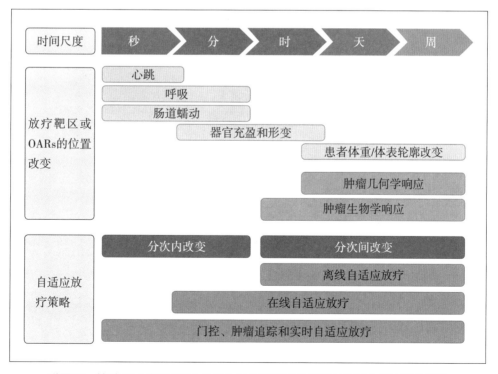

附图25 针对不同时间尺度上患者生理/解剖学改变采用的不同自适应放疗策略

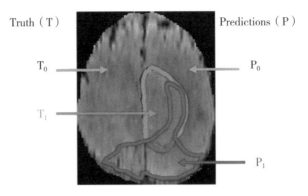

Truth（T）　　　　　　　　Predictions（P）

附图26　区域划分

注：脑胶质瘤分为T_0、T_1、P_0、P_1四个部分，区域T_1是真正的脑胶质瘤区域（蓝色轮廓），
T_0是剩余的正常区域（除蓝色外的区域），P_1是预测病变的区域（红色轮廓），P_0是预测的
正常脑区域（除P_1之外的其他部分）。

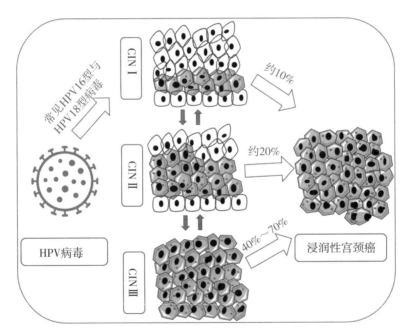

附图27　宫颈癌演变图

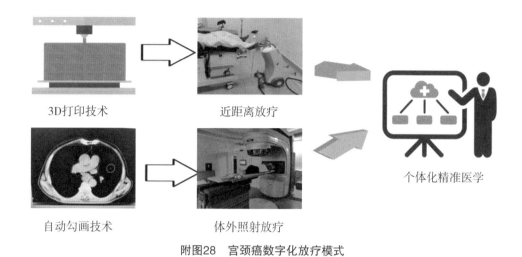

3D打印技术　　　　　　近距离放疗

自动勾画技术　　　　　体外照射放疗

个体化精准医学

附图28　宫颈癌数字化放疗模式